Best of Pflege

Mit „Best of Pflege" zeichnet Springer die besten Masterarbeiten und Dissertationen aus dem Bereich Pflege aus. Inhalte aus den etablierten Bereichen der Pflegewissenschaft, Pflegepädagogik, Pflegemanagement oder aus neuen Studienfeldern wie Health Care oder Ambient Assisted Living finden hier eine geeignete Plattform. Die mit Bestnote ausgezeichneten Arbeiten wurden durch Gutachter empfohlen und behandeln aktuelle Themen rund um den Bereich Pflege. Die Reihe wendet sich an Praktiker und Wissenschaftler gleichermaßen und soll insbesondere auch Nachwuchswissenschaftlern Orientierung geben.

Weitere Bände in der Reihe http://www.springer.com/series/13848

Katja Hornung

Teamkompetenz in der Pflegeausbildung entwickeln

Eine Vergleichsstudie im deutschsprachigen Bildungsraum

Mit einem Geleitwort von Prof. Dr. Karl-Heinz Sahmel

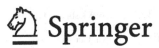 Springer

Katja Hornung
RWU Hochschule Ravensburg-Weingarten
Weingarten, Deutschland

Dissertation, Private Universität UMIT/Österreich, 2019

ISSN 2569-8605 ISSN 2569-8621 (electronic)
Best of Pflege
ISBN 978-3-658-28796-2 ISBN 978-3-658-28797-9 (eBook)
https://doi.org/10.1007/978-3-658-28797-9

Die Deutsche Nationalbibliothek verzeichnet diese Publikation in der Deutschen National-
bibliografie; detaillierte bibliografische Daten sind im Internet über http://dnb.d-nb.de abrufbar.

Springer ist ein Imprint der eingetragenen Gesellschaft Springer Fachmedien Wiesbaden GmbH
und ist ein Teil von Springer Nature.
Die Anschrift der Gesellschaft ist: Abraham-Lincoln-Str. 46, 65189 Wiesbaden, Germany

Geleitwort

„Teamkompetenz" – das Wort verbindet zwei Kategorien, die zur Zeit (nicht nur) im pflegeberuflichen Kontext eine starke Konjunktur besitzen.

„Team" ist positiv besetzt. Ja, wir wollen alle gut in Teams mit anderen zusammenarbeiten. Wenn es funktioniert, wird es unhinterfragt als positiv akzeptiert. Wenn es knirscht, müssen wir etwas ändern, genauer: unsere Vorgesetzten. Womit deutlich wird: wir haben uns in der Regel die Teams, in denen wir arbeiten, gar nicht selbst ausgesucht, sondern diese wurden von dafür Verantwortlichen zusammengestellt. Und eben nicht allein, damit wir uns bei der Arbeit wohlfühlen (ein kleiner positiver Nebeneffekt), sondern damit die Arbeit gut funktioniert. Das Team also ist ein Mittel zur Verbesserung der Effektivität des Arbeitens. Der Zweck wird nicht von den Team-Mitgliedern festgesetzt, sondern ihnen vorgegeben. Effektivität ist wichtiger als Wohlbefinden. Erst wenn Team-Mitglieder erkennen, dass sie immer auch funktionalisiert werden, können sie mit Willen und Bewusstsein Teamarbeit gestalten – und deren Grenzen offen legen. Gerade in pädagogischen Kontexten sollte dieser Aspekt kritisch erörtert werden.

„Kompetenz" – der andere positiv besetzte Begriff ist insbesondere in der (berufs-) pädagogischen Diskussion seit mehreren Jahren in aller Munde. Es sollen in Schule und Ausbildung nicht mehr Wissen vermittelt und Fähigkeiten und Fertigkeiten erworben und gefördert werden, sondern vielerlei Kompetenzen ausgeformt werden. Waren es am Anfang noch vier – die fachliche, die soziale, die methodische und die personale -, so hat sich inzwischen die Zahl der Kompetenzen stark ausgeweitet. Und jetzt wird dieser Menge noch die Teamkompetenz zugefügt?! Auch hier ist Vorsicht angesagt. „Kompetenz" wird erst dann zu einem produktiven Begriff, wenn die Subjekte, um die es geht, tatsächlich diese Dimension als die ihre ansehen – und nicht über den Begriff „Kompetenz" ebenfalls fremde Zwecke an Schüler / Auszubildende herangetragen werden. Auch hier droht sonst eine Funktionalisierung, wenn der Kompetenzbegriff nicht – vor allem in pädagogischen Prozessen – aufgeklärt wird.

„Aufklärung" – darum geht es in dieser interessanten und tiefschürfenden Arbeit von Katja Hornung. Sie hat ihren Kernbegriff kritisch aufgearbeitet und sodann wissenschaftlich untersucht, wie „Teamkompetenz" entsteht, gefördert werden kann – und an seine Grenzen stößt. Diesen Untersuchungsprozess hat sie mehrdimensional unternommen. Frau Hornung hat Auszubildende im Rahmen einer quantitativ ausgerichteten Befragung zu Wort kommen lassen – und sie hat Bildungsverantwortliche befragt, welchen Beitrag sie in Ausbildungsstätten zur Förderung der Teamkompetenz leisten, was sie wiederum qualitativ ausgewertet hat. Der besondere Reiz der Untersuchung liegt nun darin, dass Katja Hornung in drei Ländern geforscht hat: Deutschland, Österreich und der Schweiz. Nur am Rande erwähnt sie, dass sie über mehrjährige pflegepädagogische Erfahrungen in allen drei Ländern verfügt, was sicherlich in die Auswertung des großen

Datenmaterials Eingang findet, ohne dass die methodische Korrektheit beeinträchtigt wird.

Wer nun erwartet, exakte Unterschiede in der Ausformung von Teamkompetenz in der (nicht-akademischen) Pflegeausbildung in den drei Ländern vorzufinden, wird enttäuscht. Nein, mit einer sicherlich sehr breiten empirischen Untersuchung können nur Schlaglichter auf pflegepädagogische Prozesse in unterschiedlichen Ländern geworfen werden. Aber gerade das macht ja den Reiz der Arbeit von Katja Hornung aus. Am Ende des Durchgangs durch einen langwierigen und differenzierten Prozess der Forschung findet der interessierte Leser eine ganze Reihe von sehr spannenden und bislang wenig berücksichtigen Aspekten, wie Teamkompetenz sich bildet und in unterschiedlichen Ausbildungs-Kontexten gelebt wird – und wie diese wichtige Kategorie in pflegepädagogischen Zusammenhängen weiter ausgeformt werden kann.

Es war mir ein Vergnügen und eine deutliche pflegepädagogische Bereicherung, den Prozess der Entwicklung dieses Buches von Frau Katja Hornung begleiten zu dürfen.

Limburgerhof, im November 2019
Prof. Dr. Karl-Heinz Sahmel

Danksagung

Diese pflegewissenschaftliche Dissertation wurde überhaupt nur möglich, da ich die Chance bekam, im Vorfeld mehrere wichtige berufliche und hochschulische Stationen durchlaufen zu dürfen.

Ich kann mich heute noch sehr gut an mein Vorstellungsgespräch für ein erstes Pflegepraktikum im Jahre 1990 erinnern. Die Ordensschwester Domenica löste den Startschuss meiner pflegerischen Berufskarriere aus, indem sie mir ein halbjähriges Vorpraktikum auf der Internistischen Station des Theresienkrankenhauses in Mannheim (Deutschland) empfahl. In der Krankenpflegeschule „zündete" mich Frau Barbara Veit mit innovativen Lehrmethoden und ihrer Begeisterungsfähigkeit. Die damalige Pflegedirektion des Theresienkrankenhauses, namentlich Frau Gabriele Holzschuh und Herrn Uwe Stein möchte ich ebenfalls danken. Dieses Leitungsteam unterstützte mich jahrelang auf meinem Weg über die pflegepraktische in die pflegeakademische Welt und bot mir zahlreiche und flexible Möglichkeiten der Berufstätigkeit während des Studiums. Ein weiterer „Entdecker" und „Förderer" wurde für mich Herr Dr. Guntram Rederer als mein Vorgesetzter an der Gesundheits- und Krankenpflegeschule Feldkirch (Österreich). Nur durch sein Motivations- und Führungsgeschick traute ich mir ein weiteres, berufsbegleitendes Universitätsstudium der Pflegegepädagogik an der priv. Universität UMIT (Österreich) zu. Das gesamte Team der Gesundheits- und Krankenpflegeschule Feldkirch unterstützte und entlastete mich während meiner Studienzeit. An dieser Stelle nochmals „Dankeschön"; ich weiss, dass dies nicht selbstverständlich ist.

Im pflegepädagogischen Setting erkannte ich viele spannende Forschungsfragestellungen. Bei der Realisierung dieser Forschungsarbeit gab es in den verschiedenen Entwicklungsphasen sehr unterstützende, kritische und interessante Gesprächssituationen. Danken möchte ich namentlich Frau Prof. Dr. Rebecca Spirig und Frau Dr. Eva-Maria Panfil, Universitätsspital Zürich (Schweiz), Frau Monika Schäfer, Inselgruppe Bern (Schweiz), Frau Dr. Moana Monnier, Bundesinstitut für Berufsbildung (Deutschland), Frau PD Dr. Mirjam Körner/ Uni Freiburg (Deutschland), Herrn Dr. Armin Leibig/ Hochschule Ludwigshafen (Deutschland), Frau Dr. Bettina Schiffer/ Akademie für Gesundheitsberufe, Konstanz (Deutschland) und Frau Dr. Mechthild Löwenstein, Hochschule Esslingen (Deutschland). für ihre fachlichen Ratschläge. Mein Basismodell TK-DACH entstand nach einem motivierenden Austausch mit Frau Dr. Iris Trede/ Eidgenössisches Hochschulinstitut für Berufsbildung (Schweiz).

Ein besonderer Dank gilt auch Herrn Prof. Dr. Günter F. Müller, Universität Koblenz-Landau (Deutschland), welcher mir das Befragungsinstrument „LOTI" so unkompliziert zur Verfügung stellte. In diesem Zusammenhang geht ein Dank an Herrn Prof. Dr. Wolfgang G. Weber/ Universität Innsbruck (Österreich), welcher mir den „Fragebogen zur Zusammenarbeit im Team-FEZT" zur freien Verfügung übermittelte. Meinen ehemaligen Vorgesetzten Frau Veronika Niederhauser, Frau Clergia Gaudenz und Herrn Frank Vincent sowie dem Team am Bildungszentrum Gesundheit und Soziales (BGS) Chur (Schweiz) gilt ein besonderer Dank. Auch bei meiner FaGe-Abschlussklasse FaGe 15d möchte ich mich bedanken, die mit mir drei Jahre durch dick und dünn gegangen ist. Den drei teilnehmenden Bildungszentren mit allen Lernenden und Bildungsexperten, die sich so problemlos zur Verfügung gestellt haben und mir ihr Vertrauen schenken, möchte ich ebenfalls ein Dankeschön aussprechen.

Meinem Betreuer dieses Dissertationsprojektes, Herrn Prof. Dr. Karl-Heinz Sahmel, der die Bezeichnung „Doktorvater" wirklich verdient hat, möchte ich ein besonderes Dankeschön aussprechen: Grossartig, vielen Dank! Unsere Seminare zur kritischen Wissenschaftstheorie waren sagenhaft. Ich freue mich sehr auf unsere zukünftige Zusammenarbeit.

Ein dreijähriges Dissertationsprojekt stellt eine sehr grosse Herausforderung für das Familienleben und den Freundeskreis dar. Vor allem möchte ich meiner Mutter Danke sagen, die mir stets den Rücken freihält und so stolz auf mich ist. Danke auch an meinen lieben Schwiegervater Eberhard sowie meinen guten Freunden Kristina und Christof für das kritische Durchlesen und die wertvollen Hinweise.

Last but not least einen lieben Riesendank an meinem Ehemann Till (auch als kritischen Lektor und motivierenden Coach) und unsere Tochter Juli - ihr seid mein grosses Glück und die beste Familie überhaupt!

Mit dem erfolgreichen Abschluss dieser Dissertation starte ich nun in eine neue Rolle in meiner „alten" Heimat Deutschland. Ich bin sehr stolz darauf, im Wintersemester 2019/2020 als Professorin im Studiengang „Pflege" an der RWU Hochschule Ravensburg-Weingarten beginnen zu können. Gerne möchte ich gemeinsam mit den nächsten Generationen der Pflegestudierenden das nötige Rüstzeug entwickeln, um die Profession „Gesundheits- und Krankenpflege" in Deutschland zu stärken.

Katja Hornung

Inhalt

Abbildungsverzeichnis

Tabellenverzeichnis

Abkürzungsverzeichnis

A	Österreich
ABU	Allgemeinbildender Unterricht
AEDLs	Aktivitäten und existenzielle Erfahrungen des Lebens
AGS	Assistent/in Gesundheit und Soziales
A1m	Bildungsexperte Nr. 1 aus Österreich
A2w	Bildungsexpertin Nr. 2 aus Österreich
BAG	Bundesamt für Gesundheit, Schweiz
BSc	Bachelor of Science
BScN	Bachelor of Science in Nursing
CAS	Cognitive Apprenticeship Modell
CH	Schweiz
CH1w	Bildungsexpertin Nr. 1 aus der Schweiz
CH2m	Bildungsexperte Nr. 2 der Schweiz
CINAHL	Online Recherche Datenbank
D	Deutschland
DACH	Deutschland, Österreich, Schweiz
D1w	Bildungsexpertin Nr. 1 aus Deutschland
D2m	Bildungsexperte Nr. 2 aus Deutschland
EBA	Eidgenössisches Berufsattest
EBSCO	Online Recherche Datenbank
EFZ	Eidgenössisches Führungszeugnis
FaGe	Fachfrau/Fachmann Gesundheit mit eidgenössischem Führungszeugnis EFZ
F5	Software zum Transkribieren von Tonaufnahmen
GR Schule	Item Beziehungen und Gruppenerlebnisse in der Schule
GR Praxis	Item Beziehungen und Team in der Praxis
h	Stunden
HF	Höhere Fachschule
ICN	International Council of Nurses
KL Praxis	Item Klarheit von Aufgaben und Zielen in der Praxis
KLP	Klassenlehrperson
KO Schule	Item Kommunikationsqualität in der Schule
KO Praxis	Item Kommunikationsqualität in der Praxis
KoRe	Kompetenzen-Ressourcen Modell
KP Schule	Item Kooperation und Zusammenarbeit in der Schule
KP Praxis	Item Kooperation und Zusammenarbeit in der Praxis
LP	Lehrperson
LTT	Lernbereich Training und Transfer
MAXQDA	Software zum Auswerten qualitativer Daten
MEDLINE	Online Recherche Datenbank
n	Stichprobe

ÖBIG	Österreichisches Bundesinstitut für Gesundheitswesen
OdA	Organisation der Arbeitswelt für Gesundheits- und Sozialberufe
ÖGKV	Österreichischer Gesundheits- und Krankenpflegeverband
PAT	Praxisanleitertag
Pat.	Patient
PBL	Problem Based Learning
PDL	Pflegedienstleitung
QUAL	Qualitativer Forschungsteil
QUAN	Quantitativer Forschungsteil
Reflexion Schule	Item Angeleitete Reflexionsprozesse in der Schule
Reflexion Praxis	Item Soziale Reflexionsprozesse in der Praxis
RLP	Rahmenlehrplan
RSEQ	Research Committee for Scientific and Ethical Questions, Ethikkommission der Privatuniversität UMIT, Hall, Österreich
SB Schule	Item Selbstbestimmung in der Schule
SB Praxis	Item Selbstbestimmung in der Praxis
SGRPI	System – Goal – Rule – Procedural – Interpersonal
SP Schule	Item Spass und Emotion in der Schule
SP Praxis	Item Spass und Emotion in der Praxis
SPSS	Verfahren zur Entwicklung eines Fragebogen: Sammeln, Prüfen, Sortieren, Subsumieren/Einordnen
SPSS 24	Software zur statistischen Auswertung
TK	Teamkompetenz
TN	Teilnehmer/ Teilnehmerinnen
UMIT	Private Universität für Gesundheitswissenschaften, Medizinische Informatik und Technik
UNESCO	United Nations Educational, Scientific and Cultural Organization
WBF	Eidgenössisches Departement für Wirtschaft, Bildung und Forschung
WHO	Weltgesundheitsorganisation
Wissen Schule	Item Theoretisches Wissen über Teamarbeit in der Schule

1 Einleitung

1.1 Ausgangslage und Problemstellung

Die Berufswelt im Gesundheitswesen steht im deutschsprachigen Raum aktuell und in naher Zukunft vor mannigfaltigen Herausforderungen (Abbildung 1). Für Pflegefachberufe entstehen neue eigenverantwortliche Aufgabengebiete, welche vermehrt Handlungsautonomie abverlangen (Heyse, Giger, & Abele-Brehm, 2015, S. 5). Gleichzeitig sind eine gesteigerte Heterogenität sowie zunehmende Differenzierungen der europäischen Bildungsabschlüsse im Gesundheitswesen, sowohl auf Seiten der nichtakademischen Ausbildung, als auch auf Hochschulebene deutlich erkennbar. „Gesundheit wird gerade neu definiert". Die körperliche und die seelische Gesundheit wird zum zentralen „Life-Style"-Thema der Gesellschaft (Achermann & Sigrist, 2017, S. 21). Neue Berufsrollen müssen entwickelt und etabliert werden, auch um das bestehende Ungleichgewicht der beruflichen Kompetenzen gegenüber dem gesellschaftlichen Bedarf ausgleichen zu können (WHO, 2012). Eine bedarfsgerechte Patientenbetreuung erfordert grundsätzlich die Zusammenarbeit verschiedener Experten aus den Bereichen Pflege, Medizin und Therapie.

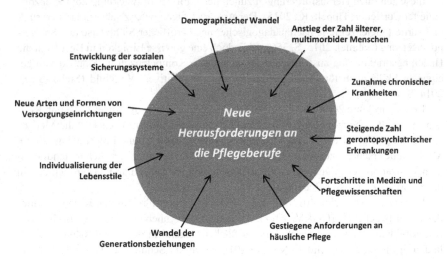

Abbildung 1: Übersicht über die neuen Anforderungen an den Pflegeberuf (dip, Deutsches Institut für angewandte Pflegeforschung e. V., 2008, S. 18)

In einer Veröffentlichung der Careum-Forschung Schweiz wird gemäss des amerikanischen Lancet-Reports 2011 „(...) eine neue globale Initiative zur Reform der Ausbildung

© Springer Fachmedien Wiesbaden GmbH, ein Teil von Springer Nature 2020
K. Hornung, *Teamkompetenz in der Pflegeausbildung entwickeln*, Best of Pflege,
https://doi.org/10.1007/978-3-658-28797-9_1

von Gesundheitsberufen" gefordert, denn „(...) dem Gesundheitspersonal mangelt es an der angemessenen Befähigung zur wirkungsvollen Teamarbeit und an Führungsbereitschaft bei der Veränderung von Gesundheitssystemen " (Sottas, B.; Höppner, H.; Kickbusch, I.; Pelikan, J.; Probst, J., 2013). Körner et al. (2015) betonen im Abschlussbericht „PATENT" die Notwendigkeit einer interprofessionellen Zusammenarbeit zur optimalen Patientenversorgung (Körner u. a., 2015, S. 7).

Vor diesem Hintergrund sind in Deutschland, Österreich und der Schweiz derzeit tiefgreifende berufspolitische Veränderungen in Gange. Spürbare Weiterentwicklungen im pflegerischen Bildungsbereich werden hierdurch notwendig (Eisele, 2017, S. 9).

Einen gesteigerten Anspruch an Interdisziplinarität im Gesundheitswesen im Rahmen einer Neuausrichtung der Gesundheitsberufe erhebt auch der Bericht der Themengruppe Interdisziplinariät der Plattform „Zukunft ärztliche Bildung" in der Schweiz (Bundesamt für Gesundheit BAG, 2013). Gelebte Teamarbeit wird zukünftig von zentraler Bedeutung für alle Gesundheitsberufe sein, welche nach Einschätzung der Autorin dieser Studie teilweise noch an einer Art „Silo" - Denken festhalten. Derzeit entstehen beispielsweise im deutschsprachigen Raum die ersten „Smart Hospitals", in welchen ein Fokus auf die Individualisierung von Behandlungskonzepten und auf verstärkte Teamorientierung zur Steigerung der Ergebnisqualität gelegt wird (Lücke, 2018a).

Im Bereich des Bildungswesens im gesamten deutschsprachigen Raum reagiert man auf diese zentralen Herausforderungen zunehmend mit der Entwicklung kompetenzorientierter Curricula (Tippelt, R., 2015). Der Ausdruck "Kompetenz" aber polarisiert stark und variiert gleichzeitig je nach pädagogischer und beruflicher Sichtweise und Schwerpunktsetzung (Sahmel, 2015, S. 356). Da jedoch eine gewisse Einigkeit in Bezug auf die Handlungsorientierung auszumachen ist, beinhalten Kompetenzen im Kontext von geeigneten Skills auch fördernde Haltungen und ein positives Wertebild (Sieber-Suter, 2014, S. 10).

Bereits im Jahre 2008 empfiehlt der International Council of Nurses (ICN) im Konzeptpapier „ICN Nursing Care Continuum Framework and Competencies" die Modellentwicklung pflegerischer Kompetenzstufen (International Council of Nursing, 2008). Mittlerweile erscheint der fokussierte Blick auf die Entwicklung beruflicher Handlungskompetenzen in der pflegerischen Berufsausbildung in Deutschland, Österreich und in der Schweiz von grosser Bedeutung.

So reagiert Österreich 2011 mit der Entwicklung eines fünfstufigen Kompetenzmodells für Pflegeberufe (ÖGKV, 2011). Aktuell ist die Anhebung der pflegerischen Berufsausbildung auf Fachhochschulniveau flächendeckend in den Bundesländern angelaufen. Im Rahmen der GuKG-Novelle 2016 haben die Schulen für Gesundheits- und Krankenpflegeberufe die neu konzipierten pflegerischen Berufsausbildungen zur Pflegeassistenz und Pflegefachassistenz gestartet (GuKG-Novelle, 2016). Die bestehenden dreijährigen Pflegeausbildungen des „Gehobenen Dienstes der Gesundheits- und Krankenpflege" werden mit einer Übergangsfrist bis 2024 auslaufen. Diese ein- bzw. zweijährigen Berufsausbildungen sind mit neu entwickelten Qualifikationsrahmen ausgestattet und seit dem 01.09.2016 rechtskräftig (Them, Wetzlmair, Schulc in Sahmel, 2018, S. 133).

Im Jahre 2018 wurde in Deutschland die generalistische dreijährige Pflegeausbildung eingeführt und durch die „Ausbildungs- und Prüfungsverordnung für die Pflegeberufe" geregelt (PflAPrV, 2018). Die deutsche Regierung erhofft sich durch die Novellierung der Pflegeausbildung eine Attraktivitätssteigerung des Berufes. Eine Herausforderung besteht hierbei in der Neuverteilung pflegerischer Aufgaben und den damit verbundenen veränderten Kompetenzprofilen.

In der Schweiz wiederum steigen aktuell die pflegeorientierten Berufsabschlüsse auf Ebene der Sekundarstufe II kontinuierlich an (Trede, 2016, S. 6). Es besteht ein grosses Interesse bei den Jugendlichen, in einen Beruf der Gesundheitsbranche einzusteigen. Der im Jahre 2002 neu entwickelte Beruf „Fachfrau/ Fachmann Gesundheit mit eidgenössischem Fähigkeitszeugnis" (FaGe) hat sich zu einem der beliebtesten Lehrberufe der Schweiz entwickelt (Staatssekretariat für Bildung, Forschung und Innovation, 2016, S. 15). Im Vergleich zu den anderen Gesundheitsausbildungen entwickelt sich dieser Beruf überproportional (Abbildung 2). Die Schweizer Bildungsforscherin Trede (2016) stellt fest, dass „die Etablierung der Berufsausbildung FaGe einem internationalen Trend entspricht" (Trede, 2016, S. 16). Gemäss Bildungsplan FaGe steht im Zentrum der beruflichen Grundbildung die berufliche Kompetenz im Rahmen eines Kompetenzprofils. Diese dreijährige Berufslehre ist stark strukturiert und reglementiert sowie in das allgemeine Berufsbildungssystem der Schweiz eingebettet (Trede, 2016, S. 16). In der „Höheren Fachschule" wird die Ausbildung „Pflege HF" durchgeführt. Im Tertiärsektor sind in der Schweiz an mehreren Hochschulen pflegerische Studiengänge auf Bachelor-, Master- und Doktoratsniveau möglich.

Vor dem Hintergrund der aktuellen Entwicklungen der Gesundheitsversorgung soll die Ausrichtung der Kompetenzen angehender Fachkräfte fortlaufend auf neue Anforderungen erfolgen (Staatssekretariat für Bildung, Forschung und Innovation, 2016). Die Stärkung der interprofessionellen Kommunikation fordert auch die schweizerische Bildungsexpertin Schäfer (Schäfer, 2012).

Der aktuell revidierte Bildungserlass FaGe mit einer Ausrichtung auf geltende und zukünftige Ansprüche der Gesundheitsbranche gilt seit dem 01.Januar 2017 als verbindlich für alle Schweizer Ausbildungsstätten (Odasante, 2016). In der Schweiz ist mittlerweile eine Zusammenarbeit auf unterschiedlichen Kompetenzstufen zu beobachten.

Mit dem europäischen Qualifikationsrahmen für lebenslanges Lernen (EQR-LL) wird des weiteren die klare Erwartung formuliert, Ausbildungsgänge und Abschlüsse der beruflichen Bildung in Europa transparenter zu gestalten (Europäische Kommission, 2008). So soll darauf eingewirkt werden können, den Ansprüchen des europäischen Arbeitsmarktes zu entsprechen. Lernende und Berufspersonen sollen hierdurch in ihrer Mobilität unterstützt werden (Mauer & Gonon, 2013). Nach Meinung der Autorin stellt diese zukünftig noch verstärkte europäische Mobilität steigende Ansprüche an die Teamfähigkeit der sich so neu formierenden Pflege- und Behandlungsteams im Gesundheitsbereich.

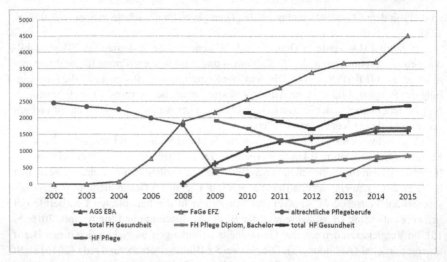

Abbildung 2:   Entwicklung der neuen Berufslehre Fachfrau/ Fachmann Gesundheit (FaGe)
                in der Schweiz bis in das Jahr 2015 (Trede, 2017)

Hinzu kommt, dass das schweizerische Gesundheitswesen traditionell Pflegepersonen
aus dem Ausland rekrutiert. In den Jahren 2010-2014 liegt die Zahl der deutschen Pflegepersonen, welche in der Schweizer Gesundheitsversorgung auf der Stufe „Pflegefachperson" zum Einsatz kommen, bei ca. 40% (Schweizerische Konferenz der kantonalen
Gesundheitsdirektorinnen und -direktoren und Odasanté, 2016, S. 7).

Nachdem der Begriff „Teamkompetenz" bislang nicht einheitlich ausgeprägt ist, erscheint eine wissenschaftliche Auseinandersetzung mit der Definition sowie den Möglichkeiten zur Entwicklung von Teamkompetenzen von Auszubildenden in Pflegeberufen notwendig. Hierbei sollen die Rahmenbedingungen und Faktoren identifiziert und
beleuchtet werden, welche die Entwicklung von Teamkompetenzen positiv beeinflussen
könnten.

Diese Arbeit möchte einen Beitrag zur Entwicklung der deutschsprachigen Curricula
und damit der Entwicklung von Teamkompetenzen im pflegerischen Alltag leisten. Deshalb wird der Kern der geplanten Forschungsarbeit aus den Erkenntnissen einer eigenen
empirischen Studie mit Bezug zu den Ländern Deutschland (D), Österreich (A) und der
Schweiz (CH), die in diesem Sinne eine Region bilden (DACH-Region), geformt. Ein
Vergleich der Ausbildungsbedingungen innerhalb dieser drei deutschsprachigen Länder
bietet sich aus Sicht der Forscherin an. Zum einen sind traditionell grenzüberschreitende
Arbeitsmigrationen aus Deutschland und Österreich in die Schweiz beschrieben. Zum
Zweiten sind durch unterschiedliche Gesetzesgrundlagen und differierende Rahmenbe-
dingungen in der Praxis in allen drei Ländern abweichende Situationen zu erwarten.
Nicht zuletzt besteht ein grosses persönliches Interesse der deutschstämmigen Forscherin an dieser Drei-Länder-Region, da sie selbst die Pflegeausbildung in Deutschland

absolvierte, später mehrere Jahre in Österreich im Spital- und Ausbildungsumfeld tätig war und studiert hat, und derzeit an einer Schweizer Berufsschule für Gesundheits- und Pflegeberufe tätig ist.

Neben den beruflichen Pflegeausbildungen haben sich sowohl in Deutschland, als auch in Österreich und der Schweiz mittlerweile zahlreiche pflegewissenschaftliche Studiengänge mit verschiedenen Ausrichtungen etabliert. In allen drei Ländern ist es auf Hochschulebene grundsätzlich möglich, über die Stufen Bachelor, Master, Doktorat bis zur Habilitation zu gelangen. Das akademische Berufsfeld der Pflege wird im Rahmen dieser Disseration nicht thematisiert. Diese Begrenzung wurde von der Autorin bewusst gewählt, da der Bereich der Akademisierung in den letzten Jahren bereits stark in den Fokus der Wissenschaft gerückt wurde. Es sollte nicht vergessen werden, dass ein-, zwei- und dreijährige pflegerische (Assistenz-) bzw. Berufsausbildungen einen wichtigen Beitrag zur Gesundheitsversorgung im deutschsprachigen Bildungsraum leisten.

1.2 Zielsetzungen

Grundsätzlich werden im Rahmen dieser Studie drei wesentliche Ziele verfolgt:

1. Es soll eine Aussage über die Lernerfahrungen und Möglichkeiten der Entwicklung von Teamkompetenzen Auszubildender in pflegerischen, nichtakademischen Berufsausbildungen gemacht werden. Der vergleichende Blick zwischen D, A und CH soll zudem interessante Erkenntnisse und Impulse zur weiteren Verfestigung von Teamkompetenzen in Ausbildung und Berufsalltag bringen.
2. Die bereits gewonnenen Erkenntnisse anderer wissenschaftlicher Disziplinen aus dem Bereich der Teamforschung sollen im Rahmen dieser Studie in einen pflegewissenschaftlichen Kontext gerückt werden. Möglichkeiten der pflegerischen Kompetenzdiagnostik könnten einen Beitrag zur Steigerung beruflicher Identität liefern.
3. Die Erkenntnisse dieser Forschungsarbeit möchten einen Beitrag zur Rollenklärung der nichtakademischen Pflegeberufe im intra- und interdisziplinären Behandlungsteam leisten. Das Erfahrungswissen der Bildungsexperten und der Lernenden soll hierzu genutzt werden. Im Sinne eines Empfehlungscharakters könnten die Ergebnisse in die zukünftige Curriculum-Entwicklung pflegerischer, bzw. interdisziplinär ausgerichteter gesundheitswissenschaftlicher Berufsausbildungen im deutschsprachigen Bildungsraum Einzug finden. So soll eine Diskussions- und Argumentationsgrundlage zur Konzipierung innovativer Ausbildungsgänge geschaffen werden.

Um diese Ziele zu erreichen, sollen unterschiedliche Perspektiven sowohl der Auszubildenden als auch der Bildungsexperten der Pflegeberufe untersucht werden. Die Forscherin wird durchgehend eine kritische, selbstreflexive Haltung und Handlungsweise einnehmen (Unger, Narimani, & M`Bayo, 2014, S. 23).

1.3 Forschungsfrage und Forschungslücke

Zur Präzisierung von Problemformulierung und Zielerreichung werden im Rahmen einer ersten Ideensammlung leitende Fragestellungen entwickelt (Bortz & Doering, 2015, S.

52). Ausgangspunkt der Überlegungen ist, inwiefern der Begriff Teamkompetenz bzw. Elemente, die in einem erweiterten Kontext dem Begriff Teamkompetenz zugeordnet werden können, bereits wissenschaftlich bearbeitet wurden und inwiefern die Entwicklung von Teamkompetenzen im Gesamtkontext der Entwicklung pflegerischer Kompetenzen im deutschsprachigen Raum derzeit Anwendung findet. Erste forschungsentwickelnde Fragestellungen lauten somit:

- Wie lautet die Definition der Begriffe „Team" und „Kompetenz" im Kontext pflegewissenschaftlicher Studien?
- Wie ist der Stand der aktuellen pflegewissenschaftlichen Forschung auf dem Gebiet der Teamkompetenz?
- Wo und in welchem Kontext wurden im Bereich der Teamkompetenzen im Rahmen pflegerischer Berufsausbildungen empirische Erhebungen durchgeführt?
- Welche pflegedidaktischen Überlegungen zu Teamkompetenz existieren konkret im deutschsprachigen Bildungsraum, bzw. sind in die aktuellen Ausbildungscurricula eingeflossen?
- Welche Überlegungen existieren derzeit im internationalen Bildungsraum im Bereich der Teamforschung in Pflegeberufen?
- Welche benachbarten Wissenschaften können zur Wissenserweiterung im Bereich der Teamkompetenzforschung konsultiert werden?
- Inwiefern existieren bereits valide und erprobte Assessmentinstrumente zur Messung bzw. Beurteilung von Teamkompetenz in anderen Disziplinen?

Zur Beantwortung dieser einleitenden Fragestellungen erfolgte im Zeitraum 01.10.2015 bis 31.12.2015 eine erste orientierende Literatursuche (Simon in Brandenburg u. a., 2013, S. 57). Im gesamten weiteren Forschungsverlauf werden weitere vertiefende Recherchen bis 19.09.2016 durchgeführt (Bortz & Doering, 2015, S. 47). Diese Literatursuche wird mit Hilfe des Datennetzes EBSCO in den elektronischen Datenbanken Academic Search Elite, CINAHL® (Cumulative Index to Nursing and Allied Health Literature), MEDLINE® (Medical Literature Analysis and Retrival System Online), Pubmed und Cochrane Library durchgeführt. Bezüglich des bildungsforscherischen Schwerpunktes erfolgt des Weiteren eine Literatursuche in ERIC (Education Resources Information Center). Zusätzlich finden bei Bedarf Konsultationen beim Online-Dienst Google Scholar bzw. Google statt. Eine Handsuche in der Bibliothek der priv. Universität UMIT/ Österreich und der Pädagogischen Hochschule Chur, sowie in der Fachbücherei des Bildungszentrum Gesundheit und Soziales in Chur/ Schweiz ergänzt die Recherche (Abbildung 3). Im gesamten Forschungsverlauf folgen weitere spezifische Literaturergänzungen, häufig auch im Anschluss an die regelmässigen Privatissima mit dem Betreuer dieser Arbeit, Herrn Prof. Dr. Karl-Heinz Sahmel.

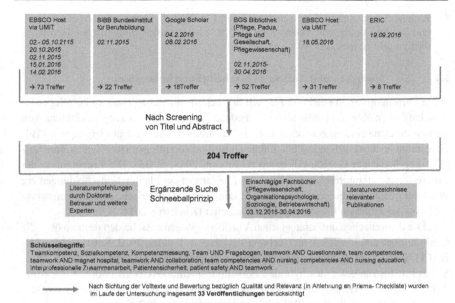

Abbildung 3:   Literaturrecherche, eigene Darstellung

Dieses pflegewissenschaftliche Promotionsprojekt siedelt sich im (Teil)-Bereich der Pflegepädagogik an. Die explorative Forschungsarbeit beginnt mit der selbstständigen Entwicklung der geeigneten pflegewissenschaftlich orientieren Fragestellung. Auf Basis der ersten orientierenden Literaturübersicht wird aus den initialen Forschungsfragen eine spezifische Fragestellung (Ritschl, Weigl, & Stamm, 2016, S. 14) entwickelt:

Wie erwerben pflegerische Auszubildende Teamkompetenzen für eine spätere praktische Berufsausübung? Welche Faktoren beeinflussen ihre Entfaltung?

Eine Reihe von konkretisierenden Unterfragen ergeben sich, welche mit Hilfe der Erhebung sowohl qualitativer als auch quantitativer Daten zu einer Beantwortung der Forschungsfrage führen sollen.

1. Welche Erfahrungen und welche Erwartungen zum Themenbereich Teamkompetenz in D, A und CH sind im pflegerischen Berufsbildungsfeld vorhanden? Sind diese ähnlich oder gibt es signifikante Unterschiede?
2. Welche teamkompetenzfördernden Faktoren sind derzeit in den pflegerischen Berufsausbildungen in D, A und CH nachweisbar?
3. Wo sind teamkompetenzfördernde Faktoren in der Umsetzung der Curricula im Rahmen des theoretischen Unterrichts für die Lernenden erkennbar?
4. Welche teamkompetenzfördernden Settings erleben pflegerische Auszubildende in ihren praktischen Lernsituationen in D, A und CH?

5. Welche Ansätze anderer wissenschaftlicher Disziplinen eignen sich, um den Erwerb und die Entfaltung von Teamkompetenzen bei Lernenden pflegerischer Berufe zu fördern und zu messen?

1.4   Vorgehen und Aufbau der Arbeit (Forschungsplan)

Diese Forschungsarbeit betritt im Bereich der Teamkompetenzforschung im pflegewissenschaftlichen Kontext Neuland. Verschiedene Einflussfaktoren zur Entwicklung von Teamkompetenz sind zu entdecken und zu beschreiben. Die im deutschsprachigen Bildungsraum noch ausstehende, einheitliche Definition von pflegerischer Teamkompetenz (TK) begründet ein Grundlagendesign (Dütthorn, 2014, S. 25). Die Erkenntnisse der strukturierten Literaturrecherche bilden das Fundament der Planungsentscheidungen zur Wahl der geeigneten Forschungsmethodik. Die konkrete empirische Herangehensweise wird von der zentralen Forschungsfrage abgeleitet (Kuckartz, 2014, S. 156).

„Die theoretischen und strategischen Vorüberlegungen entscheiden deshalb über die Qualität einer empirischen Untersuchung" (Gläser & Laudel, 2010, S. 61). In der TK-DACH-Studie wird im Sinne einer explorativen Untersuchung (Bortz & Doering, 2015, S. 50) mit Instrumenten des hybriden Forschungsmethodenkanons (Bortz & Doering, 2015, S. 365) ein Triangulationsmodell gewählt (Gläser-Zikuda, Seidel, Rohlfs, Gröschner, & Deutsche Gesellschaft für Erziehungswissenschaft, 2012, S. 8).

Der Fokus der Studie wird auf die Analyse und den Vergleich der nichtakademischen Pflegeausbildung in D, A und CH (DACH-Region) gelegt, weil hier trotz unterschiedlicher Ausbildungsstrukturen ein weitgehend ähnliches Kompetenzbedarfsprofil in der Praxis vermutet werden kann. Das Mixed-Methods-Vertiefungsdesign ist als vergleichende Länderstudie angelegt.

„Vergleichende Studien untersuchen mehrere Fälle, um die Unterschiede zwischen den Fällen für die Aufklärung der Kausalmechanismen auszunutzen" (Gläser & Laudel, 2010, S. 93).

Zur Umsetzung dieser Anforderungen wird ein umfassender Forschungsplan erstellt (Abbildung 4).

Diese Forschungsarbeit erfolgt im Rahmen eines sechs-semestrigen Doktorat-Studienganges als Einzelstudie.

„Bei einem Vertiefungsdesign startet man mit einer quantitativen Studie und schliesst eine qualitative Studie an, die helfen soll, die Ergebnisse der quantitativen Studie besser und tiefer zu verstehen und die Möglichkeiten bietet, den zahlenmässigen Zusammenhängen gewissermassen Leben einzuhauchen" (Kuckartz, 2014, S. 162).

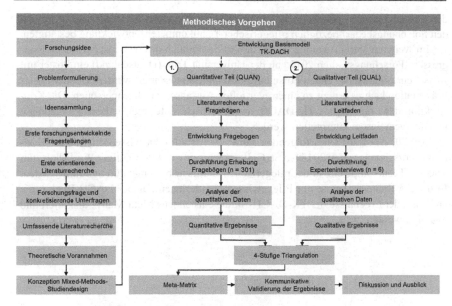

Abbildung 4:   Forschungsplan TK-DACH-Studie, eigene Darstellung

Im Zeitraum von Oktober des Jahres 2015 bis September des Jahres 2018 fand diese Untersuchung statt. Es wurden keinerlei schutzwürdige Interessen der Teilnehmenden oder Dritter berührt, auch bestehen keinerlei Interessenkonflikte. Die deutschstämmige Forscherin ist als Lehrperson für Berufskunde auf Sekundarstufe II in der Schweiz tätig und ist berufsbegleitend Studierende der Pflegewissenschaft an der privaten Universität UMIT in Österreich.

Wissenschaft soll der Allgemeinheit dienen. Aus diesem Grund nutzt die Autorin Möglichkeiten, um mit der pflegerischen Wissenschafts- und Fachwelt bereits während der Untersuchung in einen Austausch zu treten. Dieses Vorgehen folgt einem konstruktivistischen Grundverständnis, in welchem man sich Fragestellungen und Problemen durch Interaktion nähert (Ritschl u. a., 2016, S. 271). Im Rahmen dieses dreijährigen Forschungsprojektes konnten drei Gelegenheiten genutzt werden, über den Projektverlauf und über Zwischenergebnisse zu berichten.

„Aus wertetheoretischer Sicht können Werte und Einstellungen der Forscher nicht vom Forschungsprozess getrennt werden. Ein hohes Mass an Reflexivität ist daher von Bedeutung" (Ritschl u. a., 2016, S. 271). Aus subjektiver Sicht unterstützte der fortlaufende Austausch mit der Fachwelt die notwendigen Reflexionsprozesse der Forscherin dieser TK-DACH-Studie.

Den Projektstart und das geplante Vorgehen stellte die Studienleiterin im Rahmen eines Workshops am 01.06.2016 auf dem Kongress des Schweizerischen Pflegeverbandes SBK in Davos (Schweiz) vor. Im Plenum kam es zu interessanten Diskussionen mit den Teilnehmerinnen und Teilnehmern, welche insbesondere die Forschungslücke und den Forschungsbedarf bezüglich pflegerischer Teamkompetenzentwicklung bestätigten. Im weiteren Verlauf konnte am 02.03.2017 anlässlich des wissenschaftlichen Kongresses „Forschungswelten 2017" an der Universität Trier (Deutschland) ein Poster mit Zwischenresultaten des ersten Forschungsabschnittes präsentiert werden. Bei der Poster Präsentation kam es erneut zu einem vertieften Austausch mit Fachpersonen. Die Konstruktion des Fragebogens TK-DACH wurde kritisch hinterfragt und erste Ergebnisse konnten gemeinsam interpretiert werden.

Am 20. April 2018 des folgenden Jahres wurde auf dem wissenschaftlichen Kongress „Forschungswelten 2018" in St. Gallen (Schweiz) ein 90-minütiger Workshop zum Thema „Teamkompetenz in der pflegerischen Berufsausbildung" durchgeführt werden. In diesem Rahmen konnte mit Pflegewissenschaftlerinnen aus der DACH-Region die auf Basis der Ergebnisse der TK-DACH-Studie entstandene Meta-Matrix diskutiert und evaluiert werden.

2 Theoretischer Hintergrund

2.1 Wissenschaftstheoretische Verortung

Bei der Erforschung komplexer Fragestellungen und Zusammenhänge ist eine wissenschaftstheoretische Verortung und Positionierung notwendig. Dies ist dahingehend wichtig, als dass je nach Blickwinkel und wissenschaftlicher „Denkschule" sehr unterschiedliche Herangehensweisen, Methoden und Werkzeuge zur Verfügung stehen und damit Ergebnisse und Interpretationen differieren können. Bevor also eine optimale Vorgehensweise gefunden werden kann, ist eine kritische Auseinandersetzung unabdingbar.

„Das Selbstverständnis als Wissenschaftler, die Ansprüche an Forschung, das Wissenschaftsverständnis von „eingeschworenen" Vertretern der qualitativen bzw. quantitativen Richtung sind in aller Regel völlig gegensätzlich" (Mayring, 2015, S. 19).

Mit der vorliegenden Untersuchung wird eine Erhebung der wahrgenommenen Wirklichkeit im Sinne einer subjektnahen Bestandsaufnahme der erlebbaren Strukturen mit ihren Defiziten und Ressourcen angestrebt.

Die recht „junge" Pflegewissenschaft im deutschsprachigen Bildungsraum ist traditionell an diverse Bezugswissenschaften mit unterschiedlicher Ausrichtung und Methodenkultur (Psychologie, Medizin, Pädagogik, Philosophie, qualitative Sozialforschung Betriebswirtschaft, etc.) angelehnt. Die pflegepädagogische Forschung als Teildisziplin der Pflegewissenschaft orientiert sich im deutschsprachigen Bildungsraum ebenfalls an verschiedenen wissenschaftlichen Domänen (v.a. Erziehungswissenschaft, Berufsbildungsforschung). Eine klare Zuordnung pflegepädagogischer Forschung steht derzeit aus, wäre aber aus Sicht der Autorin grundsätzlich im Sinne einer optimalen Anschlussfähigkeit von Forschungsergebnissen erstrebenswert. Darmann-Finck (2015) empfiehlt in diesem Kontext „eine disziplinare Verortung in den Erziehungswissenschaften bzw. der Berufs- und Wirtschaftspädagogik" (Darmann-Finck, 2015, S. 3).

In diesem Kontext ist zu sehen, dass im letzten Jahrhundert insbesondere im deutschsprachigen Raum ein regelrechter „Krieg der Paradigmen" entbrannte (Atteslander u. a., 2010, S. 12). Die traditionell in den Naturwissenschaften beheimateten „objektiv erklärend" orientierten quantitativen Methoden standen den qualitativen, eher „subjektorientiert verstehenden" geisteswissenschaftlichen Methoden zunehmend kritisch gegenüber. Bortz und Döring nennen den bedeutenden Wissenschaftsphilosophen Thomas S. Kuhn federführend für die Bezeichnung eines bestimmten wissenschaftlichen Weltbildes, einem sogenannten „Paradigma" (Bortz & Doering, 2015, S. 15). Der Begründer des kritischen Rationalismus Karl Popper postulierte 1972, dass Wissenschaft Falsifizierung sei, keine Induktion (Popper, 2009, S. 15). Popper stellt fest: „Die Fehlerkorrektur ist die wichtigste Methode der Technologie und des Lernens überhaupt" (Popper, 2009, S. 256). Thomas S. Kuhn bezeichnete hingegen rein quantitativ orientierte Forschungstraditionen

© Springer Fachmedien Wiesbaden GmbH, ein Teil von Springer Nature 2020
K. Hornung, *Teamkompetenz in der Pflegeausbildung entwickeln*, Best of Pflege,
https://doi.org/10.1007/978-3-658-28797-9_2

kritisch als „Normalwissenschaften". Diese Denkweisen seien mit unvereinbaren Dog-
men und Mustern behaftet, an denen ein „Orientierungszwang" herrsche. Kuhn prophe-
zeit in diesem Zusammenhang die Notwendigkeit einer „Krise", um im Sinne „wissenschaftlicher Revolutionen" grössere Paradigmenwechsel auftreten zu lassen (Oelke &
Meyer, 2014, S. 35). Als eine „Wurzel" des qualitativen Denkens wurde im 20. Jahrhundert die Hermeneutik von bedeutenden Philosophen wie Heidegger, Habermas und
Gadamer vertreten. Mayring zitiert 2002 Dilthey, welcher die Hermeneutik als „Kunst-
lehre des Verstehens" und als „Grundlage aller Geisteswissenschaften sieht (Mayring,
2008, S. 14 vgl. Diltheys gesammelte Schriften VII, 1958, S. 205). Dabei hebt er hervor,
dass qualitative Forschung in Deutschland seit den 70er Jahren wieder zunehmend etabliert werde. Eine „qualitative Wende" hätte einen offensichtlichen Richtungswechsel in
den Sozialwissenschaften hervorgebracht (Mayring, 2015, S. 19).

Aufgrund der Mehrdimensionalität mit zum Teil unscharfen Abgrenzungen und der
daraus entstehenden Komplexität des Forschungsfeldes wird in der vorliegenden Arbeit
ein geisteswissenschaftlicher Ansatz gewählt, ohne jedoch Methoden der Naturwissenschaften auszuschliessen. Die Forscherin folgt damit der Empfehlung Bartholomeycziks,
einen Methodenmix zu Beantwortung einer komplexen und umfassenden pflegewissenschaftlichen Fragestellung anzuwenden (Bartholomeyczik in Rennen-Allhoff & Schaeffer, 2003, S. 69).

> „Eine alleinige Anwendung entweder qualitativer oder quantitativer Forschungszugänge –
> eine immer noch in der Schul- und Bildungsforschung vorherrschende Anlage von Unter-
> suchungen - ist daher eine Beschränkung bzw. Reduzierung des Erkenntnisfeldes" (Gläser-
> Zikuda u. a., 2012, S. 9).

Vor diesem Hintergrund erfordert und nutzt die vorliegende TK-DACH-Studie im sequentiell aufgebauten Forschungsdesign mehrere Perspektivwechsel im Sinne des „sich
zwischen den Disziplinen Bewegens". Hierzu betont Feyerabend treffend: „Und eine
Methode, die die Vielfalt fördert, ist auch als einzige mit einer humanistischen Auffassung vereinbar." Eine kritisch-reflektierende Anlehnung an Feyerabends Empfehlungen
„Wider dem Methodenzwang" erleichterte der Forscherin die notwendigen Änderungen
der Blickrichtung (Feyerabend, 2016, S. 54 vgl. Feyerabend, 1975 „Against Method").

„Die einander ausschliessenden „Paradigmen" sozialwissenschaftlicher Forschung
sind eine ideologische Konstruktion, die die eigene Forschungspraxis durch die Kritik der
anderen zu rechtfertigen sucht. (...) Sie ist aber heute nicht mehr zu entschuldigen, weil sie
die Entwicklung einer einheitlichen sozialwissenschaftlichen Methodologie behindern"
betonen Gläser und Laudel (Gläser & Laudel, 2010, S. 29). Oelke und Mayer stellen fest:
„Die in der Erziehungswissenschaft genutzten Forschungsparadigmen nähern sich einerseits an, sie werden andererseits vielfältiger" (Oelke & Meyer, 2014, S. 38).

Einem Methodenmix wird jedoch oftmals eine etwas unklare philosophische Blickrichtung angelastet. Creswell (2014) empfiehlt hierzu den Forschenden, die eigene
„World View" offen zu legen (Kuckartz, 2014, S. 156).

Mit dem in der TK-DACH-Studie gewählten Ansatz versteht sich die Forscherin gesamthaft als konstruktivistisch orientiert. Die Position der Forscherin ist auch aus ihrem Werdegang abzuleiten. Auf Basis einer beruflichen Erstsozialisation im Pflegeberuf folgten diverse Fort- und Weiterbildungen und pflegewissenschaftliche Studiengänge mit sowohl management- als auch pflegepädagogischer Ausrichtung. Diese heterogene Prägung förderte eine grundsätzlich ideologie- und dogmenkritische Sichtweise. Als Fundament entwickelte sich jedoch eine ausgeprägte „humanistisch-orientierte" innere Grundhaltung. Als Pflegewissenschaftlerin und Berufspädagogin im Schweizer Bildungssystem möchte sie die Wirklichkeit der pflegerischen Auszubildenden aus geisteswissenschaftlicher Perspektive verstehen. Für den Verstehensprozess „wandelt" die Forscherin bewusst zwischen „den Welten der Natur- und Geisteswissenschaft" und nutzt auch Methoden der empirischen Unterrichts- und Teamforschung. Zur Zielerreichung werden die in dieser Studie erhobenen statistischen Messgrössen kritisch hinterfragt und sorgfältig mit den Ergebnissen der qualitativen Untersuchung abgeglichen. Das eigene Grundverständnis ist theoriebildend und in diesem Sinne eher induktiv, also qualitativ-explorativ ausgerichtet. Allerdings erfolgt dieses Vorgehen nicht radikal-konstruktivistisch, denn auch der erste Forschungsteil baut bereits auf die Ergebnisse der Literatursuche auf und es werden Vorannahmen formuliert (vgl. Brandenburg u. a., 2013, S. 19). Insofern ist die Offenheit nach enger Auslegung qualitativer Forschung eingeschränkt. Die Forscherin ist sich dieser Herausforderung bewusst und bemüht sich im gesamten Forschungsverlauf, die eigenen Vorerfahrungen und das Vorwissen in Relation zu den neuen Ergebnissen zu sehen. Sie verfolgt das Ziel, „Beeinflussungen so weit wie möglich zu reduzieren und offen für Neues zu sein" (Darmann, 2000, S. 55).

Zur Beantwortung der pflegewissenschaftlichen Fragestellung dieser Studie erfolgt die Auswahl geeigneter Forschungsmethoden vorurteilsfrei und lösungsorientiert. Ethische Grundsätze werden stets berücksichtigt. „Theorie kann Praxis zwar nicht unmittelbar verändern" (Brandenburg u. a., 2013, S. 258). Jedoch können Im Idealfall die Ergebnisse dieser Untersuchung positiv auf Veränderungen in der pflegerischen Berufsausbildung wirken.

2.2 Heuristischer Ordnungsrahmen und theoretische Bezugspunkte

An dieser Stelle der Forschungsarbeit lautet die Frage: Welche Dimensionen der Begriffe „Kompetenz", „Team" und „Teamkompetenz" sind relevant für die TK-DACH Studie? (Atteslander u. a., 2010, S. 41). Zunächst folgt deshalb der Versuch einer theoriebasierten Abgrenzung dieser Begriffe. Es wird dabei das Ziel verfolgt, einen heuristischen Ordnungsrahmen (Dirlenbach, 2009, S. 59) mit theoretischen Bezugspunkten zu entwickeln, der mögliche Entwicklungsfaktoren für pflegerische Teamkompetenz während einer dreijährigen Berufsausbildung abbildet. Hierbei sollen die Erkenntnisse aus der Kompetenzforschung und der Teamforschung mit den pflegepädagogischen Forschungsbereichen abgeglichen werden (Abbildung 5).

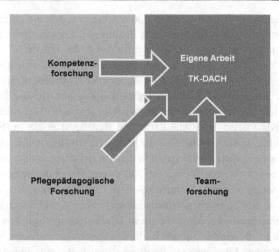

Abbildung 5:   Bezugspunkte der Forschungsarbeit TK-Dach, eigene Darstellung

2.2.1   Abgrenzung der Begriffe „Kompetenz", „Team" und „Teamkompetenz"

Im nachfolgenden Abschnitt erfolgt eine Annäherung an die Begriffe „Kompetenz",
„Team" und „Teamkompetenz". Nach einer kritischen Begriffsklärung folgt die Beschreibung von aktuellen Definitionen bzw. Erklärungsmodellen, welche dieser Untersuchung als Basis dienen. Da dieses Forschungsprojekt im deutschsprachigen Berufsbil-
dungsraum angesiedelt ist, wurden bei der Literaturrecherche bevorzugt pflegewissenschaftliche Studien mit hoher Relevanz in Bezug auf die Fragestellungen der TK-DACH-
Studie aus dem deutschsprachigen Bildungsraum ausgewählt. Die Auswahl erfolgt mit
einem eingrenzenden, forschungspragmatischen Ansatz (Bortz & Doering, 2015, S. 47).
Diese Herangehensweise bestätigt auch Trede (2016). Sie stellt fest, dass sich das
schweizerische pflegerische Ausbildungssystem bereits recht stark von den anderen
deutschsprachigen Ländern unterscheidet (Trede, 2016, S. 16). Vergleiche mit den internationalen Bildungssystemen sind zum aktuellen Zeitpunkt nur sehr eingeschränkt möglich. Bei der Recherche internationaler Literatur wird aus diesem Grund zielgerichtet
nach übertragbaren, ergänzenden und auch kontrastierenden Angaben gesucht. Der Aktualität des Kompetenzbegriffes geschuldet, konnte bei der Entwicklung dieser Forschungsarbeit an interessanten Herleitungen und teilweise signifikanten Ergebnissen von
sieben aktuellen deutschsprachigen Dissertationen angeschlossen werden. Ein Rückbezug auf diese Forschungsergebnisse findet im Diskussionsteil der vorliegenden Arbeit
statt.

2.2.1.1 Annäherung an den Begriff „Kompetenz"

„Competence is commonly used in the field of nursing education in spite oft the difficulties in defining and measuring the said concept" (Macabasag u. a., 2016).

Obwohl der Begriff „Kompetenz" vielen Anwendern sehr vertraut erscheinen mag und entsprechend umfassend und teilweise unkritisch in jeglichen Bildungs- und Berufskontexten verwendet wird, ist er in Definition und Eingrenzung sehr schwierig zu fassen. Mit der Aussage „Jeder Versuch, den Begriff „Kompetenz" definitorisch festzuschreiben, ist zum Scheitern verurteilt" beginnt entsprechend Sahmels Lehrbuch „Pflegerische Kompetenzen fördern" (Sahmel, 2009, S. 7).

So wird der Begriff „Kompetenz" in sehr unterschiedlichen Kontexten angewandt. Einerseits wird er entweder zum Beschreiben individueller fachlicher Fähigkeiten verwendet, oder zum Festhalten von Befugnissen. Häufig wird mit dem Begriff eine formale Befähigung gemeint oder aber einfach beschrieben, ob jemand etwas gut („kompetent") oder weniger gut („inkompetent") gemacht hat.

Der Ursprung des Kompetenzbegriffs in seiner heutigen Form liegt in den 70er Jahren des vergangenen Jahrhunderts. Zu diesem Zeitpunkt beginnt im deutschsprachigen Bildungsraum im berufspädagogischen Kontext ein Richtungswechsel zur Handlungsorientierung der Lernenden. Mit diesem Richtungswechsel hat sich der Begriff "Kompetenz", der mit seinen vielen Facetten wie kein anderer eben auch für diese Handlungsorientierung steht, sowohl im Bildungswesen als auch in der Arbeitswelt durchgesetzt. Die Breite der Anwendung, die unterschiedlichen Auslegungsmöglichkeiten sowie die regelrechte Konjunktur des Kompetenzbegriffes machen jedoch eine kritische Auseinandersetzung und theoretische Verortung notwendig. Grundkonflikt hierbei ist, dass sich der Kompetenzbegriff weiterhin stark auf den Nutzwert von erworbenem Wissen und erlernten Handlungsfähigkeiten, und damit einhergehend auf Steigerung von Leistungsbereitschaft und Produktivität von Menschen zu konzentrieren scheint.

Durch den Fokus auf das Erwerben von Handlungsfertigkeiten läuft man aber Gefahr, durch „Neugierde motivierte Erkenntnis- und Bildungsprozesse" zu verunmöglichen (Liessmann & Lacina, 2014, S. 53). Wenn Bildung über den Kompetenzbegriff letztlich zu einer Sammlung von Handlungsanweisungen und Fertigkeiten verkommt, wird der Gesamtkontext und das „Erschliessen aus der Sache" zunehmend in den Hintergrund treten (Gruschka, 2013, S. 47).

Der Siegeszug des Kompetenzbegriffs in der modernen Arbeitswelt und seine immer wieder stark durchscheinende Reduktion auf die Handlungsorientierung ist vor diesem Hintergrund durchaus kritisch zu sehen. Einerseits erzeugt die kompetenzorientierte Sicht auf das „Human Capital" den Eindruck einer menschenorientierten, humanen Arbeitswelt. Es steht natürlich ausser Frage, dass zur Bewältigung immer komplexer werdender Berufsanforderungen und –situationen erlernte und professionell ausgeführte Handlungen und Fertigkeiten sehr wichtig und notwendig sind. Andererseits kann man unterstellen, dass eine Fokussierung auf solcherlei Handlungskompetenz des Personals insbesondere der Effizienz und Produktivität und schlussendlich den Gewinnen auf

Arbeitgeberseite dienen soll (Sahmel, 2009, S. 9). Diese Entwicklung steht in nicht un-
erheblichem Masse in Kontrast zu konstruktivistischen Bildungsansätzen, in denen sich
die Lernenden als kritische Menschen eher selbst organisieren und die Lehrenden viel
mehr als Coach und Lernbegleiter agieren (Arnold, 2012, S. 60).

Dennoch ist in der Entwicklung des Kompetenzbegriffs schon sehr früh und massgeblich der Fokus Funktionalität und angepasste Handlungsorientierung zu beobachten.
Sahmel zitiert hierzu Löwisch, der diese Auffassungen zum Kompetenzbegriff klar her-
ausarbeitet. So werden hier Menschen dann als kompetent angesehen, wenn sie in der
Lage sind, fachlich einwandfrei zu handeln. Oft wird also das fachliche Wissen, also die
„Massgeblichkeit in fachlicher Hinsicht" mit dem Kompetenzbegriff ausgedrückt. Nicht
wenig überraschend werden dann auch institutionelle Zuständigkeiten und Aufgabenbe-
reiche oft in „Kompetenzbereiche" eingeteilt oder in „Kompetenzprofile", also Rollen-
zuschreibungen ausdrückt. Beispielsweise wird der Pflegefachfrau die „objektiv-for-
male" Kompetenz zugesprochen, Verantwortung für den Pflegeprozess zu übernehmen
(Sahmel, 2009, S. 7 vgl. Löwisch, 2000, S.82).

Dabei ist dem Kompetenzbegriff in seiner Entstehung sehr wohl ein Bezug zu umfassender Bildung und Mündigkeit der Lernenden zuzuschreiben, der weit über die Fach-
und Handlungsorientierung hinausreicht. Der deutsche Pädagoge Heinrich Roth gilt als
ein Begründer dieser schülerorientierten Entwicklung. In seinem Kompetenzbegriff in
den frühen 70er Jahren des letzten Jahrhunderts wohnt neben der Sach- und Fachkompetenz auch eine starke Selbst- und Sozialkompetenz mit einem hohen Eigenverantwor-
tungsgrad inne (Roth, 1971, S. 180).

Auch in der Weiterentwicklung des Kompetenzbegriffes sind von verschiedenen
Denkern Aspekte aufgeführt worden, die die reine Fach- und Handlungsorientierung erweitern. In dem Kompetenzverständnis von Oskar Negt Ende des letzten Jahrhunderts
sind so neben eher handlungsorientierten Kompetenzqualitäten auch selbst- und sozial-
fokussierte Kompetenzen (v.a. Identitätskompetenz, Gerechtigkeitskompetenz) beschrieben. Hierbei verfügt der Mensch über seine eigenen sozialen Haltungen, die er
stetig weiterentwickelt und in seine – auch beruflichen – Interaktionen einbringt. Diese
Haltungen und der Wille des Menschen, diese zu verwirklichen, erweitern den Fokus auf
reine Handlungskompetenzen massgeblich. Aus diesem Kompetenzverständnis kann abgeleitet werden, dass der Mensch komplexen Situationen mit einer weitreichenden Kla-
viatur aus Orientierungen, Sach- und Fachkompetenzen, Haltungen, Kooperationsfähigkeiten, Beeinflussungen und Eigensinn begegnet (Sahmel in Balzer, Barre, Kühme, &
Galhen-Hoops, von, 2018, S. 185, vgl. Negt, 1989, S. 33 ff.).

Ein positives Zeugnis vergeben Erpenbeck und Sauter (2016) dem kompetenzorientierten Unterricht im Rahmen der Berufsausbildung: „(...) ist der berufsbezogene Unterricht ein Motor der Kompetenzentwicklung, während Schulen oft Bildung abseits des
täglichen Lebens propagieren" (Erpenbeck & Sauter, 2016, S. 46).

Auch in neueren Überlegungen finden sich umfassendere Kompetenzüberlegungen.
Marta Nussbaum stellt 2012 eine reine Anhäufung von Faktenwissen und Handlungs-
methoden generell in Frage, weil hier der Kontext und die Fähigkeit, komplexe Situa-

tionen gesamthaft und kritisch verstehen und bewerten zu können, abhandenkomme. Diese Kompetenzen seien aber unabdingbar wichtig, um „Klischees und Vorurteile (...) von der Wahrheit (...) oder aus der Luft gegriffene Behauptungen von gut begründeten zu unterscheiden" (Sahmel in Balzer u. a., 2018, S. 113, vgl. Nussbaum, 2012, S. 113). Ebenso findet sich bei Heyse (2015) eine breitere Auslegung des Kompetenzbegriffs. Er berichtet von einer derzeit stattfindenden Fokussierung auf nun vier Basisgruppen von Kompetenzen, welche sich an der Lehr-und Lernorientierung der UNESCO anlehnen. Während zwei dieser Basisgruppen auf Handlungs- und Methodenkompetenz fokussieren, finden sich mit der „Personalen" und der „Sozial-kommunikativen" Kompetenz sehr wohl Dimensionen, die eine Selbst- und Sozialkompetenz adressieren. (Tabelle 1). Gleichwohl bleibt zu beobachten, ob nicht auch in diesen Dimensionen die Methodenkompetenz (im Sinne von „Wie verhalte ich mich?", „Wie sage ich etwas?") denen der übergreifenderen Selbst- und Sozialkompetenzen (im Sinne von „Wer bin ich?", „Warum sage ich etwas?") überwiegt (Heyse u. a., 2015, S.8).

Tabelle 1:   Vier Basisgruppen (Heyse u. a., 2015, S. 8)

Vier Basisgruppen von Kompetenzen	UNESCO-Orientierungen
Personale Kompetenz	Learning to be
Aktivitäts-/ Handlungskompetenz	Learning to do
Fach- und Methodenkompetenz	Learning to know
Sozial-kommunikative Kompetenz	Learning to live together

Arnold beschreibt 2007 in seinem „Konzept der reflexiven pädagogischen Professionalisierung" in der Lehrerausbildung sogar eine mehrdimensionale Kompetenzauslegung. Strukturierungs-, Gestaltungs-, Selbsterschliessungs- und Selbstreflexionskompetenzen ergänzen sich hier in ein konstruktivistisches Kompetenzkonzept, wobei auch hier die Strukturierungs- und Gestaltungskompetenzen eher den methodisch-fachlichen handlungsorientierten Rahmen beschreiben, während die Selbsterschliessungs- und Selbstreflexionskompetenzen kommunikative, emotianale und haltungsorientierte Elemente umfassen (Arnold, 2012, S. 149, 150).

Auch in der aktuellen pflegewissenschaftlichen Forschung wird der Kompetenzbegriff differenziert diskutiert. So leitet Dütthorn 2014 in ihrer Dissertation ihre Ausführungen bezüglich des Kompetenzbegriffes ebenso kritisch ein. Die Pflegewissenschaftlerin greift Münk und Reglin auf, welche eine wissenschaftlich fundierte Definition des Konstrukts „Kompetenz" noch „in weiter Ferne oder evtl. gar nicht erreichbar sehen" (Dütthorn, 2014, S. 37, vgl. Münk, Regelin, 2009, S. 5). Eine eher objektorientierte Sichtweise würde im Bildungskontext zwar traditionell eher mit dem Begriff „Qualifikation" ausgedrückt (Dütthorn, 2014, S. 45, vgl. Kaufhold, 2006) und der Begriff „Kompetenz" werde eher dazu genutzt, sowohl objektiv als auch subjektiv feststellbare menschlichen Fähigkeiten oder Zuschreibungen ausdrücken zu wollen.

Allerdings sei zu vermuten, dass „Kompetenzbeschreibungen überwiegend aufgabenorientierten Zielsetzungen zur Bewältigung kurzfristiger Problembereiche" dienen könnten (Dütthorn, N., 2014, S. 23, angelehnt an Franke, 2005).

Auch Brödel sieht die vorherrschende Auslegung des Kompetenzbegriffes kritisch. Zwar würden pflegerische Berufsausbildungen einen klaren Bildungsaspekt verfolgen. Dennoch sei es so, dass „ beim Kompetenzbegriff der Zugriff auf die Bewältigung von Lebensproblemen viel funktionaler und eingeengter als beim Bildungsbegriff" ausgerichtet sei (Dütthorn, 2014, S. 48, vgl. Brödel, 2002, S.44). Aus diesem Grund sei eine Differenzierung der Begriffe „Kompetenz" und „Bildung" notwendig (Tabelle 2) und in der Berufsausbildung beide Aspekte zu berücksichtigen.

Tabelle 2:   Begriffsdifferenzierung Bildung versus Kompetenz (Dütthorn, 2014, S. 49, vgl. Vonken, 2011; Brödel, 2002, Erpenbeck, Weinberg, 2004)

	Kompetenz	Bildung
Ausgangspunkt der Begriffsentwicklung	Pragmatisches, erfahrungsbezogenes Problemlösungsinteresse als Reaktion auf gesellschaftspolitische Globalisierungsbestrebungen	Anthropologischer Ausgangspunkt mit mikro- und makrogesellschaftlichen Dimensionen
Theoretische Begründung	Theorieloses Konstrukt mit differenten Konnotationen	Legitimation durch verschiedene Theorietraditionen: bildungstheoretische Begründungen
Merkmale	Charakterisiert Entwicklungsstatus	Charakterisiert Entwicklungsstatus und Entwicklungsprozess
Zieldimension des Begriffs	Entwicklung eines nützlichen Potentials des Individuums zum selbstständigen Handeln	Selbstentfaltung und Selbstverwirklichung des Subjektes im gesellschaftlichen Raum
Funktion	Funktionale Bewältigung von Lebensproblemen aus eindimensionaler Perspektive des Individuums	Orientierungsstiftende Brückenfunktion im übergreifenden Spannungsfeld zwischen Ich- und Lebensbezug
Gesellschaftskritik	Ohne kollektive, gesellschaftstheoretische Reflexion	Gesellschaftskritische Reflexion als zentrale Zieldimension

Rauner wiederum sieht 2015 den Kompetenzbegriff insbesondere im Kontrast zum Qualifikationsbegriff jedoch wesentlich weiter gefasst (Tabelle 3).

Tabelle 3:   Qualifikation im Vergleich zu Kompetenz (Rauner, 2015, vgl. Rauner, 2009a, S. 32)

	Qualifikationen	Kompetenzen
Objekt-Subjekt-Bezug	Qualifikationen sind objektiv durch die Arbeitsaufgaben und -prozesse und die daraus resultierenden Qualifikationsanforderungen gegeben	Kompetenzen sind bereichsspezifische Fähigkeiten und Strategien im Sinne von psychischen Leistungsdispositionen; sie sind anwendungsoffen

	Qualifikationen	Kompetenzen
Lernen	Im Prozess der Aneignung von Qualifikationen ist der Mensch ein Trägermedium für Qualifikationen, eine (humane) Ressource, die durch Training zur Ausübung spezifischer Tätigkeiten befähigt wird	Die Aneignung von Kompetenzen ist Teil der Persönlichkeitsentwicklung und umfasst auch Fähigkeiten, die sich aus den Bildungszielen ergeben
Objektivierbarkeit	Qualifikationen beschreiben die noch nicht objektivierten/ maschinisierten Fertigkeiten und Fähigkeiten und definieren den Menschen als Träger von Qualifikationen, die aus den Arbeitsprozessen abgeleitet werden	Berufliche Kompetenzen zielen v.a. auf die nicht oder schwer objektivierbaren Fähigkeiten beruflicher Fachkräfte, die über die aktuellen beruflichen Aufgaben hinaus auf die Lösung und Bearbeitung zukünftiger Aufgaben zielen

Insbesondere über den abgestuften Kompetenzentwicklungsprozess (Abbildung 6) seien Selbst- und Sozialkompetenzdimensionen zu erfassen, die über die die fach- und handlungsorientierte Ebene hinausgehen:

„Lernen bedeutet im Prozess der beruflichen Qualifizierung die Aneignung von Fertigkeiten (Competencies). Lernen im Sinne der Aneignung von Qualifikationen wird als eine notwendige Voraussetzung für die sachgerechte Ausübung einer Tätigkeit verstanden. Dagegen verweist Kompetenz und Kompetenzentwicklung auf die Entwicklung der Persönlichkeit. Das kompetente berufliche Können beinhaltet die Dimensionen des Verstehens, Reflektierens und Bewertens der beruflichen Aufgaben und deren Lösung sowie die Fähigkeit, in sozialer, ökonomischer und ökologischer Verantwortung an der Gestaltung betrieblicher Prozesse mitzuwirken und sie nicht nur nach Anweisungen auszuführen" (Rauner, 2015 vgl. Rauner, 1988, Heidegger et al. 1991, KMK 1991).

Rauner lehnt sich bei der Entwicklung von fünf Stufen der Kompetenzentwicklung an entwicklungsphysiologische Erkenntnisse von Dreyfuss und Dreyfuss an (Rauner, 2015, vgl. Rauner, 2002, Rauner, 1999):

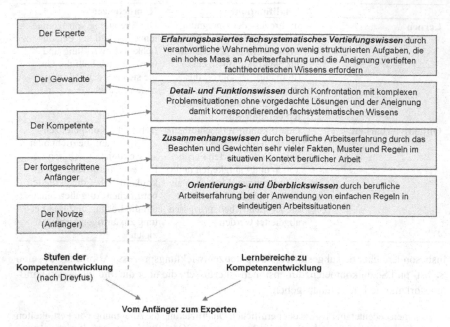

Abbildung 6:   Die Phasen der Kompetenzentwicklung (Rauner, 2015, Tabelle vgl. Rauner, 1999)

Die amerikanische Wissenschafterin Benner übertrug diese Kompetenzstufen wiederum auf das pflegerische Ausbildungs- und Praxisfeld (Kaiser, 2001).

Insgesamt ist festzuhalten, dass eine definitive Verortung des Kompetenzbegriffs mit klarer Definition und Abgrenzung mehr als schwierig ist. Gleiches gilt für den Anspruch, Kompetenzen vermittelbar, gar sicht- und messbar machen zu wollen. Hochuli (2011) betont in diesem Zusammenhang: „Entsprechend komplex ist es daher, eine Kompetenz zu überprüfen bzw. aufgrund von Leistungen gar eine Bewertung der lehrenden Person vornehmen zu wollen" (Hochuli, 2011, S. 23).

Erpenbeck und Sauter empfehlen hierzu: „Um Kompetenzenwicklung, egal auf welcher Altersstufe, anzuregen und zu fördern, benötigt man Lernumgebungen, die motiviertes, anwendungsnahes Lernen beim Bearbeiten von realen Fallsituationen unterstützen" (Erpenbeck & Sauter, 2016, S. 106).

Nachdem die Teamkompetenz, so wie sie in der vorliegenden Arbeit beschrieben und evaluiert wird, neben ausgeprägten Fach-, Handlungs- und Methodenkompetenzen eine starke Verankerung in den Selbst- und Sozialkompetenzen aufweist, muss im Folgenden mit einem breiten und umfassenden Verständnis von „Kompetenz" gearbeitet werden.

Nach umfassender Literaturrecherche, sowie vertiefenden und reflektierenden Gesprächen mit dem Betreuer dieser Arbeit, Prof. Dr. Karl-Heinz Sahmel wird sich für die vorliegende Arbeit an einem grundsätzlich weitgefassten Kompetenzansatz orientiert, der sich am ehesten am Kompetenzverständnis von Erpenbeck und Sauter anlehnt. Hierbei wird von vier „Grundkompetenzen" ausgegangen, welche als Ausgangsbasis zu verstehen sind: Diese werden als Personale-, als Aktivitäts- und Handlungskompetenz, als Fach- und Methodenkompetenz und Sozial- kommunikative Kompetenz benannt. Ausgehend von diesen „Grundkompetenzen" sind in unterschiedlichsten Handlungsfeldern Schlüsselkompetenzen aufzubauen (Erpenbeck & Sauter, 2016, S. 23). Die Forscherin erkennt in dieser Beschreibung von Kompetenzdimensionen den Anspruch an die zu entwickelnde pflegerische Teamkompetenz als „Schlüsselkompetenz" im Handlungsfeld Gesundheitswesen.

2.2.1.2   Annäherung an den Begriff „Sozialkompetenz"

„Schon Aristoteles bezeichnete den Menschen als zoon politikon und Thomas von Aquin charaktersisierte ihn als animal sociale, um damit das Angewiesensein des Menschen auf das gesellschaftliche Handeln und seine Fähigkeit zu diesem zum Ausdruck zu bringen" (Betscher-Ott & Hobmair, 2009, S. 12).

Ebenso wie der Begriff „Kompetenz" wird auch der Begriff „Sozialkompetenz" in vielen verschiedenen Zusammenhängen genutzt. Entsprechend unscharf ist seine Begriffsdefinition und seine Auslegung sehr breit. Festzustellen ist, dass sich nur wenige Anwendungen an schlüssigen und systematisierenden wissenschaftlichen Konstrukten orientieren.

In der Anthropologie wird vielfach beschrieben, dass der Mensch über seine Ausrichtung auf eine gemeinsame und gesellschaftliche Lebensweise ein „Soziales Wesen" sei. Obgleich diese Erkenntnis bis in das Altertum zurückreicht, entstand die neuzeitliche wissenschaftliche Auseinandersetzung und damit die Domäne der Soziologie und Sozialwissenschaft erst in der zweiten Hälfte des 19. Jahrhunderts. Der von dem lateinischen „socius" abgeleitete Begriff „Sozial" beschreibt in diesem soziologischen Sinne all das, was das Zusammenleben und das Zwischenmenschliche betrifft (Betscher-Ott & Hobmair, 2009, S. 12, 14).

Eine gewisse Systematisierung der Sozialkompetenz ist über verschiedene Perspektiven, Denkschulen und -modelle dennoch erkennbar. Eine umfassende Auseinandersetzung findet sich beispielsweise in der Sozialpsychologie. Hier wird über das Fehlen bestimmter kognitiver, emotionaler und aktionaler Fertigkeiten und damit einer defizitorientierten Sichtweise auf „Störungen" des Menschen eingegangen. Im Umkehrschluss ist sozial kompetent jener, der über diese Fertigkeiten verfügt. Ob und inwiefern die Anwendung dieser Fertigkeiten auf das Gegenüber Konsequenzen haben, steht in dieser Perspektive weniger stark im Vordergrund (Wild & Möller, 2015, S. 423).

In der Entwicklungspsychologie wiederum wird der Begriff der Sozialkompetenz eher als Anpassungsfähigkeit des Menschen in Bezug auf eine soziale Gruppe oder die Umwelt verstanden. Hier geht man davon aus, über Anpassungen des eigenen Verhaltens diese Anpassungsfähigkeiten modulieren zu können (Kanning, 2003, S. 14).

Zeigt sich also die Sozialkompetenz nach klinisch-individualpsychologischer Denkweise eher an dem, was das Individuum kann (oder eben nicht), ist in der entwicklungspsychologischen Perspektive das Ausmass an Kompetenz eher in dem Gegenüber oder der Gruppe zu suchen. Eine weitere Perspektive versucht beide Ansätze zu vereinen. Demnach ist sozialkompetent, der in der Lage ist, „eigene Interessen in sozialen Interaktionen zu verwirklichen, ohne dabei jedoch die Interessen seiner Interaktionspartner zu verletzen" (Kanning, 2003, S. 15).

Grundsätzlich existiert also in dem Begriff „Sozialkompetenz" ebenso wie in dem Kompetenzbegriff das Spannungsfeld aus handlungsorientierten Fertigkeiten, dem Wissen sowie den zugrundeliegenden Einstellungen, Werten und Zielen. Nach Euler ist der Mensch stetig gefordert, an „der Oberfläche" soziale Kommunikation in unterschiedlichsten Situationen anwenden zu müssen. Ausdrucksform der Sozialkompetenz ist in diesem Bild also die soziale und situationsbezogene Kommunikation und Interaktion. Die Sozialkompetenzen liegen hierbei einem Eisberg gleich „unter den Oberfläche" und bilden die Basis für diese Anwendungen (Abbildung 7).

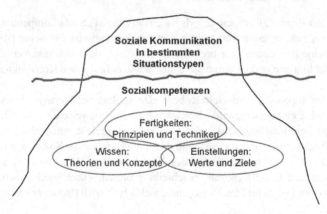

Abbildung 7:   Sozialkompetenzen als Basis sozialer Kommunikation. Eigene Abbildung
                   nach (Euler, 2004, S. 13).

Kanning erweitert diese Sichtweise dahingehend, dass Sozialkompetenz neben den Fertigkeiten aus Teilmengen von Interpersonaler Kompetenz, Sozialer Intelligenz, Emotionaler Intelligenz und den Schnittmengen derselben besteht. Die Interpersonale Kompetenz meint nach Buhrmester (1988) vor allem die Fähigkeiten, sich anderen zu öffnen, diese zu unterstützen, dabei dennoch eigene Interessen zu behaupten und Konflikte hieraus friedlich lösen zu können. Die Soziale Intelligenz fusst auf Thorndike (1920) und beschreibt eher die Fähigkeit, Menschen zu verstehen und weise in zwischenmenschlichen Situationen handeln zu können. Emotionale Intelligenz wiederum beschreibt vor allem Fähigkeiten, eigene Emotionen und Stimmungen sowie jene anderer Menschen gut lesen und diesbezügliche Erkenntnisse in Handlungen umsetzen zu können (Abbildung 8).

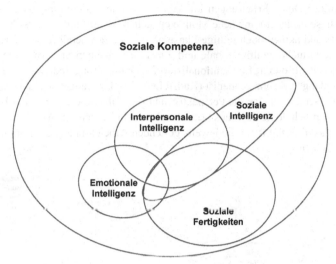

Abbildung 8:   Beziehung zwischen sozialer Kompetenz und verwandten Begriffen. Eigene
                Abbildung nach (Kanning 2003, S. 25).

Aus der Arbeits- und Organisationspsychologie lässt sich noch ein weiterer Blickwinkel beschreiben. Heute finden sich in fast allen arbeitsbezogenen Kontexten, Stellenprofilen und Arbeitsrollen vielfältige Ansprüche und Verweise auf soziale Kompetenzen. Dieses liegt darin begründet, dass die Entwicklung des Begriffs Sozialkompetenz in diesem Kontext eng mit der Entwicklung des Verständnisses von Wirtschafts-, Arbeits- und Organisationstherorien in der Industrie verbunden ist. Mit Beginn der umfassenderen Industrialisierung Anfang des 20 Jahrhunderts wurden Arbeitssituationen zunehmend analysiert, um die Produktivität zu verbessern und damit letztlich Ergebnisoptimierungen zu erzielen. Hieraus lassen sich verschiedene Phasen des Menschenbildes in der Industrie- und Arbeitswelt beschreiben (Kauffeld, 2014, S. 16) (Abbildung 9).

In einer ersten Phase um 1900 wurde im Rahmen des sogenannten Taylorismus die Arbeitskraft so verstanden, dass insbesondere deren Nützlichkeitswert und Effizienz im Zentrum des Interesses stand („Economic Man"). In einer zweiten Phase um 1930 rückten jedoch soziale Aspekte erstmalig mehr in den Mittelpunkt („Social Man"). Der Fokus auf einen „Human Ressource" Ansatz in den 1950er Jahren hatte nachfolgend in der dritten Phase das Ziel, eine verstärkte Vermenschlichung zur Selbstverwirklichung der Arbeitskräfte („Self-actualizing Man") zu erreichen (Kauffeld, 2014, S. 21, angelehnt an Miles, 1965). Damit ging eine grössere Autonomie der Arbeitskräfte mit eigenverantwortlichem Handeln einher. Erst in einer fünften Phase ab ca. 1990 setzte sich die Erkenntnis durch, dass Menschen individuell unterschiedlich und nicht einfach zu kategorisieren sind („Complex Man"). „Das zentrale Merkmal ist, dass sich Menschen hinsichtlich ihrer Fähigkeiten, Bedürfnisse, Motive, Werte und Ziele interindividuell unterscheiden. (...) Durch Erfahrungen im Arbeitsleben und in der Organisation können sich Bedürfnise verändern und neue Motive entstehen" (Kauffeld, 2014, S. 23). Die anschliessende und aktuell noch gültige Phase ab Anfang des heutigen Jahrtausends beschreibt eine virtuelle, multioptionale und zunehmend ineinander verwobene Lebens- und Arbeitswelt, die durch „Enttraditionalisierung, Optionierung, Individualisierung und Netzwerkbildung" gekennzeichnet ist (Kauffeld, 2014, S. 25, angelehnt an Gross 1994).

Zusammenfassend kann man die Perspektiven auf Sozialkompetenz in der Arbeits- und Organisationspsychologie durchaus kritisch sehen, da hier stets der Ansatz besteht, den Menschen als Arbeitskraft auf die jeweils geltenden Arbeits- und Organisationsansprüche hin zu formen.

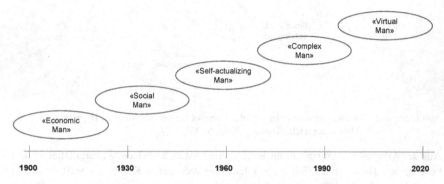

Abbildung 9:   Menschenbilder der Arbeits- und Organisationspsychologie, eigene
                Abbildung nach (Kauffeld 2014, S. 16).

Neben den verschiedenen Blickwinkeln darf Sozialkompetenz nach Luhmann in ihrer Vielschichtig- und -deutigkeit zudem keinesfalls als statische Situation verstanden werden. „Vielmehr nimmt das psychische System eine Selbstsozialisation vor, in dem es sich nach innen und außen ständig neu orientiert und die eigenen Strukturen und Eigenschaften ebenso wie die Erwartungen an die soziale Umwelt permanent auf veränderte Ausgangsbedingungen umstellt" (Hurrelmann & Quenzel, 2016, S. 57).

Monnier beschreibt 2015 in einer Fachpublikation im "International journal of research in vocational education and training, IJRVET" die Schwierigkeiten, soziale Kompetenzen beschreiben und messen zu können. Eine "Intra-conceptional confusion" herrsche derzeit im intraprofessionellen Forschungsumfeld beim Versuch, soziale Kompetenzen zu beschreiben (Monnier, 2015).

Für die vorliegende Arbeit wird Sozialkompetenz als mehrdimensionales dynamisches Konstrukt verstanden. Wie im übergeordneten Kompetenzbegriff wird hierbei von einer handlungs- und fertigkeitenorientierten Dimension ausgegangen. Ebenso existiert eine wissensorientierte Dimension, in der Wissen, Theorien und Konzepte verankert sind. Als dritte wichtige Dimension findet sich eine personenbezogene Dimension, in der Neigungen, Einstellungen und Werte abgebildet sind. Diese können und sollen sehr wohl individuell und kritisch sein. Die drei Dimensionen gehen ineinander über, entwickeln sich, beeinflussen sich gegenseitig und adaptieren sich fortlaufend nach innen und aussen (Abbildung 10).

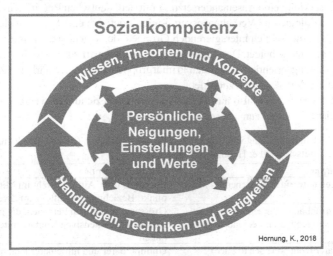

Abbildung 10: Sozialkompetenz als dynamisches mehrdimensionales Konstrukt mit gegenseitiger Beeinflussung und Entwicklung. Eigene Abbildung

Oelke leitet in diesem Kontext folgende pädagogische Konsequenz ab: „Des Weiteren gehört zur Förderung sozialer Kompetenz, die Schüler und Schülerinnen im Blick auf ihr Klientel und die Zusammenarbeit mit anderen Berufstätigen in ihrer Konfliktfähigkeit, ihrer (Selbst-) Kritikfähigkeit sowie Frustrationstoleranz zu stärken" (Oelke & Meyer, 2014, S. 343).

Von grosser Wichtigkeit ist die vorherrschende Schul- und Arbeitskultur, in welcher die Person agiert. Diese Meinung der Autorin deckt sich mit der Einschätzung Brohms, welche dieses Element aus pädagogischer Sicht mit dem „Mass der Situationsgebundenheit" beschreibt (Brohm, 2009, S. 89).

2.2.1.3   Annäherung an den Begriff „Teamkompetenz"

„Leadership, management and teamwork competencies of nurses are seen as one of the areas of competent nurses" (Macabasag u. a., 2016, vgl. Satu et al., 2013).

Der Begriff "Teamkompetenz" ist ebenso wie der Begriff „Sozialkompetenz" wissenschaftlich nicht eindeutig zuzuordnen. Sehr häufig werden Teamkompetenzen und -fähigkeiten als Teilmenge der Sozialkompetenz beschrieben oder in sogenannten „überfachlichen" Kompetenzen abgebildet.

Der Begriff „Team" leitet sich aus dem altenglischen Begriff für „Tiergespann" ab und bedeutet soviel wie „Zusammen-Spannen" (Kriz & Nöbauer, 2008, S. 25).

Eine Annäherung an den Teambegriff kann im Wesentlichen aus einer eher sozialwissenschaftlichen Perspektive oder aus einer eher betriebswirtschaftlichen Sichtweise erfolgen. Zunächst erfolgt eine Auseinandersetzung mit dem deutschen Begriff „Gruppe".

In der Soziologie und Verhaltenspsychologie findet sich eine Systematisierung, die zwei Arten von menschlich interagierenden Gruppen, der sogenannten Primär- bzw. Sekundärgruppe, unterscheidet. Das Team bzw. der Teambegriff wird hier - in Abgrenzung zu einer beziehungsorientierten sozialen Primärgruppe – wegen der stärkeren Zweckorientierung der Sekundärgruppe zuordnet.

In einem Team stehen also aus dieser Perspektive Beziehungen weniger im Mittelpunkt, als dass sie Mittel zum Zweck sind (Tabelle 4).

Tabelle 4:   Unterscheidung von Primär- und Sekundärgruppen. (Eigene Tabelle nach Betscher-Ott & Hobmair, 2009, S. 209)

Primärgruppe	Sekundärgruppe
Beziehungen untereinander stehen im Mittelpunkt	Interesse, bzw. Aufgabe steht im Mittelpunkt, Beziehung ist Mittel zum Zweck
Geringe Anzahl an Personen, die häufigen und intensiven Kontakt miteinander haben	Grössere Anzahl von Personen, die geringen und weniger intensiven Kontakt miteinander haben
Unmittelbarer Kontakt (Face to Face)	Unmittelbarer und mittelbarer Kontakt
Hohe emotionale Verbundenheit der Gruppenmitglieder untereinander	Weniger emotionale Verbundenheit der Gruppenmitglieder untereinander
Starke Identifikation mit der Gruppe	Geringe Gruppenidentifikation
Hoher Konformitätszwang und hohe Prägungskraft gegenüber dem Einzelnen	Geringerer Gruppendruck und geringere Prägungskraft gegenüber dem Einzelnen
Beispiele: Familie, Freundschaft	Beispiele: Schulkasse, Sportgruppe, Team in einer Organisation

Zu beachten ist allerdings, dass der Begriff „Team" massgeblich aus der Betriebswirtschaft und dort aus der Arbeits- und Organisationstheorie stammt und in seinem historischen Kontext zu sehen ist. Analog der Entwicklung von Wirtschafts-, Arbeits- und Organisationstheorien in der Industrie wurde Anfang des 20. Jahrhunderts systemisch erkannt, dass bei Arbeitskräften massgebliche gruppendynamische Prozesse auftreten. Diese wurden zunächst kritisch gesehen, da Machtverschiebungen und Kontrollverlust befürchtet wurden. Das Miteinander von Arbeitskräften als positive Ressource beschrieb erstmalig Lewin (1947), indem er betriebsfördernde Effekte z.B. durch ein Zusammengehörigkeitsgefühl und gesteigerte Arbeitszufriedenheit feststellte. Sodann wurde in Organisationen begonnen, Gruppen systematisch aufzubauen und zu fördern und diese als produktive Einheiten zu sehen (Kauffeld, 2001, S. 6). Im Wesentlichen aus dieser Zeit stammt auch der Teambegriff mit seinen heutigen Definitionen und Interpretationen.

„Unter einem Team im organisatorischen Sinne versteht man eine Stelle, deren Aufgaben-
bereich von einer Gruppe von Personen gemeinsam und weitestgehend autonom bearbeitet
wird" (Thommen & Achleitner, 2001, S. 727).

Teamorganisation wurden erstmals wissenschaftlich fundiert in den 60er Jahren des vergangenen Jahrhunderts von Likert untersucht. Das daraus entwickelte „Linking Pin Mo-
del" bildet mit seinem Fokus auf gegenseitige Unterstützung, Partizipation, Verantwor-
tungsübernahme und gemeinsamer Zielorientierung auch heute noch die Basis der meisten Teamorgansiationen (Kasper & Mayerhofer, 2009, S. 309).

Kauffeld und Schulte (2014) definieren den Teambegriff in dieser Weise: „Teams
bestehen aus mehreren Personen, die interagieren, voneinander abhängig sind und ein
gemeinsames Ziel verfolgen und ein Wir-Gefühl haben. Sie werden durch andere und
durch sich selbst als Gruppe wahrgenommen (Kauffeld, 2014, S. 152, vgl. Kauffeld,
2001). Mit Bezug auf Antoni, 2000 und Brodbeck und Guillaume, 2010 zeichnen sich
gemäss Kauffeld und Schulte (2014) in diesem Sinne Arbeitsteams durch „die Einbet-
tung in bestimmte Organisationsstrukturen sowie eine gemeinsame, von den Teammitgliedern zu bearbeitende Aufgabenstellung" aus (Kauffeld, 2014, S. 152).

In modernen Wirtschafts- und Managementtheorien wird der Teamorientierung eine
massgebliche Rolle zugedacht. Den Grundstein hierfür legten Katzenbach und Smith,
die festhielten, dass durch das „Zusammenwirken vielfacher Fertigkeiten, Erfahrungen
und Beurteilungen (…) ein Team unweigerlich bessere Resultate als eine Gruppe von
Einzelpersonen" erzielt (Katzenbach & Smith, 2003, S. 33).

Aus dieser Entwicklung lässt sich kritisch ableiten, dass dem Teambegriff in seiner
heute ubiquitär angewandten Ausprägung ein vermutlich wesentlich geringerer altruis-
tisch-humanistischer Ansatz zugrundliegt, als dass es die Vielzahl an häufig eher positiv
besetzten Anwendungen und Nennungen vermuten liesse. Denn: „Leistungsergebnisse
– darum geht es bei Teams" (Katzenbach & Smith, 2003, S. 251).

Um nun den Begriff „Teamkompetenz" greifbar zu machen, gilt es, beide aufgeführ-
ten Sichtweisen in den Begriff „Team" zu integrieren.

Der Begriff „Teamkompetenz" bezieht sich auf jene Fähigkeiten, die zur Förderung
des Zusammenhaltes eines Teams Relevanz haben wie „etwa Toleranz, aktives Zuhören,
sich transparent machen, demokratisches Grundverständnis, gruppendynamische Prozesse erkennen oder Diskussionfähigkeit, Konflikt- und Kritikfähigkeit sowie Fähigkeit
zur Zusammenarbeit" (Zimmermann nach Lang, 2000 und Lenzen, 1998 in Sahmel,
2009, S. 29).

Gemäss Euler handelt es sich dann auch bei Teamkompetenz um ein „multidimensionales Konstrukt", es „sind jeweils unterschiedliche Instrumente zu entwickeln, die den
verschiedenen Kompetenzdimensionen (Wissen, Einstellungen, Fertigkeiten) gerecht
werden (Euler, Raatz, Schumann, & Jüttler, 2015, S. 24). Grundsätzlich können also drei
Komponenten unterschieden werden, aus denen sich sich „Teamkompetenz" zusammensetzt (Tabelle 5).

Tabelle 5: Die drei Komponenten der Teamkompetenz, (Euler u. a., 2015, S. 13)

Komponenten	Effekte
1. Aufgabenbezogene Interaktion im Team	Fähigkeit zur Potentialabschätzung, Arbeits- und Zeitplanung, Verantwortungsübernahme
2. Soziale Interaktion im Team	Fähigkeit zum Austausch, zum fairen Umgang und dem Umgang mit Konflikten im Team
3. Wissen	Wichtige Faktoren und Prozesse der Teamarbeit kennen und verstehen

In der Organisationspsychologie findet sich folgende Definition, die wesentlich stärker Zweck und Leistungsziele herausstellt:

„Teamkompetenz ist eine fortwährende, selbstorganisierte, bewusste, gemeinsam reflektierte, als stimmig empfundene und situative Rollen- und Beziehungsgestaltung von Teams als Ausdruck geteilter sozialer Konstruktion von Realität. Teamkompetenz dient sowohl der Rollen- und Beziehungsgestaltung der einzelnen Teammitglieder innerhalb der Teams als auch der Rollen- und Beziehungsgestaltung zwischen Team und den sozialen Systemen. Teamkompetenz bedeutet eine nachhaltige Entwicklung und kontinuierliche Veränderung der Kommunikations- und Handlungsprozesse im Team mit dem Zweck, gemeinsam definierte Leistungsziele zu erreichen, die Arbeitszufriedenheit der Beteiligten sicherzustellen und im Rahmen der sich verändernden Umgebungsbedingungen als soziales System existenzfähig zu bleiben" (Kriz & Nöbauer, 2008, S. 54).

Ergänzend wird aus arbeitsorganisatorischer Sicht die spürbar gemeinsame, gegenseitige Verantwortung ins Zentrum erfolgreicher Teamarbeit gestellt (Abbildung 11). Diese ist zunehmend Inhalt von Teamentwicklungsmassnahmen (Schäffner & Bahrenburg, 2010, S. 26).

Teamentwicklungsmassnahmen erfreuen sich in kleineren und grösseren Organisationen in der Gesundheitsbranche zunehmender Beliebtheit. Die Ziele solcher Massnahmen sollten aber durchaus kritisch hinterfragt werden. Im Vordergrund steht hier oft die Optimierung der Arbeitsprozesse und in diesem Kontext die Maximierung des Unternehmenserfolges. Aus ethischer Sicht ist jedoch diese Art der „Manipulation" des Menschen nicht unkritisch zu sehen. Die aus soziologischer bzw. entwicklungspsychologischer Betrachtung zunächst zweckfreie menschliche Handlung „Beziehungspflege" wird dann nämlich genutzt, um dem Zweck „Optimierung von Abläufen im Unternehmen" zu dienen. Sowohl Unternehmen als auch Berufspädagogen müssen sich in diesem Kontext ihrer Verantwortung bewusst sein.

In den Pflegeberufen wird überwiegend sehr schnell dann von einem „Team" gesprochen, wenn von grundsätzlicher Zusammenarbeit in einer Gruppe die Rede ist. „Die Abgrenzungskriterien sind jeweils zu unscharf, und somit bleibt unklar, ab welchem Zeitpunkt von einem Team gesprochen werden kann" (Britschgi, 2012, vgl. Antoni, 2000, S.20)). „Dem „Team" wird ein „Gemeinschaftsgeist" zugesprochen, zu dem ein sogenanntes „Wir-Gefühl" gehört" (Britschgi, 2012).

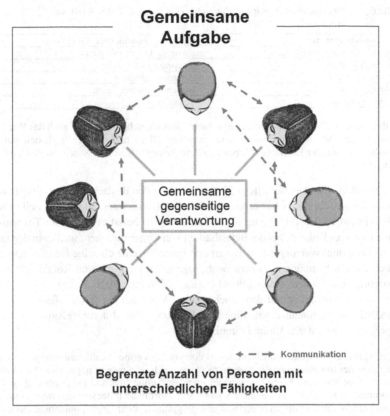

Abbildung 11:   Verantwortung im Zentrum von erfolgreicher Teamarbeit (Schäffner & Bahrenburg, 2010, S. 18, vgl. Schäffner, 2005b, Chart 4)

Für die notwendige Neuorientierung der Gesundheitsberufe werden vermehrt Schlüssel-kompetenz-Kataloge formuliert. Neben den beiden Basiskompetenzen „Aktivitäts- und Handlungskompetenz" und der „Fach- und Methodenkompetenz" können zwei „über-fachliche" Kompetenzbereiche „Personale Kompetenz" und „Sozial-kommunikative Kompetenz" zugeordnet werden. Teamfähigkeit bzw. Teamkompetenz wird in diesem Kontext den „sozial-kommunikativen Kompetenzen" zugeordnet. Wie genau „Teamfä-higkeit" entwickelt wird, beziehungsweise, was dieser Begriff genau bedeutet, wird in diesen „Schlüsselkompetenz-Katalogen" jedoch nicht weiter vertieft. (Tabelle 6).

Tabelle 6:   Überfachliche Kompetenzbereiche (Heyse u. a., 2015, S. 10; vgl.
               Heyse/Schircks, 2012)

Personale Kompetenz	Sozial-kommunikative Kompetenz
Normativ-ethische Einstellungen	Kommunikationsfähigkeit
Eigenverantwortung	Kooperationsfähigkeit
Selbstmanagement	Beratungsfähigkeit
Lernbereitschaft	Beziehungsmanagement
Mitarbeiterförderung	Teamfähigkeit

„Ihre Arbeitsfähigkeit erwerben Teams damit, dass sie neben dem Was auch das Wie ihrer
Zusammenarbeit steuern können, und zwar vor allem mithilfe der Reflexion auf der
Sachebene und der Ebene der (Arbeits-) Beziehungen" (König & Schattenhofer, 2016, S.
18, 19).

Zum internationalen Tag der Pflege 2016 wurde von den deutschsprachigen Berufsver-
bänden eine gemeinsame Übersetzung des Handbuchs des International Council of Nurses (ICN) veröffentlicht. In Bezug auf den Teambegriff heisst es dort: „Der Teamansatz
gilt als wichtiges Konzept bei der Belastbarkeit von Organisationen, weil es in den komplexen Gesundheitsversorgungssystemen von heute für eine einzelne Berufsgruppe unmöglich ist, ein Kontinuum an personenbezogener Versorgung und Kontinuität in der
Versorgung zu erreichen" (International Council of Nurses, 2016, S. 25)

In diesem Kontext ist auf den zunehmenden Anspruch der Interprofessionalität im
Gesundheitswesen hinzuweisen. Eine Beschreibung von „Interprofessioneller Teamkompetenz" liefert hierzu Virani (Virani, 2012):

„Interprofessional team models are teams comprising various healthcare disciplines working together towards common goals to meet the needs of a patient population. Team members divide the work based on the team members' education and experience; they share
information to support one another's work and coordinate processes and interventions to
provide a number of different services and programs to their target population. Generally,
there is an explicit or underlying value for non-hierarchical decision-making" (Virani,
2012).

In den USA wurde vom U.S. Department of Health and Human Services das Team-
STEPPS 2.0®-Programm zur besseren Zusammenarbeit im Gesundheitswesen entwickelt
(AHRQ, 2015). Das Konzept, welches Fachinformationen, Onlinetrainingsmodule, Lern-
videos etc. für das interprofessionelle Behandlungsteam beinhaltet, ist online verfügbar
und auch als „Pocketguide" als App für Mobilgeräte erhältlich. Mittlerweile ist es im
französischsprachigen Teil der Schweiz vereinzelt im Kontext von interprofessionellen
Simulationstrainings im Einsatz (Abbildung 12). Nach derzeitigem Kenntnisstand der
Autorin existiert noch keine deutschsprachige Übersetzung.

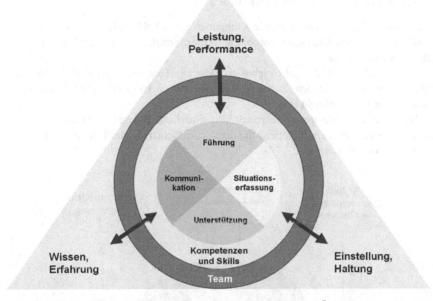

Abbildung 12:   Das Modell TeamSTEPPS, eigene Darstellung und Übersetzung
(Picchiottino, 2016)

Teamkompetenz wird häufig auch als Teamfähigkeit bezeichnet. Zur Umsetzung werden
fünf Elemente genannt, aus welchen sich Teamfähigkeit zusammensetzt (Abbildung 13).

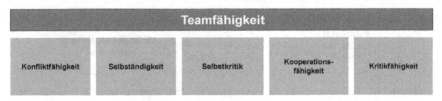

Abbildung 13:   Fünf Elemente der Teamfähigkeit (Sauter & Bischofberger, 2006, S. 255)

Ein „Vorleben im Team in guter Atmosphäre" fördere diese Eigenschaften (Sauter &
Bischofberger, 2006, S. 255).

Eine fokussierte Förderung von Teamkompetenzen ist im (berufs-) schulischen Kontext bisher noch nicht einheitlich etabliert. Dies betont auch die Forschergruppe Euler et
al. (2015):

„Dennoch fehlt es bislang an theoretischen Konzeptionen, empirischen Studien sowie praktischen Handlungsempfehlungen, wie Reflexionsprozesse im Kontext schulischer Gruppen-

arbeiten systematisch durch die Lehrperson angeleitet werden können, um das Lernen von Teamkompetenzen zu adressieren" (Euler u. a., 2015, S. 16).

Teamförderliche und teamhemmende Komponenten sind abhängig von vielschichtigen Umgebungsfaktoren. Dies kann sowohl am Lernort Schule, als auch am Lernort Praxis erkennbar und spürbar sein.

In diesem Kontext ist das theoriebasierte Modell „Teamrose" von Walzik (2003) zu erwähnen, welches erkennen lässt, dass Teamsituationen von zahlreichen internen und externen Faktoren abhängig sind.

Im anwendungsbezogenen Lehrbuch „Psychiatrische Pflege" sind hierzu vier elementare Faktoren aufgezeigt, welche die unterschiedlichen Dynamiken ein einem Team beeinflussen (Abbildung 14).

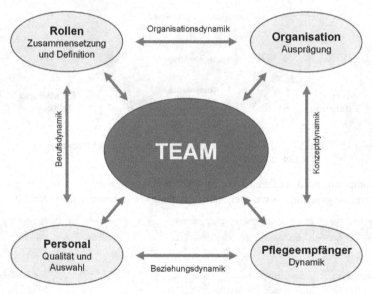

Abbildung 14:   Faktoren, welche die Teamdynamiken beeinflussen (Sauter & Bischofberger, 2006, S. 254)

Im Gesundheitswesen sind allein schon aufgrund der tagtäglichen Konfrontation mit menschlichen Schicksalen sehr emotionale Situationen zu erwarten. Kommt in Folge Zeitmangels noch Stress hinzu, können sehr leicht spannungsgeladene Teamsituationen, sowohl im interprofessionellen, als auch im intraprofessionellen Rahmen entstehen.

Im Kontext der TK-DACH-Studie wird Teamkompetenz von Pflegepersonen in Anlehnung an Euler (2015) als die Fähigkeit beschrieben, sowohl im pflegerischen, als auch im intraprofessionellen Behandlungsteam adäquat kommunizieren und handeln zu können. Auch in nicht planmässig verlaufenden Situationen verfügt diese Pflegeperson über innere Ressourcen, um als Mitglied des Behandlungsteams sowohl auf sozialer, persönlicher und fachlicher Ebene denk- und handlungsfähig zu sein (Euler u. a., 2015, S. 22).

2.3 Theoretische Vorannahmen und Basismodell

Bisher nutzen eher Forschungszweige mit betriebswirtschaftlicher Orientierung die Modellbildung als etablierte Methode. „Modelle dienen der vereinfachenden Abbildung der Realität", also zur übersichtlichen Darstellung komplexer Zusammenhänge (Dirlenbach, 2009, S. 101). In dieser Forschungsarbeit beginnt nach Abschluss der Literaturrecherche eine Modellentwicklung zur Visualisierung der identifizierten teamkompetenzfördernden Faktoren. Für diese Modellentwicklung werden in einem ersten Schritt theoretische Vorannahmen getroffen.

2.3.1 Theoretische Vorannahmen

Nach Abschluss der strukturierten Literaturrecherche können sieben Faktoren identifiziert werden, welche forschungsleitend als förderliche Bedingungen zur Entwicklung von Teamkompetenz angesehen werden. Hierzu können theoretische Vorannahmen formuliert werden. Im weiteren Verlauf der TK-DACH-Studie werden diese sieben Faktoren mit den Begriffen: „Kommunikation", Kooperation", „Theoretisches Wissen zu Teamarbeit", „Selbstbestimmung", „Spass und Emotion", „Beziehungen und Gruppenerlebnisse" und „Reflexion" bezeichnet. Da es sich um eine Studie im Grundlagendesign handelt, wird auf die Formulierung von Hypothesen verzichtet (Klewer, 2016, S. 63).

2.3.1.1 Faktor 1: Kommunikation

„Im Mittelpunkt des pflegerischen Handelns steht die Kommunikationsfähigkeit. Beeinflusst und teilweise auch erschwert wird sie von biologischen, psychischen, soziokulturellen und Umgebungsfaktoren sowohl des „Senders" als auch des „Empfängers" von Nachrichten" (Hausmann, 2009, S. 180).

Grundsätzlich besteht das Forschungsfeld der Kommunikation aus drei Teilbereichen. Zum einen beschäftigt sich die Linguistik mit der Art der Sprache, die Psychologie mit der Entstehung von Kommunikationsmustern und die Soziologie mit der Kommunikation „als sozial konfiguriertes Phänomen von Gruppen und Gesellschaften" (Brandenburg & Bekel, 2008, S. 47).

Obwohl allgemeine Linguistik sicherlich die methodische Basis jedweder menschlichen Kommunikation - auch in Teams - erklärt, sind im Kontext der Entwicklung pflegerischer Teamkompetenzen jedoch vor allem psychologische und soziologische Erkenntnisse interessant. Die „Theorie des symbolischen Interaktionismus" von Mead stellt sowohl Kommunikation als auch soziale Interaktion im Zentrum des Interesses (Betscher-Ott & Hobmair, 2009, S. 68). Dem Kommunikationsprozess als „Universe of discourse" entspringt die menschliche Sprache, das Denken, die Rationalität und seine Intelligenz. Mead bezeichnet auf Basis seiner Analysen die zwischenmenschliche Anwendung nonverbaler und verbaler Kommunikation als „soziale Interaktion" (Betscher-Ott & Hobmair, 2009, S. 158). Zwei Methoden können hierbei unterschieden werden. Unter der nicht-symbolischen Interaktion versteht Mead reflexartige Bewegungen, welche primär nicht willentlich gesteuert sind. Im Gegenzug hierzu findet im Rahmen symbolischer Aktion „ein wechselseitiger Interpretationsprozess von Erwartungen, Äusserungen und Handlungen" (Schäfers, 2003, S. 156) statt. Mead formuliert die menschliche Fähigkeit, sich in die Situation seines Gegenübers hinein versetzen zu können und seine eigene Kommunikation darauf auszurichten bzw. anzupassen. Diese Fähigkeit wird als „Perspektivenübernahme" bezeichnet und nach Mead im Laufe des Sozialisationsprozesses und der Identitätsbildung ausgebildet (Betscher-Ott & Hobmair, 2009, S. 158, 160).

Eine solche Perspektivenübernahme ist nach Meinung der Autorin im Kontext von Pflegehandlungen insbesondere dahingehend anspruchsvoll, als dass es sich in einer Mehrheit der Fälle um emotionsbehaftete Ausnahmesituationen handelt, in welchen Menschen nicht regelgeleitet und teilweise nicht adäquat kommunizieren.

Basierend auf Forschungsergebnissen der Sprachwissenschaft und der Psychologie wurde in den 80er Jahren des letzten Jahrhunderts das „Vier-Seiten-Modell" einer Nachricht bekannt (Schulz von Thun, 2001, S. 26). Das Modell zeigt eindrücklich die Komplexität und die Störanfälligkeit menschlicher Kommunikation (Marmet, 1996, S. 22).

Schäffner und Bahrenburg betonen wiederum die Kommunikation als Schwerpunktelement der Teamarbeit. Die Autoren stellen fest, dass eine Einigung darüber herrsche, dass kommunikative Fähigkeiten als zentrale Grundvoraussetzung für gelingende Teamprozesse anzusehen sind. Im sprachlichen Austausch würden nicht nur Sachverhalte weitergeleitet, sondern parallel hierzu auch verschiedene Dimensionen menschlicher Bedürfnisse befriedigt (Schäffner & Bahrenburg, 2010, S. 21). Hauke, Mayer, Holzer, Offermanns fordern in ihrem Beitrag „Aspekte bildungspolitischer Herausforderungen ausgewählter Gesundheitsberufe in Österreich" die Förderung folgender Schlüsselkompetenzen: „Kommunikationsfähigkeit: Fähigkeit, mit anderen (Gesundheitsberufen, Patienten, weiteren Gesundheitsakteuren) erfolgreich zu kommunizieren" (Heyse u. a., 2015, S. 49)

Ein pflegedidaktisches Konzept der pflegerischen Kommunikation entwickelt Darmann in ihrer Dissertation. Sie leitet die Grundvoraussetzungen für eine gelingende Kommunikation von Siegmund Freuds Grundannahmen der Psychoanalyse ab (Darmann, 2000, S. 200, zit. Freud, 1972g, GSW.). Der menschliche „psychische Apparat" besteht laut Freud aus drei voneinander abhängigen Instanzen, dem „Es", dem „Ich" und dem „Über-ich" (Darmann, 2000, S. 202, zit. Tillmann, 1993, S. 58). Der Kommunikationspsychologe Schulz von Thun spricht von seiner persönlichen Faszination „der Entdeckung der Tragweite, dass ein und dieselbe Nachricht stets viele Botschaften gleichzeitig enthält" (Schulz von Thun, 2001, S. 26). Basierend auf den Erkenntnissen ihrer qualitativen Analyse empfahl Darmann-Finck die Entwicklung erfahrensbezogener Curricula. Angelehnt an Freuds Thesen und Schellers „strukturbildende Momente" (Darmann, 2000, S. 242, zit. Scheller 1981, S. 226) müssen sich die Lernenden zunächst in einer „Selbstklärungsphase" ihrer „verbundenen Gefühle und vorbewussten Vorstellungen" bewusstwerden. In einem phasenhaften angelegten Lehrplan könnten die Lernenden das Lernziel „in den ermittelten Problemsituationen realitätsgerecht zu kommunizieren" erreichen.

„Von der Wortbedeutung her führt Kommunikation zusammen und verbindet Menschen" stellt auch Zimmermann im Rahmen ihrer Annäherung an Entwicklungsfaktoren zur Förderung der Sozialkompetenz in der Krankenpflegeausbildung fest (Zimmermann in Sahmel, 2009, S. 27). In ihrem Fazit betont sie, dass das „Lernen am Modell" zur Entwicklung der eigenen Kommunikationsfähigkeit von elementarer Bedeutung sei (Zimmermann, in Sahmel, 2009, S. 65, vgl. Bandura, 1979, S. 32).

Der strukturierte Aufbau kommunikativer Kompetenz in pflegerischen Berufen ist nach Auffassung der Autorin von elementarer Bedeutung für die zukünftige Zusammenarbeit in Gesundheitsteams. Huber (1988) betont in diesem Kontext das Vorkommen einer „Zwei-Kulturen-Gesellschaft" mit teilweise nicht zu vereinbarenden Grundhaltungen (Huber, 1988).

Auch im Abschlussbericht des KOMET-Projektes zu den sechs Dimensionen praktischen Wissens in Pflegeberufen wird Kommunikativität explizit definiert (Abbildung 15).

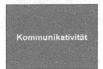

Kommunikativität	Die subjektiven Bedeutungsgehalte der kommunizierten Sachverhalte stimmen in einer Praxisgemeinschaft im hohen Masse überein. Der Grad des fachlichen Verstehens liegt weit über dem der ausserbetrieblichen Kommunikation, die kontextbezogene Sprache und Kommunikation erschliesst sich in ihrer vollen Bedeutung nur den Mitgliedern der Praxisgemeinschaft

Abbildung 15: Praktisches Wissen „Kommunikativität" (Rauner, 2015 in Anlehnung an Rauner 2004, Benner, 1994)

„Um den Herausforderungen in der Praxis gerecht zu werden, gilt es, die professionellen kommunikativen Kompetenzen zielgerichtet aufzubauen und diese immer wieder zu reflektieren und zu verbessern" (Metzenthin et al. in Heyse u. a., 2015, S. 449).

Auf Basis der für diese Forschungsarbeit analysierten Literatur wird die erste theoretische Vorannahme wie folgt formuliert:

Vorannahme 1: Der Grad des Erlebens und Erfahrens verschiedener Kommunikationstechniken und ihrer Wirkung fördert die Entwicklung von Teamkompetenz der Lernenden positiv.

2.3.1.2 Faktor 2: Kooperation und Zusammenarbeit

„Das gemeinsame Lernen, zum Beispiel in Lerntandems oder über Learning Communities, unterstützt die Verbindlichkeit, fördert die kritische Reflexion und baut Beziehungen auf" (Erpenbeck & Sauter, 2016, S. 113).

Eine zentrale These Klafkis zur Entwicklung der Allgemeinbildung lässt sich auch auf die Fragestellung der TK-DACH-Studie übertragen: "Bildung (...) als Mitbestimmungsfähigkeit, insofern jeder Anspruch, Möglichkeit und Verantwortung für die Gestaltung

unserer gemeinsamen kulturellen, gesellschaftlichen und politischen Verhältnisse hat"
(Oelke & Meyer, 2014, S. 334).

Euler stellt fest, dass Teamkompetenzen immer nur für einen spezifischen Typ von
Teamsituationen entwickelt werden. Er empfiehlt hierzu das kooperative "Lernen in
Gruppen mit Aufgaben einer bestimmten Komplexität" (Euler u. a., 2015, S. 23). Hierbei
ist auch die Methode der Gruppenarbeit im Kontext Schule und Praxis zu unterscheiden
(Euler & Pätzold, 2010, S. 63). In beiden Fällen ist Teamarbeit sinnvoll, dient sie doch
als pädagogische Methode des „Kooperativen Lernes" der Methodenvielfalt und dem
Aufbau sozialer Kompetenzen (Abbildung 16).

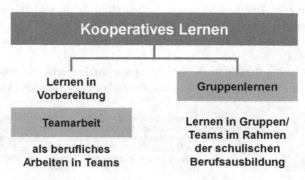

Abbildung 16:   Kooperatives Lernen (Euler & Pätzold, 2010, S. 61)

Die Arbeitswelt profitiert durch Steigerung der Effizienz bei idealer Gruppenzusammen-
setzung und passender Aufgabenstellung. Auf Basis der Ergebnisse neuropsychologi-
scher Forschung stellt auch Gasser die Wichtigkeit des „Sozialen Lernens" in den Vordergrund. Gasser beruft sich auf Kappeler (2006) mit der Aussage, dass Menschen neben
reinem Egoismus traditionell zu „Arbeitsteilung und Kooperation auch in grösseren
Gruppen von genetisch nicht verwandten Individuen" bereit sind (Gasser, 2008, S. 100).

„Soziale Fähigkeiten sind gleichsam Voraussetzung und Ziel kooperativen Lernens.
(…) gleichzeitig dient kooperatives Lernen (…) dem Aufbau sozialer Kompetenzen "
(Wild & Möller, 2015, S. 85). Auch Klafki stellte die Fähigkeit Lernender zur Selbstbestimmung und zur Mitbestimmung sowie deren Solidaritätsfähigkeit ins Zentrum der Pädagogik (Darmann, 2000, S. 31).

Kooperationsformen sind sogar in der Lage, bei Menschen ein Wohlgefühl zu erzeugen. So kann man mit der modernen Bildgebung nachweisen, dass es zu Dopamin-Aus-
schüttungen bzw. zur Aktivierung des Nucleus accumbus des ventralen Striatums kommt,
wenn Menschen kooperieren. Diese Neurotransmitterfreisetzung erfolgt quasi als „Beloh-
nung" und wird vom Lernenden als angenehm empfunden (Gasser, 2008, S. 101).

Auf Basis der Ergebnisse ihrer Literaturrecherche empfehlen Pollard et al. (2014),
Teamführungsprozesse in Simulationsumgebungen zu trainieren. Mit dem Einsatz von
Feedback und Debriefing-Methoden könnten die Auszubildenden kooperative Kompe-

tenzen ("team communication skills") sowie ein Gefühl für Situationen ("situational a-wareness") entwickeln (Pollard & Wild, 2014).

Auswahl und Grösse der Gruppe können positiven oder negativen Einfluss auf Lern-erfolg haben (Löwenstein, 2016, S. 269). Löwenstein betont in diesem Kontext: "Die Kommunikation und der soziale Austausch werden als relevante Grössen für selbstge-steuertes Lernen genannt" (Löwenstein, 2016, S. 268).

Hausmann (2009) betont, dass Kooperation zweierlei Bedeutungen hat. Zum einen muss die Auszubildende lernen, die Sichtweise des anderen verstehen zu können und auch zu wollen. Zum anderen ist es aber auch notwendig, die eigene Sichtweise darstel-len und vertreten zu können (Hausmann, 2009, S. 226). In der Gruppensituation ist das "Lernen am Modell" möglich, welches durch das Vorleben und Nachahmen von Ge-sprächsführungstechniken in Teamsituationen möglich ist (Hausmann, 2009, S. 52).

Das Forscherteam Macabasag et al. (2016) betont auf Basis der Ergebnisse ihrer Un-tersuchung die Notwendigkeit kreativer und innovativer Lehr- und Trainingsmethoden, um theoretische und praktische Konzepte der Teamarbeit üben und lernen zu können (Macabasag u. a., 2016).

Burow (2011) beschreibt im Hinblick auf die „Kollektive Kreativität schon bei Schil-ler und Goethe" hierzu: „Kreative Kollaboration lässt sich eben nicht auf messbare und eindeutig beschreibbare Einzelleistungen reduzieren und Fächern zuordnen, sondern sie entsteht unvorhergesehener in der Interaktion passender Synergiepartner" (Burow, 2011, S. 52). So gilt es als Lehrperson, mit überlegtem Einsatz von gruppenorientierten Unter-richtsmethoden möglichst viel Raum für Synergien und Interaktionen zu geben.

„Konsensfindung und Teamarbeit brauchen ein hohes Mass an Kooperationsbereitschaft und Kommunikation. Es existieren eine Reihe empirischer Belege dafür, dass regelmässige Gruppendiskussionen Kooperation erleichtern, das Lösen sozialer Dilemma-Situationen verbessern und die Gruppenidentität stärken" (Kriz & Nöbauer, 2008, S. 21 vgl. Kriz & Nöbauer, 2006, S.63).

Für eine gute Kooperation in der Gruppe ist es notwendig, dass die Aufgabenverteilung unter den Teammitglieder klar ist. Bei der Verteilung der Aufgaben sollten die individu-ellen Kompetenzen der einzelnen Individuen berücksichtigt werden. Sehr wichtig ist auch die Kommunikationskultur des Teams (Stürmer & Siem, 2013, S. 39).

Auf Basis der für diese Forschungsarbeit analysierten Literatur wird die zweite the-oretische Vorannahme wie folgt formuliert:

Vorannahme 2:   Kooperatives Lernen in der Klasse, bzw. im Pflegeteam mit anstei-gendem Schwierigkeitsgrad im Kontext pflegerischer Ausbildungssi-tuationen beeinflusst die Entwicklung von Teamkompetenz positiv.

2.3.1.3   Faktor 3: Theoretisches Wissen über Teamarbeit

„Psychologie ist eine wesentliche Grundlage der Gesundheits- und Krankenpflege" (Hausmann, 2009, S. 15).

Theoretisches Wissen über Teamarbeit wird häufig in psychologische Unterrichtssequenzen eingebettet. Hausmann beschreibt 2009 den Beitrag der Psychologie für die Pflege anhand der Begriffe „Verständnis", „Gespräch" „Team", „Interdisziplinäre Zusammenarbeit" und „Psychohygiene". Im Team könne das theoretische Wissen aus dem Fach Psychologie zu optimalen Zusammenarbeit und konstruktiven Lösungen im Konfliktfall führen (Hausmann, 2009, S. 17).

In einem traditionellen Standardwerk der Pflegeausbildung, im Lehrbuch „Pflege Heute" (6. Aufl. 2014) umfasst das Kapitel „Personenbezogene Interaktion" 30 Seiten. Nach Auffassung der Autoren sei es idealerweise die Pflegeperson, welche im gesamten Behandlungsprozess einrichtungsübergreifend die zentrale Schnittstellenkoordination übernehme. Hierbei wird betont, wie wichtig es für Pflegepersonen ist, „sozial-psychologische Erkenntnisse zur Gruppe" zu entwickeln (Lauster, 2014, S. 177).

Brohm stellt 2009 fest, das konkrete Kompetenzentwicklung „von aussen" nicht möglich ist. Sie beschreibt, dass interne Veränderungsprozesse der Lernenden nicht durch pädagogische Interventionen möglich sind. Sie leitet jedoch die „indirekte" Möglichkeit der Lehrerin ab, über die Vermittlung von Wissen den Kompetenzerwerb der Schülerinnen anzustossen (Brohm, 2009, S. 60).

Auf Basis ihrer Studienergebnisse empfehlen Euler et al. (2015), die Vermittlung theoretischen Wissens über Teamprozesse in ein didaktisches Modell zur Entwicklung von Teamkompetenz einzubauen. „Da es sich bei der Teamkompetenz zudem um ein multidimensionales Konstrukt handelt, sind jeweils unterschiedliche Instrumente zu entwickeln, die den verschiedenen Kompetenzdimensionen (Wissen, Einstellungen, Fertigkeiten) gerecht werden", formulieren die Autoren (Euler u. a., 2015, S. 24). Euler et al. (2015) beschreiben exemplarisch die Situation einer schulischen Gruppenarbeit. Ihrer Meinung nach sollte zunächst eine theoretische Wissensvermittlung bezüglich der Erfolgsfaktoren von Gruppenarbeiten erfolgen. Nach Durchführung der Gruppenarbeit sollte die Klasse die Gelegenheit bekommen, die wichtigen Erfolgskomponenten von Gruppenarbeiten erneut zu reflektieren und zu vertiefen (Euler u. a., 2015, S. 15).

Im Forschungsfeld der Organisationspsychologie befasst man sich traditionell mit Teamentwicklungsfaktoren. Kauffeld (2001) benennt vier massgebliche Faktoren zur Teamentwicklung nach Beckhard (1972). Hierbei werden Ziele (Goals), Rollen (Roles), Aufgaben (Procedures) und Interpersonale Beziehungen (Interpersonal relations) in den Mittelpunkt gestellt, die zueinander in Beziehung stehen (Abbildung 17).

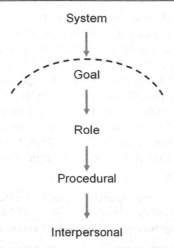

Abbildung 17: Das SGRPI-Modell der Teamarbeit (Kauffeld, 2001, S. 128 vgl. Rubin & Beckhard, 1984, S. 209)

Es lässt sich feststellen, dass Lernende in Pflegeberufen im Rahmen des Unterrichts Modelle der effektiven Teamarbeit verinnerlichen sollten, um im Praxisalltag erfolgreich agieren zu können.

Auf Basis der für diese Forschungsarbeit analysierten Literatur wird die dritte theoretische Vorannahme wie folgt formuliert:

Vorannahme 3: Der Grad der Vermittlungsqualität des theoretischen Wissens zu Teamarbeit beeinflusst die Entwicklung von Teamkompetenz positiv.

2.3.1.4 Faktor 4: Selbstbestimmung

„Der Mensch muss einen Sinn in einem Ereignis sehen, um für sein Leben die richtigen Entscheidungen treffen zu können. Dazu muss er sich selbst kennen und sich von alten Verhaltensmustern lösen, die ihn hindern, zu wachsen und zu reifen" (Johns, 2004, S. 45, zit. nach Young, 1975 „Theorie des evolutionären Bewusstseins").

Erpenbeck und Sauter betonen ebenso, dass die individuelle Einschätzung des Lernenden, ob und in welcher Form ein Lerninhalt von Interesse für ihn ist, eine entscheidende Wirkung auf den Lernerfolg hat. Aus diesem Grund ist es die Hauptaufgabe der Lehrperson, das Lernumfeld so zu gestalten, dass es die Selbstwahrnehmung der Schülerinnen und Schüler stimuliert (Erpenbeck & Sauter, 2016, S. 168). Auch Bandura (1997) betont die Wichtigkeit von Selbstwirksamkeit (engl. „Self-efficacy") beim „Lernen am Modell" (Brandenburg & Bekel, 2008, S. 151).

Arnold sieht als eine Hauptaufgabe der Pädagogik die „moralische Kommunikation", so dass Heranwachsende eine eigene Selbstachtung entwickeln können. Hierzu formuliert er die drei Bedingungen „die Erfahrung, dass man achtungsvoll behandelt

wird, die Erfahrung der Selbstwirksamkeit, sowie die Förderung des Selbstkonzeptes"
(Arnold, 2012, S. 29, nach Tausch u. Tausch, 1991, S. 51 ff.). Oelke und Meyer betonen
hierzu: „Die Schülerinnen müssen lernen, sich ihres Verstandes ohne Anleitung anderer
zu bedienen" (Oelke & Meyer, 2014, S. 211).

Wild und Möller (2015) stellen im Lehrbuch „Pädagogische Psychologie" unter anderem das „Drei-Schichten-Modell" von Boekarts (1999) zur Definition von Selbstregu-
lierung vor. Anhand des dreistufigen Modells wird klar, dass es notwendig ist, die Lernenden bei der Regulation der Prozessmodi, der Regulation der Lernprozesse und der Regulation des Selbst zu unterstützen (Wild & Möller, 2015, S. 51). Dieser Ansatz kann im
Kontext der pflegerischen Berufsausbildung als Strategie des selbstorganisierten Lernens
angewendet werden (Tabelle 7).

Tabelle 7:   Strategie des selbstorganisierten Lernens, eigene Darstellung (angelehnt an
               Wild & Möller, 2015, S. 51 zit. n. Boekaerts, 1999)

Drei Schichten des selbstregulierten Lernens	Strategie der Lernenden
Regulation der Prozessmodi	Fragen über geeignete Herangehensweise, z.B.: „Welche erlernte Kommunikationsmethode wähle ich zur Lösung des Konfliktes in der Klasse aus?"
Regulation der Lernprozesse	Selbstbeobachtung der gewählten Vorgehens- weise, z.B.: „Habe ich die gewählte Kommunika- tionsmethode angewandt?"
Regulation des Selbst	Die Lernende wählt Ziele und kennt ihre Ressour- cen, z.B.:„Konnte ich mich motivieren, so zu han- deln?" „Habe ich meine gesteckten Ziele er- reicht?"

Landmann et al. (2015) nennen in ihrem Aufsatz „Selbstregulation und selbstregulatives
Lernen" den Begriff des „selbstregulierten Lernens" (self-regulated learning") welcher
häufig im ähnlichen Kontext verwendet wird wie die Begriffe „selbstgesteuertes Lernen"
„self-directed learning" oder „selbstbestimmtes Lernen" („self-determined learning").
Aufbauend auf eine Vielzahl von Definitionen (Friedrich & Mandl, 1997; Schiefele &
Pekrun, 1996; Zimmermann, 2000) unterscheiden die Autorinnen hierbei drei Komponenten (Tabelle 8).

Tabelle 8:   Komponenten des „selbstregulierten" Lernens mit Beispielen, eigene
               Darstellung (angelehnt an Landmann et al., 2015, zit. aus Wild & Möller,
               2015, S. 46)

Komponente	Notwendige Intervention
Kognitive Komponente	z.B. Anwenden von Lernstrategien
Motivationale Komponente	z.B. Überzeugung der Selbstwirksamkeit
Metakognitive Komponente	z.B. Selbstreflexion und Anpassung des Lernverhaltens

Landmann et al. (2015) beschreiben folgende Faktoren zur Förderung der Selbstbestimmung bei Lernenden:

- Die Aufgabenstellung ist an den Interessen der Auszubildenden orientiert
- Die Lernenden erhalten Wahlmöglichkeiten bei der Bearbeitung der Aufgabe
- Die Auszubildenden sollen spüren, dass die Aufgabe für sie „machbar" ist

Unterstützt und gefördert soll dies vor allem durch „das informative und motivationsfördernde Feedback" der Lehrperson werden (Landmann et al., 2015, angelehnt an Otto, 2007 a, b in Wild & Möller, 2015, S. 59). Die Autoren betonen die zentrale Rolle des „selbstregulierten Lernens". In ihrem Fazit weisen Landmann et al. (2015) darauf hin, dass es eine anspruchsvolle Aufgabe ist und bleibt, wissenschaftliche Forschungsergebnisse effektiv in die Praxis, in diesem Fall in die Lernfelder „Schule" und „Praxis" der pflegerischen Berufsausbildung zu übertragen (Wild & Möller, 2015, S. 63). Sahmel (2015) gibt im Lehrbuch „Kritische Pflegepädagogik" allerdings zu bedenken, dass es vorrangig gilt „den Menschen zu stärken". Es sollte im Prozess der zunehmenden Kompetenzorientierung nicht „zu einer Überforderung der Auszubildenden (...) kommen" (Sahmel, 2015, S. 358).

Auch die Arbeits- und Organisationspsychologin Kauffeld erkennt die Notwendigkeit der Selbstbestimmung Lernender. Sie betont: „Die Auszubildenden sollten dazu angeleitet werden, in regelmässigen Abständen ihre eigenen Stärken und Schwächen zu hinterfragen" (Kauffeld, Reinecke & Hennecke Kauffeld, 2014, S. 391).

Es ist für den Lernprozess elementar, dass die organisatorischen Rahmenbedingungen und Handlungsspielräume der Lehrenden und Lernenden transparent und nachvollziehbar zu erkennen sind. Zu diesen Erkenntnissen kommt auch Löwenstein auf Basis der Ergebnisse ihrer empirischen Untersuchung pflegerischer Auszubildender (Löwenstein, 2016, S. 276).

Allen Aussagen ist gemeinsam, dass es elementar wichtig ist, die Selbstbestimmung des Lernenden in den Mittelpunkt der Pädagogik zu rücken. Im Kontext der Förderung von Teamkompetenzen ist dies noch offensichtlicher notwendig, da diese Massnahmen im Idealfall Optimierungen in der Haltung bzw. im Verhalten gegenüber Mitmenschen bewirken könnten. Eine solcher Lernerfolg ist nach Meinung der Autorin tiefgreifender und anspruchsvoller als dies im Kontext des Fachunterrichtes der Fall ist.

In diesem Kontext erscheint es auch notwendig, mit pflegerischen Auszubildenden Fähigkeiten der „Selbstbehauptung" zu trainieren. Schulz von Thun beschreibt dies mit dem Erkennen, das Wort „Ich" bewusst auszusprechen. Statt im Klinikalltag mit „verschüchterter Selbstverleugnung" oder „Rücksicht und Bescheidenheit" still zu „leiden", ist es wichtig: „Ich möchte (nicht)", „Ich will (nicht)" oder „Ich verlange" aussprechen zu können (Schulz von Thun, 2001a, S. 108, 109).

Auch Arnold und Gonon stellen fest: „Für ein Führen zur Selbstführung sind die beiden Leitgesichtspunkte der Ermöglichungsorientierung und der Potentialorientierung charakteristisch" (Arnold & Gonon, 2006, S. 230).

Auf Basis der für diese Forschungsarbeit analysierten Literatur wird die vierte theoretische Vorannahme wie folgt formuliert:

Vorannahme 4: Die pädagogische Interaktion der Forderung und Förderung eines selbstorganisierten und zielgerichteten Handelns beeinflusst die Entwicklung von Teamkompetenz positiv.

2.3.1.5   Faktor 5: Spass und Emotion

„The lecture needs to enjoy the interaction between the subjects, and she is also expected to take pleasure in what she does - teaching to care - and identifying with humane care" (Pereira, Ribeiro, Depes, & Santos, 2013, S. 7).

Lern- und Ausbildungssituationen werden im Laufe einer langen Schulkarriere häufig als langweilig erlebt. Dieses allgemeine Erfahrungswissen deckt sich auch mit vielen Erinnerungen der Autorin dieser Forschungsarbeit sowohl während der Schulzeit, als auch in diversen Ausbildungs- und Studiensettings. Arnold betont hierzu die herausfordernde Aufgabe der Pädagogik für "die Gestaltung unterstützender Kontexte" als "wohl wichtigste Aufgabe von Erziehung". Er vermisst auch in aktuellen Umsetzungsbeispielen der Pädagogik radikale Richtungswechsel. Um Lerneinheiten zu verändern, müsse die systemisch-konstruktivistisch orientierte Lehrperson sich kritisch mit der eigenen Bildungsbiografie auseinander setzen und versuchen, die "in dem jeweiligen Subjekt schlummernden Möglichkeiten des Menschseins" zu aktivieren. Mit der Benennung einer bewussten "doppelten Wirkunsicherheit von Erziehung" sieht Arnold eine grosse Chance für die Bildung (Arnold, 2012, 20).

Um kompetenzorientiertes Lernen zu ermöglichen, muss bei der Schülerin eine "Verinnerlichung" des Inhaltes stattfinden können. Arnold spricht hierbei von einer "Didaktik des Emotionslernens", welche phasenhaft verläuft. Der Lernprozess im Sinne dieser konstruktivistischen Lerntheorie ist selbstgesteuert und grundsätzlich ergebnisoffen (Arnold, 52). Die Kunst der Pädagogik besteht nach Meinung der Autorin darin, die Lernenden in ihrer jeweiligen Lebens- und Bedürfniswelt zu erreichen, bzw. sie "zu berühren". "Emotionales Lernen ist implizites Lernen par exellence" (Arnold, 2012, S.95).

Zum Unterstreichen der Wichtigkeit von Gefühlen als Grundlage sozialen Verhaltens zitiert Gasser (2008) Förstl (2007): „Ohne Interesse am anderen, ohne Gefühl für dessen Bedürfnisse und ohne differenziertes Verständnis seiner Perspektiven entwickelt sich weder Mitgefühl noch Rücksicht oder Respekt" (Gasser, 2008, S. 102, vgl. Förstl, 2007, S. 4). Diese Aussage Förstls bezieht sich auf die „Theory of Mind - TOM", welche sich mit der Forschung zur Aktivität der Spiegelneuronen im Kontext emotionaler Lernprozesse beschäftigt (Gasser, 2008, S. 102). Zur Förderung „sozialer Intelligenz" sollten Pädagogen bewährte Methoden weiterhin anwenden und weiterkonstruieren (Gasser, 2008, S. 107).

Insbesondere im Kontext pflegerischer Berufsausbildungen ist die Auseinandersetzung mit Gefühlen und Emotionen von elementarer Bedeutung, finden auch Oelke und

Meyer (2013). Sie weisen auf die Notwendigkeit einer „schulischen Emotionskultur" hin, da Pflege in zweierlei Hinsicht Gefühlsarbeit leistet: Zum einen aufgrund der „körpernahen Berufsrolle", und zum anderen aufgrund der hierdurch ausgelösten ständigen Auseinandersetzung mit der eigenen Gefühlswelt (Oelke & Meyer, 2014, S. 355).

In Löwensteins Dissertation (2016) wird unter anderen der Faktor „Soziale Interaktion" erfasst (S. 192). Der Item „Spass am Arbeiten in der Gruppe" wird von den befragten Auszubildenden bewertet. Bei den Ergebnissen zeigt sich, dass die Freude an den Gruppenarbeiten teilweise deutlich abnahm. Löwenstein folgert, wie wichtig die Beziehungsebene zwischen Lehrpersonen und Lernenden sowie die Schulkultur ist (Löwenstein, 2016, S. 95).

Gefühle und Emotionen seien in der Pflege „ideologisch hoch angesiedelt" (Bischoff-Wanner, 2002, S. 79). Diesen besonderen Faktor im Rahmen der Pflegeausbildung gilt es nach Meinung der Forscherin zu nutzen, da er sich von vielen anderen Berufsausbildungen (beispielsweise in der Industrie) stark abhebt.

Eine zentrale Rolle gibt Burow (2011) der „Ich-nahen", also der persönlichen Bedeutung von Lerninhalten. Unser „Anschauungswissen" wird bestimmt durch „Aisthesis", im Sinne einer Conclusio von Wahrnehmung, Gefühl und Erkenntnis (Burow, 2011, S. 117).

Gasser (2008) empfiehlt in „Neuropsychologische Grundlage des Lehrens und Lernens" im Rahmen des schulischen Lernens eine „angstentlastende, gewaltfreie und menschenfreundliche Atmosphäre" (Gasser, 2008, S. 108 zit. Petillon, 2002).

Dütthorn (2015) betont in ihrer Dissertation auf Basis ihres Modells „Pflegerische Beziehung gestalten": „Es wird insgesamt deutlich, dass pflegespezifisches Lernen immer auf das Lernsubjekt individuell bezogen ist und emotionsbetonte Erfahrungen tangiert " (Dütthorn, 2014, S. 265). „Emotionales Lernen" sei eine „essentielle pflegedidaktische Bezugsdimension" (Dütthorn, 2014, S. 462).

Burrow (2011) verweist in seiner Veröffentlichung „Positive Pädagogik - Sieben Wege zu Lernfreude und Schulglück" an mehreren Stellen auf die Reformpädagogik. Gerade in den aktuellen Zeiten des radikalen Umbruchs von Bildungs- und Erziehungsstrukturen sei eine Neuausrichtung auf eine Potentialorientierung im Sinne einer „Pädagogik des Glücks" eine attraktive Zukunftsvision (Burow, 2011, S. 75).

Auch existieren bereits Untersuchungen bezüglich des positiven Einflusses auf den Lernerfolg bei der Förderung von „Flow-Erlebnissen" bei Lernenden (Wild & Möller, 2015, S. 166); (Burow, 2011, S. 64).

Auf Basis der für diese Forschungsarbeit analysierten Literatur wird die fünfte theoretische Vorannahme wie folgt formuliert:

Vorannahme 5: Positive emotionale Beziehungen mit freudvollen, gemeinsamen Gruppenerlebnissen fördern die Entwicklung von Teamkompetenzen positiv.

2.3.1.6   Faktor 6: Beziehungen und Gruppenerlebnisse

„Die Beziehung zwischen Lehrern und Schülern ist eine wesentliche Basis für den Aufbau eines Vertrauensverhältnisses aller am Lernprozess Beteiligten" (Löwenstein, 2016, S. 194).

Schulz von Thun formuliert in Anlehnung an den bedeutenden amerikanischen Psychotherapeuten und Wissenschaftler Jay Haley drei Arten von Beziehungen von Personen. Er nennt Beziehungen dann „symmetrisch", wenn sich beide Partner „das gleiche Verhalten" zeigen können. Sind bei den Gesprächspartnern unterschiedliche Verhaltensweisen zu finden, es besteht jedoch die Möglichkeit eines auf „aufeinander Eingehens", so sind diese Beziehungen „komplementär", sie ergänzen sich also. Die dritte und komplexeste Art der Beziehung zwischen Personen bezeichnet Schulz von Thun als „metakomplementäre Beziehung" (Schulz von Thun, 2001, S. 181ff., vgl. Haley, 1978). In metakomplementären Beziehungen kommt es zu asymmetrischen Verhaltensweisen, in denen beispielsweise eine Partnerin die Oberhand über die Andere hat, diese lenkt, unterdrückt oder etwas aktiv einfordert. Dese Theorien wurden ursprünglich im Bereich der Paar- und Familientherapie genutzt. Das Gesundheitswesen ist nach Meinung der Autorin jedoch ebenfalls prädestiniert für die Bildung von metakomplementären Beziehungen. Im professionellen Arbeitsteams mit teilweise sehr unterschiedlichen beruflichen und privaten Sozialisationen sind die einzelnen Teilnehmerinnen aufgefordert, miteinander in Beziehung zu treten. Mit Pflegeempfängerinnen und deren Angehörigen ist das Beziehungsfeld ebenfalls stark differierend.

„Gruppen sind differenziertere soziale Gebilde. Sobald Menschen für eine gewisse Zeit miteinander kommunizieren, beginnen sie, ihre Beziehungen zu strukturieren. Aus dem Nebeneinander wird ein gegliedertes Zueinander: Es entsteht eine Struktur" (Marmet, 1996, S. 24). Ungünstige Teamfaktoren mit unangenehmer Arbeitsatmosphäre führen zu Belastungssituationen. Dies kann sich demotivierend auf die Auszubildenden auswirken und Büssing und Glaser beschreiben in diesem Zusammenhang den Begriff „Partizipation". Sie zitieren Wilpert, der Partizipation als „die Gesamtheit der Formen und Intensitäten, mit denen Individuen, Gruppen, Kollektive durch selbstbestimmte Wahl möglicher Handlungen ihre Interessen sichern" (Büssing & Glaser, 2002, S. 82 zit. Wilpert, 1989, S.324). Ist es Pflegepersonen, also auch im weiteren Sinne Pflegeauszubildenden jedoch möglich, in gegebenen organisationalen Strukturen zu partizipieren, ist dies förderlich für den Kompetenzerwerb (Büssing & Glaser, 2002, S. 82).

„Den anderen sehen und beachten, gemeinsame Aufmerksamkeit teilen, gemeinsames Handeln einüben, emotionale Resonanz zeigen und sich um verstehende Empathie (Einfühlung) bemühen" (Gasser, 2008, S. 108 zit. Bauer, 2006, S.214). Green und Green (2009) beschäftigen sich intensiv mit den Effekten „kooperativen Lernens". Sie betonen, dass gemeinsames Lernen dazu führe, vertrauensvolle Beziehungen aufzubauen (Oelke & Meyer, 2014, S. 362) Ein wichtiger Aspekt hierbei sei der vorteilhafte Einfluss von kooperativen Lernformen in Hinsicht auf eine „Förderung der Schüler-Lehrer-Interaktion und der Vertrauensbasis (Oelke & Meyer, 2014, S. 364)

Auf Basis der Ergebnisse ihrer Forschungsarbeit zum Thema „Lernportfolios" betont die Pflegepädagogin Löwenstein die Beziehung zwischen Lehrpersonen und Auszubildenden als „zentrale Stärke" (Löwenstein, 2016, S. 276). Diese Beziehung habe im Lehr-Lern-Prozess eine übergeordnete Rolle (Abbildung 18).

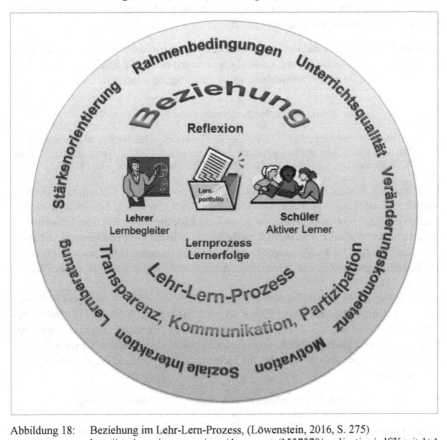

Abbildung 18:   Beziehung im Lehr-Lern-Prozess, (Löwenstein, 2016, S. 275)
                 http://static.springer.com/sgw/documents/1537370/application/pdf/Kapitel+4
                 _Seite275_Abb.83.pdf

Diese Einschätzung deckt sich mit den Erkenntnissen weiterer aktueller pflegewissenschaftlicher Forschung. Auch Lauber (2017) formuliert auf Basis der Untersuchungsresultate ihrer Dissertation „Von Könnern lernen": „Eine positive Lehr-/ Lern- bzw. Arbeitsbeziehung erscheint damit gleichsam als grundlegende Voraussetzung für den didaktischen Dialog" (Lauber, 2017, S. 180, 181). In Bezug auf die Mitarbeiterzufriedenheit, welche nach Meinung der Autorin bereits am ersten Tag der pflegerischen Berufsausbildung im Fokus stehen sollte, ergänzen Brigschis Aussagen (2012) die Wichtigkeit von Teambeziehungen. Die Ergebnisse ihrer Forschungsarbeit „Das Teamklima in der gerontologischen Langzeitpflege" im Jahre 2012 zeigen, dass es notwendig und sinnvoll ist, sen Zusammenhalt im Arbeitsteam zu fördern, um die Abwanderung von Personal zu verhindern (Britschgi, 2012, S. 41)

Auf Basis der für diese Forschungsarbeit analysierten Literatur wird die sechste theoretische Vorannahme wie folgt formuliert:

Vorannahme 6: Der Grad der Integration des Lernenden in die Klassengemeinschaft, die Beziehung zu den Lehrpersonen und in das Pflegeteam beeinflussen die Entwicklung von Teamkompetenz positiv.

2.3.1.7   Faktor 7: Angeleitete Reflexionsprozesse

„Reflexion ist eine Art Fenster. Die Pflegepraktikerin schaut hindurch, und beobachtet sich selbst im Rahmen ihrer erlebten Erfahrungen". Johns nimmt hierbei Bezug auf Fay, welche 1987 Reflexion als „kritischen, sozialen Prozess" beschreibt (Johns, 2004, S. 67).

Euler sieht ein Potential im Rahmen von Reflexionsprozessen zur Optimierung der persönlichen Einstellung von Auszubildenden. Hierdurch könne eine Sensibilisierung bezüglich einer möglichen Differenz zwischen dem Eigeninteresse und dem Interesse anderer Gruppenmitglieder stattfinden. Das Reflektieren in der Gruppe fördere die Chance, dass Lernende die Unterschiedlichkeit von Persönlichkeitstypen in Gruppen als Potential für die Leistungsfähigkeit einer Gruppe akzeptieren und wertschätzen" (Euler & Pätzold, 2010, S. 70).

Auch Olbrich betont: „Eine reflektierende Verarbeitung von Wissen und Erfahrungen dient dem Aufbau der persönlichen Identität" (Olbrich, 2010, S. 111). Johns beschreibt angelehnt an Fays Typologien der Erleuchtung, Ermächtigung und Emanzipation die Notwendigkeit der Förderung von Fähigkeiten, nach „Hinten zu schauen", um „nach Vorne" quasi „emanzipiert" in eine patientenorientierte Handlungsfähigkeit zu gelangen (Tabelle 9).

Tabelle 9:   Typologie der Erleuchtung, Ermächtigung und Emanzipation, eigene Darstellung, adaptiert an (Johns, 2004, S. 68)

Typologie der Erleuchtung, Ermächtigung und Emanzipation (Fay, B., 1987)
„Erleuchtung": Die Pflegeperson erkennt, warum sich die Dinge so entwickelt haben, dass sie eine wünschenswerte Handlungsweise behindern oder verhindern
„Ermächtigung": Die Pflegeperson akzeptiert ihre Absichten, den gefühlten Konflikt und ihre Angst vor negativen Konsequenzen. Sie sind notwendige Voraussetzung dafür, durch Veränderung ihrer eigenen Handlungsweisen und der äusseren Umstände eine wünschenswerte Arbeitswelt zu verwirklichen
„Emanzipation" (Transformation): Die Pflegeperson verwirklicht ihre obersten Interessen, indem sie geeignete Massnahmen ergreift

Scura verweist in ihrer Abhandlung „Reflexion als didaktische Methode zur Ausbildung und als Schlüsselkompetenz professionellen Handelns" auf die „Bedeutung von

Reflexion in der Handlung". Sie empfiehlt Prozesse einer „Reflexion über die Handlung" als „(...) wirkungsvolles didaktisches Mittel". Ein distanziertes Zurückblicken gelänge „frei von Zwängen des Handelns und des Handeln-Müssens". Mit dem notwendigen Abstand zum Geschehen sei es möglich, die Bedingungen und die eigene Reaktion retrospektiv zu analysieren und verstehen zu können (Scura vgl. Schön, Donald, 1983 in Heyse u. a., 2015, S. 345). Die Organisationspsychologin Kauffeld betont, die Durchführung strukturierter „Reflexionsworkshops mit Transfergesprächen" führe bei Mitarbeiterinnen zu einer Steigerung von Teamkompetenz (Kauffeld u. a., 2009, S. 253).

Reflexion kann als Zyklus im Sinne eines kreisförmigen Verlaufs einzelner Reflexionsphasen dargestellt werden (Abbildung 19).

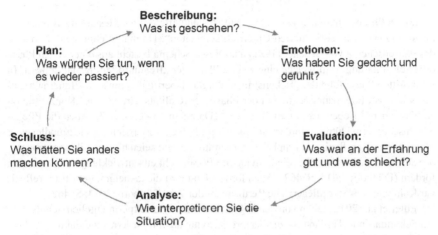

Beschreibung:
Was ist geschehen?

Plan:
Was würden Sie tun, wenn
es wieder passiert?

Emotionen:
Was haben Sie gedacht und
gefühlt?

Schluss:
Was hätten Sie anders
machen können?

Evaluation:
Was war an der Erfahrung
gut und was schlecht?

Analyse:
Wie interpretieren Sie die
Situation?

Abbildung 19:   Reflexionszyklus, eigene Darstellung (nach Gibbs 1988, zit. aus Johns, 2004, S. 84)

Angelehnt an Johns zehn „C's" der Reflexion (2004) kann man die Umsetzung reflexiver Denkweisen in der pflegerischen Berufsausbildung formulieren (Tabelle 10).

Tabelle 10:   Reflexive Denkweisen in der pflegerischen Berufsausbildung, eigene Darstellung (angelehnt an John, 2004, S. 84)

Die „C's" der Reflexion	Reflexiver Denkweisen in der pflegerischen Ausbildung
1. **Commitment**	Die Auszubildende übernimmt Verantwortung für ihr Handeln
2. **Contradiction**	Die Auszubildende deckt Widersprüchlichkeiten auf
3. **Conflict**	Die Auszubildende das Potential des Konfliktes als Energie für Veränderungen
4. **Challange and Support**	Die Auszubildende kann Denk- und Handlungsmuster konstruktiv hinterfragen
5. **Catharsis**	Die Auszubildende kann negative Emotionen aufarbeiten

Die „C's" der Reflexion	Reflexiver Denkweisen in der pflegerischen Ausbildung
6. Creativity	Die Auszubildende ist in der Lage, neue Sichtweisen anzunehmen
7. Connection	Die Auszubildende erkennt, dass ihre Erfahrungen einem Wandel unterworfen sind, sie bindet ihre neuen Einsichten in ihre berufliche Realität ein
8. Caring	Die Auszubildende setzt eine „wünschenswerte Handlungsweise" in ihrem Berufsalltag um
9. Congruence	Die Auszubildende nutzt ihre Reflexionsfähigkeiten spiegelbildlich für eine fürsorgliche Pflegepraxis
10. Constructing	Die Auszubildende erweitert stetig ihren praktischen „Wissensschatz" durch die Verknüpfung von eigenen Erfahrungen und Theorien

Reflexive Phasen sind nach Darmann feste Bestandteile bei der Gestaltung von „situations- und erfahrungsorientierten Unterrichtseinheiten". Darmann lehnt sich hierbei an das Phasenschema von Scheller (1981) an. Dieses Schema besteht aus einer ersten Phase der „Selbstklärung", auf welche eine zweite Phase der „Realitätsklärung" anschliesst. In einer dritten Phase folgt das „Rekonstruieren" und „Übertragbar machen". Innerhalb dieses Schemas findet hauptsächlich in der Phase der Realitätsklärung eine „Konzentration auf das innere Erleben der Auszubildenden" (Darmann, 2000, S. 247). Auch die Pflegewissenschaftlerin Dütthorn fordert auf Basis ihrer Forschungsergebnisse die grundlegende Etablierung von reflexiven Lernphasen. Erkenntnisleitend seien hierbei Bildungsprozesse der Selbsterkenntnis, welche die individuelle Persönlichkeitsentwicklung der Lernenden fördern (Dütthorn, 2014, S. 462). Auch fordert Dütthorn die „Aneignung kritisch-reflexiver Kompetenzen" für pflegerische Berufsausbildungen (Dütthorn, 2014, S. 462).

Euler et al. (2015) leiten von den Ergebnisse einer quasiexperimentellen Schulstudie auf Sekundar- und Tertiärstufe zur Teamreflexivität ab und fordern ein didaktisches Förderkonzept (Abbildung 20): „Die Reflexion aufgabenbezogener Aspekte (...) wirkt sowohl positiv auf die Fähigkeit, Arbeits- und Zeitpläne für Gruppen zu erstellen als auch auf die Fähigkeit, Stärken und Schwächen der Gruppenmitglieder im Hinblick auf die Bewältigung der Aufgabenstellung einzuschätzen" (Euler u. a., 2015, S. 13).

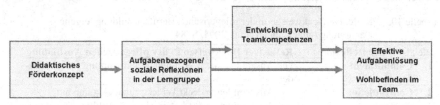

Abbildung 20:   Die Entwicklung von Teamkompetenz durch Implementierung eines didaktischen Förderkonzeptes (Euler u. a., 2015, S. 8)

„Auszubildende brauchen die Möglichkeit, Beziehungsprobleme aus der Praxis gemeinsam mit Pädagoginnen reflektieren zu können" betonen Joeres, Hanuschke und Mischer auf Basis der Ergebnisse ihrer Untersuchung zu einer „zukunftsorientierten Pflegeausbildung" (DEVK (Hg.), 2004, S. 54)

Auf Basis der für diese Forschungsarbeit analysierten Literatur wird die siebte theoretische Vorannahme wie folgt formuliert:

Vorannahme 7: Angeleitete und soziale Reflexionsprozesse fördern das Verständnis für komplexe Situationen und führen über eine Horizonterweiterung der Lernenden die Entwicklung von Teamkompetenz.

2.3.2 Basismodell TK-DACH

Die Konzeption des mehrdimensionalen Basis-Konstruktes erfolgt mit dem Anspruch „Lernbedingungen zur Entwicklung von pflegerischer Teamkompetenz" möglichst umfassend darzustellen (Bühner, 2011, S. 35). Hierzu werden die sieben identifizierten Vorannahmen „Kommunikation", „Kooperation und Zusammenarbeit", „Theoretisches Wissen Teamarbeit/ Klarheit Aufgaben und Ziele", „Selbstbestimmung", „Spass und Emotion", und „gemeinsame Gruppenerlebnisse" und „Reflexion" zur Förderung pflegerischer Teamkompetenz in das Modell überführt. Das abgebildete Basismodell TK-DACH bietet somit den heuristischen Bezugsrahmen zur Ableitung der zu bestätigenden theoretischen Vorannahmen (Abbildung 21).

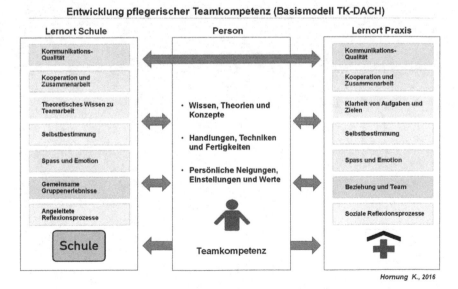

Abbildung 21: Basismodell TK-DACH, eigene Darstellung

In dem Modell sind drei Ebenen verknüpft, die zueinander Bezug haben. Mittig stehen die Teamkompetenzen der jeweiligen Person, bestehend aus den Dimensionen „Wissen,

Theorien und Konzepten", „Erlernten Handlungen, Techniken und Fertigkeiten" sowie „Persönlichen Neigungen, Einstellungen und Werten". Diese Kompetenzdimensionen können an den Lernorten Schule und Praxis entwickelt werden, haben aber auch gleichwohl stetigen (Rück-)Einfluss auf die Lernsituationen an den Lernorten. In den beiden Lernorten sind jeweils die sieben identifizierten Faktoren aufgeführt. Die vermittelten und erlebten Inhalte an den Lernorten beeinflussen nicht nur die Teamkompetenzdimensionen der Person (und umgekehrt), sondern sich selbst auch gegenseitig.

3   Methoden

3.1   Grundsätzlicher Methodenmix (Mixed-Methods)

„Unter Mixed-Methods wird die Kombination und Integration von qualitativen und quantitativen Methoden im Rahmen des gleichen Forschungsprojektes verstanden. Es handelt sich also um eine Forschung, in der die Forschenden im Rahmen von ein- oder mehrphasig angelegten Designs sowohl qualitative als auch quantitative Daten sammeln" (Kuckartz, 2014, S. 33). Ein Methodenmix folgt grundsätzlich dem Prinzip „(...) moving across the disciplines" (Hesse-Biber, 2010, S. ix). Greene, Caracelli und Graham benennen 1989 fünf spezielle Gründe, warum Forscher sich für perspektivwechselnden Methodenmix (Mixed-Methods) entscheiden sollten (Tabelle 11).

Tabelle 11:   Gründe für perspektivwechselnden Methodenmix, eigene Darstellung (angelehnt an Hesse-Biber, 2010, S. 3ff.)

Gründe für perspektivwechselnden Methodenmix (Mixed-Methods)	Erläuterung
1. **Triangulation:** Die Einnahme unterschiedlicher Perspektiven zum Erkenntnisgewinn (vgl. Flick, 2008, S. 12, Definition der Triangulation)	Verschiedene Methoden zu einer Forschungsfrage werden kombiniert, die Ergebnisse werden strukturiert auf Übereinstimmungen und Diskrepanzen hin untersucht.
2. **Complementarity:** Ergänzungsmöglichkeiten	Verschiedene Methoden verstärken des Bild und tragen so dazu bei, dass die Forscherin ein grösseres Verständnis für das Forschungsproblem und/ oder einen klareren Blick auf die erzielten Ergebnisse erhält.
3. **Development:** Entwicklungsmöglichkeiten	Verschiedene Methoden können dazu beitragen, Forschungsfragestellungen zu schärfen und / oder Synergieeffekte durch das Forschungsdesign auszulösen
4. **Initiation:** Initiierungsmöglichkeiten	Die Aufdeckung verschiedener Ergebnisse durch den Einsatz mehrerer Methoden unter unterschiedlichen Blickwinkeln können neue Forschungsfragen aufwerfen.
5. **Expansion:** Ausweitungsmöglichkeiten	Die verschiedenen Methoden können dazu beitragen, den Fokus der bestehenden oder zukünftigen Forschungsfelder strukturiert zu erweitern

Diese Einzelstudie soll „(...) eine möglichst grosse Reichweite der Ergebnisse als auch eine verhaltensnahe Analyse (...) erzielen" (Sahmel, 2018, S. 17 vgl. Darmann-Finck et al. 2014, S.30ff.). Hierzu erscheint ein Methodenmix quantitativer und qualitativer Analysen notwendig und sinnvoll.

© Springer Fachmedien Wiesbaden GmbH, ein Teil von Springer Nature 2020
K. Hornung, *Teamkompetenz in der Pflegeausbildung entwickeln*, Best of Pflege,
https://doi.org/10.1007/978-3-658-28797-9_3

Die TK-DACH-Studie ist demnach in einem mehrphasigen Design aufgebaut (QUAN-QUAL). Ein „zählender" und „überprüfender" erste Forschungsabschnitt (QUAN) ist hierbei in ein exploratives und interpretatives Forschungsblickfeld (QUAL) eingebettet. Das grundsätzliche Vorgehen erfolgt hierbei im „Embedded Design". Alle Ergebnisse münden in eine zusammenfassende Interpretation (Abbildung 22). Die jeweilige gewählte Methodik wird streng anhand der jeweils gültigen Gütekriterien angewandt.

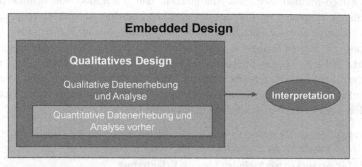

Abbildung 22:   Embedded Design (Mayer, 2015, S. 173)

Hesse-Biber empfiehlt quantitative Methoden zur Generierung von Ergebnissen in einem „Hard Data Format", welche man mit standardisierten statistischen Tests valide und reliabel untermauern und absichern kann. Qualitative Methoden könnten zu einem tieferen Verständnis der resultierenden „harten Fakten" führen. Es könnten Anomalien erkannt werden, und ein „Cross-Check" führe unter Umständen zu einem tieferen Verständnis. Auch könne die Nutzung quantitativ erhobener Daten qualitative Ergebnisse in einem grösseren Kontext überführen und Rückschlüsse ermöglichen (Hesse-Biber, 2010, S. 6 vgl. Greene et al. 1989). Gläser und Laudel (2010) empfehlen beim Einsatz sowohl quantitativer, als auch qualitativer Forschungsmethoden: „Wir halten es für sinnvoll, die beiden Forschungsstrategien auf diese Weise anhand ihrer charakteristischen Produkte, und nicht anhand paradigmatischer Differenzen zu unterscheiden" (Gläser & Laudel, 2010, S. 27).

3.2   Untersuchungsablaufplanung

Diese Studie basiert auf einer Triangulation (Flick, 2014) aus quantitativen und qualitativen Datenerhebungen, die sequentiell in aufeinander folgenden Phasen angelegt sind (Volk, Meier, 2013). Im Mixed-Methods-Design QUAN-QUAL folgt auf die Erhebung und Zwischenanalyse einer repräsentativen Stichprobe im Vergleichsdesign aus drei Bildungszentren im quantitativen Forschungsabschnitt (n = 301) eine fallzentrierte, kleinere qualitative Studie innerhalb der drei Bildungszentren (n = 6) zur optimalen Nachvollziehbarkeit der quantitativen Ergebnisse (Gürtler, Huber aus Gläser-Zikuda, 2012, S.39). Die Grösse der Stichprobe ergibt sich im quantitativen Forschungsabschnitt aus der Teilnehmerzahl im Sinne einer Vollerhebung aller Absolventen der drei gewälten

Bildungseinrichtungen. Für die qualitative Folgestudie wird in einer selektiven Auswahl ein kleines Sample ausgewiesener Bildungsexperten gewählt. Diese Stichprobengrösse wird bewusst aufgrund des geplanten Zeithorizontes der TK-DACH-Studie geplant (Kuckartz, 2014, S.162). Nach Überführung der Ergebnisse in eine Meta-Matrix erfolgt eine Validierung dieser Erkenntnisse in einer Ergebnisreflexion mit Pflegewissenschaftlerinnen (n = 7) aus dem deutschsprachigen Bildungsraum.

3.3   Quantitative Analyseverfahren (QUAN)

Schwerpunkt des quantitativen Forschungsabschnittes im Sinne einer deskriptiven Querschnittstudie ist eine EDV-gestützte Datenerhebung mithilfe eines standardisierten Online-Fragebogens. Der Stichprobenumfang setzt sich aus insgesamt 7 Teilstichproben zusammen, die in der TK-DACH-Studie die drei Ländergruppen Deutschland, Österreich und die Schweiz repräsentieren.

3.3.1   Gütekriterien quantitativer Forschung

„Statistik ist überall" stellt Müller in ihrem Handbuch „Statistik für die Pflege" fest (Müller M., 2011, S. 4). Die Autorin weisst jedoch in diesem Zusammenhang auch kritisch auf den zunehmend spürbaren Druck, Forschungsergebnisse möglichst mit Zahlen und Fakten zu untermauern, hin (Müller M., 2011, S. 5).

„Empirische Forschung sucht nach Erkenntnissen durch systematische Auswertung von Erfahrungen" (Bortz & Doering, 2015, S. 2). Das Ermitteln von Daten steht hierbei im Mittelpunkt, welche mit Hilfe standardisierter statistischer Methoden ausgewertet werden. Bortz und Döring orientieren sich hierbei an der wissenschaftstheoretischen Position Poppers im Sinne des kritischen Rationalismus (Bortz & Doering, 2015, S. 2). Im Zentrum des wissenschaftlichen Interesses steht die Generalisierbarkeit der erhobenen empirischen Daten. Die Beurteilung der Qualität quantitativer Forschung erfolgt anhand der Gütekriterien: Validität, Reliabilität und Objektivität. Müller fordert von der Pflegewissenschaft, mit statistischen Methoden respektvoll und reflektiert umzugehen (Müller M., 2011, S. 305).

„Validität ist das Ausmass, zu dem ein Test misst, was er zu messen vorgibt" (Wild & Möller, 2015, S. 314). Die Validität, bzw. die Gültigkeit der Aussagen hängt von externen und internen Faktoren ab. Im Sinne quantitativer Forschung bedeutet dies: „Eine Untersuchung ist intern valide, wenn ihr Ergebnis eindeutig interpretierbar ist" (Bortz & Schuster, 2010, S. 8). Randomisierte, experimentelle Untersuchungen in Laborumgebung haben in der Regel eine hohe interne Validität, da der Untersuchungsablauf optimal zu standardisieren ist. Im Feld hingegen ist die Herstellung einer „immer gleichen" Atmosphäre nicht bzw. nur schwerlich herstellbar. Untersuchungen im „echten Leben" verfügen jedoch über eine höhere externe Validität. „Die externe Validität sinkt mit wachsender Unnatürlichkeit der Untersuchungsbedingungen bzw. mit abnehmender Repräsentativität der untersuchten Stichproben" (Bortz & Schuster, 2010, S. 8). In diesem Sinne ist es bei der Planung der Studie notwendig, Störvariablen, welche Alternativerklärungen für die

Ergebnisse initiieren könnten, möglichst im Vorfeld auszuschliessen. Gleichzeitig ist eine möglichst natürliche Studienumgebung anzustreben, um eine Übertragbarkeit der Ergebnisse erreichen zu können. Bortz und Schuster sprechen hierbei von einem häufig notwendigen „Planungskompromiss" (Bortz & Schuster, 2010, S. 8).

Über die Zuverlässigkeit einer empirischen Untersuchung gibt die Reliabilität einer Messung Auskunft. Bei der Beurteilung eines Fragebogens bezüglich der Zuverlässigkeit unterscheidet man die Kategorien Stabilität, Äquivalenz und Inter-Item-Konsistenz. Zum Erreichen der Stabilität wird vorausgesetzt, dass die Befragung zu unterschiedlichen Zeitpunkten bzw. an unterschiedlichen Orten höchstens vereinzelte, unvermeidbare Zufallsfehler hervorrufen sollte. Die Möglichkeit der Entstehung systematischer Messfehler sollten jedoch im Vorfeld ausgeschlossen werden (Wild & Möller, 2015, S. 314). „Streng genommen ist die Aussage über die Reliabilität eines Tests irreführend, da immer nur ein Messwert oder eine Messung eine bestimmte Messgenauigkeit aufweisen kann" (Bühner, 2011, S. 142). Müller erklärt, dass man dann von einer ausreichenden Reliabilität sprechen kann, wenn höchstens kleine und unsystematische Fehler in der Studiendurchführung zu erwarten sind (Müller M., 2011, S. 266). Eine optimale Äquivalenz eines Befragungsinstruments wird erreicht, wenn die Anordnung der Fragen beispielsweise bei Paralleltests keine Auswirkungen auf das Antwortverhalten hat. Mit der Bestimmung der Inter-Item-Konsistenz wird untersucht, inwiefern bei einer Fragebogenaufgabe mit mehreren Items das gleiche Konstrukt gemessen wird. Hierzu erfolgt traditionell die Bestimmung des Koeffizienten Cronbach`s Alpha (Müller, M. , 2011, S. 266).

Unter Objektivität wird im Kontext quantitativer Erhebungen der Grad der Unabhängigkeit der Messergebnisse von der Untersucherin verstanden (Bühner, 2011, S. 58). Der Fokus der Beurteilung erfolgt hierbei sowohl in Bezug auf die Durchführung und Auswertung, als auch bezüglich der Interpretation der Daten (Wild & Möller, 2015, S. 313). In einem Fragebogen sollte in diesem Kontext bei der Durchführung die Instruktion der Befragten mit grosser Sorgfalt erfolgen (Bühner, 2011, S. 58). Die Zuordnung der Fragen z.B. zu Punktwerten muss eindeutig möglich sein. Bei der Auswertung sollte kein Interpretationsspielraum bei der Bewertung der Antworten möglich sein. Geschlossene Fragen bieten sich im Sinne der Durchführungsobjektivität an (Bühner, 2011, S. 60). Die Interpretation der Ergebnisse sollte auf Basis standardisierter statistischer Verfahren der Interferenzstatistik erfolgen (Bortz & Schuster, 2010, S. 10).

Der TK-DACH Fragebogen folgt demnach der Systematik der geschlossenen Fragen.

3.3.2   Operationalisierung der Forschungsfrage

Die Grundlage des standardisierten Fragebogens ist die Überführung der zu ermittelnden Ausprägungen (Lernerfahrungen zu Teamarbeit in Theorie und Praxis, evtl. Selbsteinschätzung der Teamkompetenz, Erwartungen an Teamarbeit in beruflicher Zukunft) gemäss des Basismodells TK-DACH in messbare Variablen. Diese messbaren Variablen sollen auf Ausprägungen in der Gesamtstichprobe und Unterschiede zwischen den einzelnen Teilstichproben untersucht werden (Müller M., 2011, S. 64).

3.3.3   Die quantitative Datenerhebung mit Fragebogen

Der überwiegende Teil empirischer Untersuchungen im Bereich der Sozialforschung erfolgt auf Basis von Befragungen. Grundsätzlich unterscheidet man hierbei mündliche und schriftliche Erhebungstechniken. Im quantitativen Forschungsabschnitt der TK-DACH-Studie wird mit dem Befragungsinstrument „Fragebogen" eine etablierte schriftliche Form gewählt.

„Fragebögen stellen innerhalb der quantitativen Forschung eine nützliche Möglichkeit dar, mit vergleichsweise geringem Aufwand viele Menschen zu einem Thema zu befragen und an eine grosse Menge von Datensätzen zu gelangen" (Ritschl u. a., 2016, S. 161).

Der Fragebogen ist kostengünstig, jedoch aufwändig in der Vorbereitung. Da die Interviewerin während des Ausfüllens nicht steuern, oder assistieren kann und sollte, müssen die Fragen und Antwortmöglichkeiten eindeutig und adressatengerecht formuliert sein (Bortz & Doerlng, 2015, S. 253). Ein Vorteil eines schriftlichen Fragebogens liegt in der Anonymität, welche sich positiv auf die Ehrlichkeit im Antwortverhalten der Befragten auswirkt. Auch lässt die Möglichkeit des individuellen Durchlesens der Testfragen grundsätzlich eine gründliche Auseinandersetzung mit der Befragungsthematik zu (Bortz & Doering, 2015, S. 237). „Ein entscheidender Nachteil schriftlicher Befragungen ist die unkontrollierte Befragungssituation" (Bortz & Doering, 2015, S. 252). Bortz und Döring empfehlen deswegen, die Fragebogenerhebung bei einer Schulklasse beispielsweise gemeinsam in einem Klassenraum unter Anwesenheit der Untersuchungsleiterin durchzuführen (Bortz & Doering, 2015, S. 252).

3.3.3.1   Recherche und Analyse valider Befragungsinstrumente

Zur Testkonstruktion werden zunächst bereits valide Instrumente identifiziert und evaluiert (Bortz & Doering, 2015, S. 253). Die Recherche ergibt, dass Auszüge unterschiedlicher bestehender Fragebögen aus der Team-Kultur und Kompetenzforschung, insbesondere jene mit bildungswissenschaftlicher, psychologischer und wirtschaftswissenschaftlicher Ausrichtung in Betracht gezogen werden können. Zudem sind bereits einzelne valide Erhebungsinstrumente im Bereich der Selbsteinschätzung von Teamfähigkeit verfügbar. Die Relevanz für die TK-DACH Studie wird anhand der Kriterien Fragestellung, Inhalt, Methodik, Sprache, Zielgruppe, Bildungskontext, Handhabbarkeit, Verfügbarkeit und Aktualität überprüft und bewertet. Die Eignung der Instrumente wird hinsichtlich dieser Kriterien als sehr geeignet (+++), geeignet (++) teilweise geeignet (+) und nicht geeignet (-) gekennzeichnet (Tabelle 12).

Tabelle 12:   Identifizierte Testverfahren mit evaluierter Eignung für die vorliegende Studie
               TK-DACH, eigene Darstellung

Bezeichnung	Herausgeber	Datum	Disziplin	Eignung TK-DACH
TFSK 8-13 Linzer Fragebogen zum Schul- und Klassenklima	Eder, F.	1998	Pädagogik	-
TKI Teamklima Inventar	Brodbeck, F.	1999	Wirtschafts- und Organisationspsychologie	+
FEZIT Fragebogen zum Erleben der Zusammenarbeit im Team	Lauche, A., Verbeck, A., Weber	1999	Organisationspsychologie	+++
Das Tätigkeits- und Arbeitsanalyseverfahren für das Krankenhaus- Selbstbeobachtungsversion	Büssing, A., Glaser, J.	2002	Organisationspsychologie	+
FAT Fragebogen zur Arbeit im Team	Kauffeld, S.	2004	Organisationspsychologie	++
UWE-IP Interprofessional Questionnaire	Pollard, K.	2004	Medizin	-
Kommino Fragebogen zur Erfassung der Kommunikation im Unternehmen	Sperka, M., Rozsa J.	2007	Sozial- Verhaltenswissenschaften	-
GLTSI Wirksamkeit von Weiterbildung	Kauffeld, Simone	2008	Organisationspsychologie	+
ISK Inventar sozialer Kompetenzen	Kanning, U.P.	2009	Betriebswirtschaft, Psychologie	-
FKM Freiburger Fragebogen zur Erfassung von Kompetenzen in der Medizin	Giesler et al.	2011	Medizin, Pflege, Psychiatrie	-
LOTI Landauer Organisations- und Teamklima- Inventar	Müller, Günter F.	2013	Organisationspsychologie	+++
T-TAQ Teamwork attitutdes (STEPPS)	Agency for healthcare research and quality AHRO	2014	Healthcare	-
LMX MDM Deutsche Leader-Member Exchange Skala	Paul, T., Schyns, B.	2014	Sozialwissenschaft	-
TEMA technologieorientierte Messinstrumente	Döring, O., Wittmann, E., Hartig, J., Weymann, U., Nauerth, A., Kaspar, R.	2015	Bildungsforschung	-
KKF-15 Klinik-Kultur-Fragebogen	Körner, M.	2015	Medizinische Psychologie	+
Teamreflexivität	Euler, D.	2015	Wirtschaftspädagogik	+++

Die Auswertung ergibt, dass von den gesammelten Testinstrumenten keines solitär zur umfassenden Beantwortung der Forschungsfragen geeignet ist. Eine Adaptierung bzw. Kombination von Fragen erscheint unausweichlich, da der Anspruch dieser Forschungsarbeit die Untersuchung mehrerer Dimensionen beinhaltet, welche im Rahmen pflegerischer Ausbildungen bisher nicht untersucht wurden. „Fundierte Kenntnisse über bereits vorhandene Messinstrumente (Tests, Fragebögen, Versuchsanordnungen usw.) können die Operationalisierung erheblich vereinfachen, wenngleich es häufig unumgänglich ist (...) eigene Messinstrumente zu entwickeln" (Bortz & Schuster, 2010, S. 9). Eine Anlehnung und Weiterentwicklung bestehender Instrumente ist jedoch möglich, da die verschiedenen Testverfahren die Forschungsfragen aus verschiedenen Perspektiven teilweise bereits adressierten.

3.3.3.2 Entwicklung des Fragebogens TK-DACH

Es wird das Ziel verfolgt, den Fragebogen so zu entwickeln, dass gemäss des Basismodells TK-DACH teamkompetenzfördernde Ausbildungsinhalte erfasst werden können. Die subjektive, retrospektive Wahrnehmung der Absolventen soll hierbei herauskristallisiert werden. Bezüglich der Inhaltsvalidität des Fragebogens wird ein mehrdimensionale Konstrukt „Entwicklungsfaktoren Teamkompetenz" mit formativen Indikatoren entwickelt (Bühner, 2011, S. 35). Neben der Sichtung der Literatur werden hierzu Bildungsverordnungen, Rahmenlehrpläne und Curricula der drei Bildungseinrichtungen analysiert. Ebenfalls erfolgen Fachgespräche mit Lehrpersonen für Pflegeberufe aus Deutschland, Österreich und der Schweiz. Die Forscherin kann in diesem Zusammenhang dahingehend auf Fachexpertise zurückgreifen, als dass sie selbst über Lehrerfahrung beispielsweise im Fach „Soziale Rollen und Beziehungen" und „Kommunikation" verfügt.

In der vorliegenden Studie soll der IST-Zustand der Lernbedingungen zum Erwerb von Teamkompetenz in pflegerische Berufsausbildungen in Deutschland, Österreich und der Schweiz erhoben werden. Die subjektive Sicht der Auszubildenden ist hierbei im Mittelpunkt des Interesses. Die Ergebnisse dieser Bestandsaufnahme werden anschliessend zur Entwicklung des Leitfadens der geplanten Experteninterviews mit Bildungsexperten im zweiten, qualitativ ausgerichteten Forschungsabschnitt genutzt. Der Charakter der Studie ist explorativ, deren Ergebnisse sind zunächst im Sinne einer Vorstudie zu begreifen (vgl. Joeres, Hanuschke, Mischker, 2004, S. 12). Die komplexe Fragestellung und Zielsetzung der TK-DACH-Studie wurde bisher in keiner vergleichbaren pflegewissenschaftlichen Studie untersucht. Es kann somit nicht vollumfänglich auf ein valides Befragungsinstrument zur Bildung von Variablen zurückgegriffen werden. Aus diesem Grund werden zur Entwicklung des standardisierten Fragebogens TK-DACH zunächst Sammelskalen entwickelt. Die Zusammenhänge zwischen den Items können hierbei nicht durch eine einzelne latente Variable erklärt werden. Im Sinne der Top-Down-Technik nach Bühner wird hierzu in dieser Untersuchung der erfahrungsgeleitet-intuitive Ansatz unter Nutzung vorhandenen Expertenwissens mit der Literatursuche kombiniert. Das Ziel dieses Ansatzes ist es, eine Reihe von Indikatoren für das zu messende Konstrukt auf Basis von Expertenwissen möglichst genau zu benennen (Bühner, 2011, S.104). Wie dies Bühner für den erfahrungsgeleitet-intuitiven Ansatz empfiehlt, erfolgt in der TK-DACH-Studie ein enger Austausch mit mehreren Bildungsexperten aus dem Gesundheitswesen (Bühner, 2011, S. 99). In darauf folgenden Expertendiskussionen sowohl mit Lehrern der teilnehmenden Bildungseinrichtungen in Deutschland, Österreich und der Schweiz werden so die zunächst aus der pädagogischen Praxis der Studienleiterin vermuteten Einflussfaktoren mit den Ergebnissen der Literaturrecherche verglichen.

Bortz und Döring empfehlen 2006 zur Darstellung der unabhängigen Variablen, sowie zur Generierung von geeigneten Items im Rahmen einer schriftlichen Befragung, die sogenannte „Facettenanalyse" (Bortz & Döring, 2006, S.254).

Um eine übersichtliche Darstellung der ermittelten Faktoren zu gewährleisten, wird eine Übersicht des Messgegenstandes gemäss des Basismodells TK-DACH angefertigt (Abbildung 23).

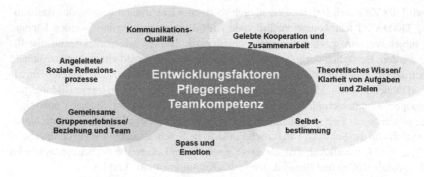

Abbildung 23:   Übersicht der Entwicklungsfaktoren für Pflegerische Teamkompetenz an Lernort Schule und Lernort Praxis gemäss TK-DACH, eigene Darstellung

3.3.3.3   Itementwicklung

Auf Basis der definierten Entwicklungsfaktoren werden nachfolgend entsprechende Item- und Fragenkomplexe entwickelt (Fischer, 2013, S.159).

Aus den Themenschwerpunkten des entwickelten Basismodells eines mehrdimensionalen Konstruktes werden die definierten Entwicklungsfaktoren gemäss des Basismodells TK-DACH in formative Indikatoren überführt, zu den denen nachfolgend Items entwickelt werden können (Abbildung 24).

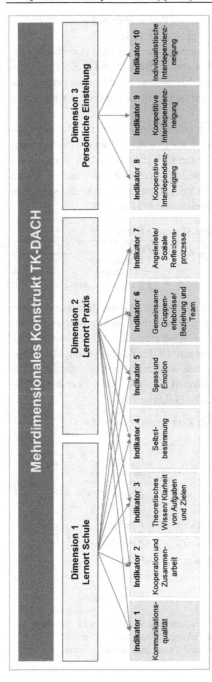

Abbildung 24: Mehrdimensionales Konstrukt TK-DACH, Konzeptspezifikation, eigene Darstellung (vgl. Gebhard, A., 2012, S.184)

Den Indikatoren 1 – 7 werden zu je Lernort Schule und Praxis jeweils 5 Items (= 7 x 2 x
5 = 70 Items) zugeordnet, den Indikatoren 8 – 10 in Summe 12 Items.

Die entwickelten Items umfassen letztlich gemeinsam das Konstrukt „Lernbedingungen zur Entwicklung von pflegerischer Teamkompetenz" (Bühner, 2011, S. 35).

Der Fragebogen TK-DACH umfasst somit 82 Items bzw. geschlossene Fragen und
ist nach Themenschwerpunkten in 3 Dimensionen aufgeteilt, die jeweils aus mehreren
Indikatoren bestehen.

Der Fragebogen beginnt mit der Erhebung der beiden Strukturdaten „Alter des Teil-
nehmers", „Art der Ausbildung/ Land". Im ersten Kapitel werden dann durch insgesamt
35 Fragen die subjektiven Sichtweisen auf die Dimension „Lernort Schule" erfragt. Im
2. Abschnitt schliessen sich 35 Fragen zur Dimension „Lernort Praxis" an. Im dritten
Kapitel des Fragebogens folgen abschliessend 12 Fragen zur Dimension „Persönlichen
Einstellung zu Teamarbeit" sowie 2 Fragen zu Strukturdaten (Tabelle 13).

Tabelle 13:   Grundaufbau des Fragebogens TK-DACH, eigene Darstellung

Lernort Schule	Lernort Praxis	Person
7x 5 Item-Komplexe	7x5 Item-Komplexe=	1 Item-Komplex
→ 35 Fragen	→ 35 Fragen	→ 12 Fragen
		+ 2 Fragen Strukturdaten

Zur Operationalisierung wird ein Itemformat mit gebundenen Antwortformaten in einer
unipolaren verbalen Ratingskala genutzt. Um möglichst hohe Gütekriterien in den Bereichen Validität und Reliabilität zu ermöglichen, wird eine fünfstufige Antwortskala
entwickelt (Bühner, 2011, S. 111, 113 vgl. Rohrmann, 1978). Zur Steigerung der Messgenauigkeit wird gemäss Krosnick (1999) jede Stufe der Ratingskala benannt (Waite &
McKinney, 2016). Jedem Entwicklungsfaktor können somit letztlich unterschiedliche
Items zugeordnet werden, die diesen beschreiben (Abbildung 25).

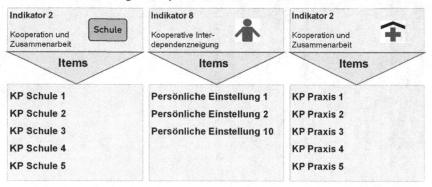

Abbildung 25:   Unterschiedliche Items aus den Bereichen Schule, Praxis und Persönliche
                Einstellung beschreiben einen Entwickungsfaktor am Beispiel des
                Entwicklungsfaktors „Kooperation und Zusammenarbeit", eigene
                Darstellung

3.3.4 Skalendokumentation

Das neu konzipierte Befragungsinstrument TK-DACH ist in die drei Teile „Lernort Schule", „Lernort Praxis" und „Persönliche Einstellung der befragten Person zu Teamarbeit" aufgeteilt. Die Benennung der Variablen erfolgt gemäss der Indikatoren des mehrdimensionalen Konstruktes „Lernbedingungen zur Entwicklung von pflegerischer Teamkompetenz".

Bei der Entwicklung der zugehörigen Itemkomplexe kann überwiegend auf Fragen-Konstrukte der identifizierten relevanten Testverfahren zurückgegriffen werden (vgl. Kapitel 3.3.3.1):

- Landauer Organisations- und Teamklima-Inventar, LOTI (Müller G., 2013)
- In schulischen Gruppen arbeiten: Fragebogen zur Selbsteinschätzung, SGA (Walzik, S. et al., 2009)
- Fragebogen zum Erleben der Zusammenarbeit in Teams, FEZT (Launche, K. et al. 1999)
- Evaluationsbögen für Pflegeschulen (Joeres, St. et al., 2004)

Diese bereits erprobten Fragebogen entspringen den Wissenschaftsbereichen der Arbeitspsychologie, der Bildungsforschung und der Pflegewissenschaft. Die Gütekriterien vorangegangener Untersuchungen können jedoch nicht vollumfänglich auf diese Untersuchung übertragen werden (Bortz & Döring, 2006, S. 253). Auch existieren beim gegenwärtigen Kenntnisstand keine Sollausprägungen der jeweiligen Merkmalsskalen (vgl. Weber, 1999 zitiert aus Bortz & Döring, 2006, S. 254) im Kontext dieser pflegepädagogischen Forschungsarbeit. Bei der Auswahl werden neben der Augenschein- und Inhaltsvalidität der Fragen nach Möglichkeit auch weitere Haupt- und Nebengütekriterien nach Bühner berücksichtigt (Bühner, 2011, S. 58ff). Die Formulierung der einzelnen Fragen richtet sich nach den zu untersuchenden Inhalten (Bortz & Döring, 2006, S. 254). Überwiegend ist es ausreichend, einzelne sprachliche Details anzupassen, um die Zielgruppe „Pflegerische Auszubildende" möglichst gut erreichen zu können. Nur für die Item-Gruppe „Theoretisches Wissen über Teamarbeit" ist es notwendig, einen Fragenblock auf Basis der identifizierten Ergebnisse der Literaturübersicht, sowie unter Berücksichtigung der Inhalte der ausbildungsrelevanten Curricula der TK-DACH-Bildungseinrichtungen neu zu konzipieren. Hierbei werden die Regeln zur Formulierung von Fragen nach Porst (Porst, 2000b, zitiert aus Bortz & Döring, 2006, S. 255) befolgt.

3.3.5 Variablen für die Dimension Lernort Schule

Variable: Kommunikationsqualität Schule

Vorannahme 1: Der Grad des Erlebens und Erfahrens verschiedener Kommunikationstechniken und ihrer Wirkung fördert die Entwicklung von Teamkompetenz der Lernenden positiv.

Quelle Items:	Müller G. (2013): Landauer Organisations- und Teamklima-Inventar (LOTI), Version 2013, Universität Koblenz-Landau, Campus Landau, Fachbereich Psychologie, Psychologie des Arbeits- und Sozialverhaltens
Item Kennung:	KO Schule 1, KO Schule 2, KO Schule 3, KO Schule 4, KO Schule 5

Variable: Kooperation und Zusammenarbeit Schule

Vorannahme 2:	Kooperatives Lernen in der Klasse, bzw. im Pflegeteam mit ansteigendem Schwierigkeitsgrad im Kontext pflegerischer Ausbildungssituationen fördern die Entwicklung von Teamkompetenz positiv.
Quelle Items:	Müller G. (2013): Landauer Organisations- und Teamklima-Inventar (LOTI), Version 2013, Universität Koblenz-Landau, Campus Landau, Fachbereich Psychologie, Psychologie des Arbeits- und Sozialverhaltens
Item Kennung:	KP Schule 1, KP Schule 2, KP Schule 3, KP Schule 4, KP Schule 5

Variable: Theoretisches Wissen über Teamarbeit Schule

Vorannahme 3:	Der Grad der Vermittlungsqualität des theoretischen Wissens zu Teamarbeit beeinflusst die Entwicklung von Teamkompetenz positiv.
Quelle Items:	neu konzipiert TK-DACH
Item Kennung:	Wissen Schule 1, Wissen Schule 2, Wissen Schule 3, Wissen Schule 4, Wissen Schule 5

Variable: Selbstbestimmung Schule

Vorannahme 4:	Die pädagogische Interaktion der Forderung und Förderung eines selbstorganisierten und zielgerichteten Handelns beeinflusst die Entwicklung von Teamkompetenz positiv.
Quelle Items:	Müller G. (2013): Landauer Organisations- und Teamklima-Inventar (LOTI), Version 2013, Universität Koblenz-Landau, Campus Landau, Fachbereich Psychologie, Psychologie des Arbeits- und Sozialverhaltens, teilweise Formulierung angepasst
Item Kennung:	SB Schule 1, SB Schule 2, SB Schule 3, SB Schule 4, SB Schule 5

Variable: Spass und Emotion Schule

Vorannahme 5:	Positive emotionale Beziehungen mit freudvollen, gemeinsamen Gruppenerlebnissen fördern die Entwicklung von Teamkompetenzen positiv.

Quelle Items: Müller G. (2013): Landauer Organisations- und Teamklima-Inventar (LOTI), Version 2013, Universität Koblenz-Landau, Campus Landau, Fachbereich Psychologie, Psychologie des Arbeits- und Sozialverhaltens, teilweise Formulierung angepasst

Item Kennung: SP Schule 1, SP Schule 2, SP Schule 3, SP Schule 4, SP Schule 5

Variable: Beziehungen und Gruppenerlebnisse Schule

Vorannahme 6:   Der Grad der Integration des Lernenden in die Klassengemeinschaft, die Beziehung zu den Lehrpersonen und in das Pflegeteam beeinflussen die Entwicklung von Teamkompetenz positiv.

Quelle Items: Joeres, Hanuschke & Mischker (2004): Evaluationsbögen für Pflegeschulen. Zukunftsorientierte Pflegeausbildung, Studie des ev. Krankenhausverbandes e.V. zur Qualität der Ausbildung in evangelischen Pflegeschulen

Item Kennung: GR Schule 1-5

Variable: Angeleitete Reflexionsprozesse Schule

Vorannahme 7:   Angeleitete und soziale Reflexionsprozesse fördern das Verständnis für komplexe Situationen und führen über eine Horizonterweiterung der Lernenden die Entwicklung von Teamkompetenz.

Quelle Items: Walzik, Keller, Bauer-Klebl, Euler, Gomez (2006). SGA: In schulischen Gruppen arbeiten: Fragebogen zur Selbsteinschätzung. Forschungsbericht Leadinghouse Sozialkompetenz. St Gallen: Institut für Wirtschaftspädagogik

Item Kennung: Reflexion Schule 1, Reflexion Schule 2, Reflexion Schule 3, Reflexion Schule 4, Reflexion Schule 5

3.3.6   *Variablen für die Dimension Lernort Praxis*

Variable: Beurteilung der Kommunikation in der Praxis

Vorannahme 1:   Der Grad des Erlebens und Erfahrens verschiedener Kommunikationstechniken und ihrer Wirkung fördert die Entwicklung von Teamkompetenz der Lernenden positiv.

Quelle Items: Müller G. (2013): Landauer Organisations- und Teamklima-Inventar (LOTI), Version 2013, Universität Koblenz-Landau, Campus Landau, Fachbereich Psychologie, Psychologie des Arbeits- und Sozialverhaltens, teilweise Formulierung angepasst

Item Kennung: KO Praxis 1, KO Praxis 2, KO Praxis 3, KO Praxis 4, KO Praxis 5

Variable: Beurteilung der Kooperation und Zusammenarbeit in der Praxis

Vorannahme 2:   Kooperatives Lernen in der Klasse, bzw. im Pflegeteam mit ansteigendem Schwierigkeitsgrad im Kontext pflegerischer Ausbildungssituationen fördern die Entwicklung von Teamkompetenz positiv.

Quelle Items: Müller G. (2013): Landauer Organisations- und Teamklima-Inventar (LOTI), Version 2013, Universität Koblenz-Landau, Campus Landau, Fachbereich Psychologie, Psychologie des Arbeits- und Sozialverhaltens, teilweise Formulierung angepasst

Item Kennung: KP Praxis 1, KP Praxis 2, KP Praxis 3, KP Praxis 4, KP Praxis 5

Variable: Beurteilung der Klarheit von Aufgaben und Zielen in der Praxis

Vorannahme 3:   Der Grad der Vermittlungsqualität des theoretischen Wissens zu Teamarbeit beeinflusst die Entwicklung von Teamkompetenz positiv.

Quelle Items: Müller G. F. (2013): Landauer Organisations- und Teamklima-Inventar (LOTI), Version 2013, Universität Koblenz-Landau, Campus Landau, Fachbereich Psychologie, Psychologie des Arbeits- und Sozialverhaltens, teilweise Formulierung angepasst

Item Kennung: KL Praxis 1, KL Praxis 2, KL Praxis 3, KL Praxis 4, KL Praxis 5

Variable: Selbstbestimmung Praxis

Vorannahme 4:   Die pädagogische Interaktion der Forderung und Förderung eines selbstorganisierten und zielgerichteten Handelns beeinflusst die Entwicklung von Teamkompetenz positiv.

Quelle Items: Müller G. (2013): Landauer Organisations- und Teamklima-Inventar (LOTI), Version 2013, Universität Koblenz-Landau, Campus Landau, Fachbereich Psychologie, Psychologie des Arbeits- und Sozialverhaltens, teilweise Formulierung angepasst

Itemkennung: SB Praxis 1, SB Praxis 2, SB Praxis 3, SB Praxis 4, SB Praxis 5

Variable: Spass und Emotion Praxis

Vorannahme 5:   Positive emotionale Beziehungen mit freudvollen, gemeinsamen Gruppenerlebnissen fördern die Entwicklung von Teamkompetenzen positiv.

Quelle Items: Müller G. (2013): Landauer Organisations- und Teamklima-Inventar (LOTI), Version 2013, Universität Koblenz-Landau, Campus

Landau, Fachbereich Psychologie, Psychologie des Arbeits- und Sozialverhaltens, teilweise Formulierung angepasst

Item Kennung: SP Praxis 1, SP Praxis 2, SP Praxis 3, SP Praxis 4, SP Praxis 5

Variable: Beziehung und Team Praxis

Vorannahme 6:   Der Grad der Integration des Lernenden in die Klassengemeinschaft, die Beziehung zu den Lehrpersonen und in das Pflegeteam beeinflussen die Entwicklung von Teamkompetenz positiv.

Quelle Items: Joeres, Hanuschke & Mischker (2004): Evaluationsbögen für Pflegeschulen. Zukunftsorientierte Pflegeausbildung, Studie des ev. Krankenhausverbandes e.V. zur Qualität der Ausbildung in evangelischen Pflegeschulen

Item Kennung: Bez Praxis 1, Bez Praxis 2, Bez Praxis 3, Bez Praxis 4, Bez Praxis 5

Variable: Soziale Reflexionsprozesse Praxis

Vorannahme 7:   Angeleitete und soziale Reflexionsprozesse fördern das Verständnis für komplexe Situationen und führen über eine Horizonterweiterung der Lernenden die Entwicklung von Teamkompetenz.

Quelle Items: Euler et al. (2015): Förderung von Teamkompetenzen in Schule und Ausbildung durch angeleitete Reflexionsprozesse, Abschlussbericht, Institut für Wirtschaftspädagogik, Universität St. Gallen, S. 209

Item Kennung: Reflexion Praxis 1, Reflexion Praxis 2, Reflexion Praxis 3, Reflexion Praxis 4, Reflexion Praxis 5 (selbst entwickelt)

Variable: Persönliche Einstellung zu Teamarbeit

Neben den Dimensionen „Wissen, Theorien und Konzepte" und „Handlungen, Techniken und Fertigkeiten" sind auch „Persönliche Neigungen, Einstellungen und Werte" zur Entwicklung von Teamkompetenz wichtig. Jede Person startet mit diesbezüglichen individuellen und heterogenen Ressourcen in die Berufsausbildung und entwickelt sich über den erfahrenen Bildungs- und Entwicklungsprozess stetig weiter.

Literatur: Weber (1999): Kooperative/ kompetitive Interdependenz-, individualistische Independenz-Neigung

Quelle Items: Launche, Verbeck & Weber (1999): Fragebogen zum Erleben der Zusammenarbeit in Teams (FEZT). Forschungsprojekt Multifunktionale Teams in der Produkt- und Prozessentwicklung, Institut für Arbeitspsychologie und Betriebswirtschaftliches Institut, ETH Zürich,

einzelne Items wurden hierzu aus: Johnson & Norem-Hebeisen bzw. Triandis et al. (1988) übernommen

Item Kennung: PE02 1, PE02 2, PE02 3, PE02 4, PE02 5, PE02 6, PE02 7, PE02 8, PE02 9, PE02 10, PE02 11, PE02 12 (die Items PE02 1-PE02 5, PE02 13, und PE02 15 wurden unverändert übernommen, die Items 6, 7 und 14 des FEZT wurden bei der Entwicklung des TK-DACH gestrichen)

3.3.7   Auswahl des geeigneten Online-Befragungstools

Die Entscheidung für das Online-Instrument „SoScisurvey, der Onlinefragebogen" (Soscisurvey, 2016) wird im September 2016 getroffen. Dieses Befragungsinstrument wurde speziell für wissenschaftliche Befragungen konzipiert. Das im Internet verfügbare Tool wird vor allem wegen der unkomplizierten Handhabbarkeit, der geringen Einarbeitungszeit und der Eignung der geplanten Stichprobengrösse ausgewählt. Für studentische Zwecke steht „SoScisurvey" zudem kostenfrei zur Verfügung. Die erhobenen Daten sind nach Abschluss der Befragung unkompliziert in das Datenauswertungsinstrument „SPSS" übertragbar.

3.3.8   Skalierung des Fragebogens

Nach Übertragung der gewählten Items in das Online-Format „SoScisurvey" wird der Online-Fragebogen fertig gestellt. Zur Skalierung des TK-DACH wird eine fünfstufige, unipolar formulierte Ratingskala mit beschrifteten Zwischenwerten gewählt. Die erhobenen Ordinaldaten folgen einer intervallartigen Rangordnung (nie, teilweise, überwiegend, immer) welcher zur Datenauswertung Zahlenwerte (1-5) zugeordnet werden. Bei jedem Item wird zudem die Antwortmöglichkeit „kann ich nicht beantworten" gegeben, welchem zur Datenauswertung die Zahl -1 zugeordnet ist. Die Zahl -9 wird den nicht beantworteten Items zugeordnet.

3.3.9   Pretest-Phase

„Wenn neue Messinstrumente entwickelt werden, sollten diese unbedingt zuvor an einer eigenen Stichprobe (...) getestet werden" (Bortz & Doering, 2015, S. 9).

Zur Validierung der entwickelten Fragekategorien des Fragebogens TK-DACH wird vor Beginn der Datenerhebung eine Pretest-Phase geplant und durchgeführt (Porst, 2008, S.185). Die Pretest-Phase findet im November 2016 mit einer Stichprobengrösse von n = 12 statt. Die Rekrutierung erfolgt über persönliche Anfragen der Studienleiterin bei den Kontaktpersonen der Bildungseinrichtungen der drei Länder DACH, sowie aus dem pflegewissenschaftlichen Netzwerk der Forscherin. Die Pretest-Teilnehmer setzen sich aus n = 6 ausgebildete Fachpersonen Gesundheit Schweiz, n = 3 Dipl. Gesundheits- und

Krankenpflegerinnen Österreich und n = 3 examinierten Gesundheits- und Krankenpflegerinnen aus Deutschland zusammen. Zwei der drei Pretest-Teilnehmerinnen aus Deutschland, sowie eine der drei Teilnehmerinnen aus Österreich verfügen ebenfalls über einen pflegewissenschaftlichen Studienabschluss. Bei der Pretest-Gruppe aus der Schweiz befinden sich 2 Teilnehmerinnen mit ausländischen Wurzen, welche Deutsch als Fremdsprache erlernt hatten. Die Kontaktaufnahme, das Briefing bezüglich des Pretest-Starts und der Versand der Online-Zugangsdaten erfolgt via Email an alle 12 Teilnehmerinnen. Im Online-Tool „Soscisurvey" wird gleichzeitig die Pretest-Phase eröffnet. Die Pretest-Version des Online-Tools ermöglicht das Einbringen von Freitext-Angaben bezüglich der einzelnen Items. So wurden nach Analyse des Pretest-Rücklaufes Formulierungen angepasst und Fehlerquellen eliminiert.

3.3.10 Auswahlverfahren der Stichprobe

Die avisierten Ausbildungseinrichtungen verfügen über eine zu adressierende Probandenzahl, die den gewählten Einschlusskriterien entsprechen, von ca. 100 (CH), ca. 80 (A) und ca. 80 (D). Bei einem gerechneten Rücklauf von 50% kann somit von einer Anzahl von ca. 130 auswertbaren Fragebögen gerechnet werden. Auf eine Bewertung der Teststärke mithilfe einer Poweranalyse wird verzichtet, da die Forscherin im gewählten Grundlagendesign nicht das vorrangige Ziel verfolgt, verallgemeinerbare Ergebnisse zu generieren.

Mit der Möglichkeit der Vollerhebung in den drei Bildungszentren ist eine repäsentative Stichprobe mit der Möglichkeit „unverzerrter" Ergebnisse zu erwarten, die die Interpretation erleichtern (Brandenburg u. a., 2013, S. 139). „Der Hauptvorteil einer Vollerhebung liegt darin, dass sie prinzipiell ein vollständiges Bild der tatsächlichen Situation in der untersuchten Gruppe zeigt" (Brandenburg u. a., 2013, S. 138).

Zugänge ins Feld sind durch die Arbeitsumgebung und persönliche pflegepädagogische Netzwerke der Forscherin in der Schweiz, Österreich und Deutschland gegeben. Die Verantwortlichen der drei Bildungseinrichtungen DACH hatten ihr Interesse an einer Teilnahme an dieser Studie bereits im Vorfeld angekündigt. Nach einem Erstkontakt via Email mit Kurzbeschreibung der Studienidee im November des Jahres 2015 erfolgt am 05.08.2016 die erste persönliche Kontaktaufnahme mit der verantwortlichen Leitung des Bildungszentrums Baden-Württemberg (Deutschland). Ab September 2016 folgt jeweils eine telefonische und folgend eine persönliche Kontaktaufnahme in den beiden weiteren teilnehmenden Bildungszentren aus Österreich und der Schweiz. Sowohl im Vorarlberger als auch im Graubündner Bildungszentrum kann die Forscherin im Rahmen einer Lehrerkonferenz dem Team der Schulen vor Beginn der Fragebogenerhebung die TK-DACH-Studie vorstellen und Fragen beantworten.

3.3.11   Sampling der Probanden

Die Stichprobe wird aus der Grundgesamtheit jener pflegerischen Auszubildenden der drei gewählten Einrichtungen gebildet, die im letzten Ausbildungsjahr ihrer spezifischen Berufsausbildung stehen gebildet. In Deutschland und Österreich erfolgt die Erhebung aus der Gruppe aller volljähriger Teilnehmer der einjährigen Pflegehilfeausbildung, sowie der Absolventen der dreijährigen allgemeinen Pflegeausbildung. Aufgrund der spezifischen Struktur der eidgenössischen Pflegeausbildungen in der Schweiz werden die Absolventen der 2-jährigen Ausbildung zum Assistenten Gesundheit (AGS), die Gruppe der volljährigen Lernenden der Ausbildung zur Fachperson Gesundheit (FaGe), sowie Studierenden der höheren Fachschule Pflege (HF) befragt. Eine möglichst reichhaltige Stichprobe im Sinne einer „vollständigen Ausschöpfung" (Wild & Möller, 2015, S. 354) zur Generierung von Primärdaten soll hierbei die grösstmögliche Repräsentativität der Ergebnisse (Bortz, Döring, 2006, S. 9) anstreben.

3.3.12   Durchführung der Fragebogenerhebung

Die Durchführung der Fragebogenerhebung erfolgt bei den pflegerischen Auszubildenden im Querschnittdesign im Zeitraum Ende November 2016 bis Mitte Januar 2017 mithilfe eines standardisierten Verfahrens. Das selbstständige Ausfüllen der EDV-gestützten Fragebogens erfolgt jeweils in einer Unterrichtseinheit (der insgesamt 7 Schulklassen) in Anwesenheit der Untersuchungsleiterin. Die Forscherin hat hierbei bis zu Beginn der Fragebogenerhebung die Rolle eines „Gatekeeper" (Wolff, 2000, S. 342) inne, nimmt dann aber während der Phase des Ausfüllens des Fragebogens eine rein beobachtende Rolle ein. Die Anwesenheit der Forscherin stellt dabei einen entscheidenden Vorteil zur Optimierung und Standardisierung der Erhebungssituation dar (Bortz, Döring, 2006, S. 252). Zunächst wird das Ausfüllen der Fragebogen in EDV-Räumen der Bildungseinrichtungen angestrebt. Da jedoch nur in der Schweiz ausreichend PC-Arbeitsplätze zur Verfügung standen, erfolgen die Befragungen in Deutschland und Österreich mit der „Paper-Pencil-Methode".

Eine Woche vor der Datenerhebung werden die Teilnehmerinnen und Teilnehmer von ihren Lehrern über dieses wissenschaftliche Forschungsprojekt persönlich informiert. In Deutschland und Österreich erhalten die Befragten am Befragungstag je einen Fragebogen in Papierform zu Beginn einer Unterrichtsstunde. Die Befragungszeit beträgt ca. 25-35 Minuten. Die Forscherin ist während der Befragung anwesend. Vor Beginn der Erhebung weist die Forscherin ausdrücklich auf die Freiwilligkeit der Teilnahme hin. Im Falle einer Nichtteilnahme an der Studie ist es problemlos möglich, innerhalb der Erhebungszeit alternativ einen schriftlichen Arbeitsauftrag zu erledigen. Von diesem Angebot macht jedoch keine Studienteilnehmerin und kein Studienteilnehmer Gebrauch. Während des Ausfüllens sind die Forscherin und eine Lehrperson der jeweiligen Bildungseinrichtung anwesend. Beide nehmen dabei eine neutrale, passive Haltung ein. Um Versuchsleiterartefakte zu verhindern, wird eine Gleichhaltung der Atmosphäre sowohl zu Beginn, als auch während der Datenerhebung von der Forscherin angestrebt (Bortz, Döring, 2006, S. 83).

Die Erhebungen der deutschen Stichproben des teilnehmenden Bildungszentrums aus Baden-Württemberg in den insgesamt 3 Absolventenklassen (in der 3jährigen Ausbildung zusammengesetzt aus Absolventen des Frühjahres- und Herbstkurses mit je einer Klasse) finden am 14.12.2016 und am 20.01.2017 in je einer Unterrichtseinheit (45 Minuten) mit Papierfragebogen statt. Die Datenerhebung der beiden Stichproben der Absolventen Pflegehilfe und Diplompflege mit der Paper-Pencil-Methode im Bildungszentrum Vorarlberg erfolgt am 20.12.2016 am Nachmittag je in einer Unterrichtseinheit (45 Minuten). In der Schweiz werden nur am 11.11.2016 bei der Probandengruppe der Auszubildenden „Assistentin Gesundheit, AGS" Papierfragebogen eingesetzt, da bei dieser Stichprobe wenig Erfahrung mit Online-Medien vorausgesetzt werden. Die nicht gekennzeichneten und nicht mit Namen oder Kürzeln versehenen Papierfragebogen sammelt die Forscherin jeweils direkt im Anschluss an die Befragung ein und verwahrt sie in einer Transportkiste mit Deckel. Mit der Abgabe des ausgefüllten Fragebogens signalisieren die Teilnehmerinnen bzw. die Teilnehmer die Zustimmung zur Teilnahme an dieser Forschungsarbeit. Die grösste Stichprobe der Absolventinnen FaGe füllt Online-Fragebogen in zwei vorab eingerichteten Laptop-Klassenzimmern am 19.12.2016 in fünf Durchgängen in je einer Unterrichtseinheit (45 Minuten) aus. Am 17.01.2017 endet die Stichprobenerhebung mit einer Online-Befragung mit Laptops im Klassenzimmer der Schweizer Absolventinnen Pflege HF innerhalb einer Unterrichtseinheit.

Bei allen Teilnehmerinnen wird bewusst auf eine schriftliche Einverständniserklärung verzichtet, um die Anonymität der Befragung in den Vordergrund zu stellen. Im Fragebogen werden nur das Alter und die Art der aktuellen Berufsausbildung erfasst.

Ansonsten werden keine persönlichen Daten der Studienteilnehmerinnen bzw. der Studienteilnehmer festgehalten. Die Forscherin steht in keinerlei persönlicher Beziehung zu den Studienteilnehmerinnen bzw. den Studienteilnehmern der teilnehmenden Bildungszentren in Deutschland, Österreich oder der Schweiz. Bei zukünftigen Veröffentlichungen der Ergebnisse dieser Studie (z.B. wissenschaftliche Artikel od. Ähnliches) werden die teilnehmenden Bildungsinstitute mit Bildungszentrum 1, D, Baden-Württemberg, Bildungszentrum 2, A, Vorarlberg, Bildungszentrum 3, CH, Graubünden gekennzeichnet. Zu keinem jetzigen oder zukünftigen Zeitpunkt werden die Namen der teilnehmenden Bildungszentren, oder deren Mitarbeiterinnen oder Mitarbeitern genannt.

3.3.13 Datenbereinigung und Umgang mit fehlenden Werten

In den Einstellungen des Online-Instruments „SosciSurvey" wird festgelegt, dass ein Fortschritt und Abschliessen des Fragebogens nur bei Vollständigkeit möglich ist. Zudem wird bei der Eingabe der schriftlichen Fragebögen aus Deutschland und Österreich ein fehlender Wert stets mit „kann ich nicht beurteilen" eingegeben. Beim Transfer der $n = 301$ Datensätze in das Auswertungsinstrument „SPSS" wird festgelegt, dass nur abgeschlossene Fragebögen sowie Fälle mit fehlenden Antworten $\leq 20\ \%$ zulässig sind.

Nachdem alle Fälle diese Kriterien erfüllen, können alle n = 301 transferiert werden.
Datenaufbereitung
Zur Datenverarbeitung werden die Daten der Papierfragebogen in das wissenschaftliche
Onlineinstrument „Soscisurvey" übertragen. Das Tool ist passwortgeschützt und nur der
Forscherin zugänglich. Erst während des Übertragungsprozesses werden die Papierfra-
gebogen durchnummeriert. Die Papierfragebogen werden anschliessend von der For-
scherin sicher verwahrt. Die Daten der Schweizer Stichproben, welche online erfasst
sind, sind direkt in „Soscisurvey" sichtbar.

Der komplette Datensatz einer erfolgten Befragung wird anschliessend in das Statis-
tik-Programm „SPSS 24" übertragen. Die Rohdaten werden nach der Datenaufbereitung
auf einem Datenträger gespeichert, sicher verwahrt und zu keinem Zeitpunkt an Dritte
weitergegeben. Im Onlineinstrument „Soscisurvey" werden die Daten nach Abschluss
der Studie gelöscht.

3.3.14   Bestimmung der Instrumente zur Datenauswertung

3.3.14.1   Deskriptive Auswertung

„Die deskriptive Statistik steht häufig zu Beginn jeder quantitativen Datenanalyse, um die
Stichprobe zu beschreiben und/ oder einen Überblick über die Daten zu bekommen"
(Ritschl u. a., 2016, S. 193).

Die im Fragebogen erhobenen Ordinaldaten (Rangdaten) sind grundsätzlich den qualitativen Datensorten zuzuordnen, mit welchen nur beschränkte Rechenvarianten zulässig
sind (Müller, 2011, S.13, Rost, 2013, S.193). In der TK-DACH-Studie wird eine Kausa-
litäts-Mustererkennung (Volk, Meier, 2013) mithilfe der Statistiksoftware SPSS 24 angestrebt.

Zur Analyse der Daten werden in einem ersten Schritt deskriptive Verfahren angewandt. Im Antwortverhalten bezüglich einzelner Items werden die prozentualen Häufigkeiten und Mediane (Rost, 2013, S. 208) bestimmt. Der Median als robuster „Zentral-
wert" teilt die Werte in „zwei Hälften" und macht so eine „klare, vernünftige Aussage"
(Müller M., 2011, S. 26) möglich. Leonhard beschreibt den Median als „Wert, der die
geordnete Reihe der Daten in die oberen und unteren 50% aufteilt" (Leonhart, 2010, S.
244). Diese Untersuchung folgt in der Empfehlung Müllers (2011), der Berechnung des
Medians den Vorzug zu geben (Müller M., 2011, S. 25, 26). Müller kritisiert in ihrem
Kapitel „Häufige Methoden und Fehler in der Statistik" in diesem Zusammenhang, dass
der Mittelwert und die Standardabweichung häufig fälschlicherweise bei nichtnormal-
verteilten, „schiefen" Daten angewendet wird (Müller M., 2011, S. 298). Die Reliabili-
tätsprüfung der für den Fragebogen TK-DACH entwickelten Itemkonstrukte erfolgt
durch die Bestimmung von Cronbach-α.

Es resultieren auf Basis der Vollerhebung in den teilnehmenden Bildungszentren
teilweise sehr unterschiedliche Stichprobengrössen, welche eher keine Normalverteilung
der ermittelten Werte annehmen lassen. Leonhard (2011) beschreibt den Kolmogorov-

Smirnov-Test als Prüfverfahren, welches die Normalverteilung von erhobenen Daten prüft (Leonhart, 2010, S. 242) Die in der TK-DACH-Studie durchgeführte Kolmogorov-Smirnow Analyse bestätigt diese Annahme, so dass im weiteren Verlauf ausschliesslich Tests für nichtparametrische Daten (Schaffert et al. 2015, S.21) zum Einsatz kommen.

3.3.14.2   Statistische Testverfahren zum Vergleich der Ländergruppen

Im Ländervergleich werden zur Signifikanzprüfung von Rangkorrelationen der Gruppenvergleiche die mehrstufigen, nichtparametrischen Verfahren des Mann-Withney-U-Tests und des H-Tests von Kruskal und Wallis angewandt, welche sich für die statistische Analyse ordinalskalierter Daten eignen (Abbildung 26).

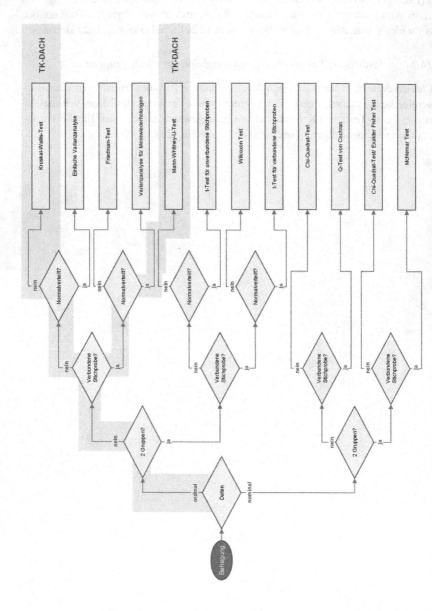

Abbildung 26:   Algorithmus zur Definition geeigneter Testverfahren, eigene Darstellung (nach Ritschl u. a., 2016, S. 199)

Der „Mann-Whitney-U-Test" oder auch „Wilcoxon-Mann-Whitney-Test" ist ein nicht-parametrisches Homogenitätstestverfahren. Henry Mann und Donald Withney und Frank Wicoxon entwickelten diesen Test bereits in den 40er Jahren des vergangenen Jahrhunderts. (Nahm, 2016). Leonhard (2010) beschreibt dieses Testverfahren als „ein Prüfverfahren zur Testung der zentralen Tendenz für ordinalskalierte Merkmale, welche in zwei unabhängigen Stichproben erhoben wurden" (Leonhart, 2010, S. 250). Als „Rangsummentest" bietet dieser Test auch bei „nicht normalverteilten Daten" eine Alternative zum statistischen „T-Test". Leonhard nennt daher dieses Testverfahren zur Auswertung zweier Gruppen im Sinne der Inferenzstatistik „liberal" und geeignet für ordinalskalierter Daten (Leonhart, 2010, S. 147). Basierend auf „Rangplätzen" und nicht auf dem Mittelwert der individuellen Variablen werden „Ranginformationen" abgeleitet. Der „U"-Wert nach Mann-Withneys wird auf Basis des „Z"-Prüfwertes auf Signifikanz geprüft (Leonhart, 2010, S. 148). Zur Signifikanzprüfung im Sinne der Alpha-Fehler-Wahrscheinlichkeit wird die „Bonferroni-Regel" angewandt (Leonhart, 2010, S. 247). Hierbei dividiert man α durch die Menge an Tests, welche durchgeführt wurden (Müller M., 2011, S. 169).

Im Rahmen der TK-DACH-Studie ist der Vergleich von drei Ländergruppen vorgesehen. Um mehr als zwei Gruppen miteinander vergleichen zu können, bietet sich der Kruskal-Wallis-Test an. Dieser statistische Test ist nach William Kruskal und Wilson Allen Walllis benannt und wird auch als „H-Test" bezeichnet. William Kruskal und Wilson Allen Walllis entwickelten dieses nichtparametrische Testverfahren in den 50er Jahren des letzten Jahrhunderts, um drei oder mehr Gruppen miteinander vergleichen zu können (Nahm, 2016). Es lautet die Nullhypothese: Zwischen den Gruppen sind keine Unterschiede zu erkennen. Auch für dieses nichtparametrische Signifikanz-Testverfahren werden, ähnlich dem Mann-Withney-Test, Ränge gebildet. Anschliessend wird überprüft, inwieweit diese Ränge im Mittel differieren (Müller M., 2011, S. 177). Die Ausgabe erfolgt in Form von Testvariablen-Rängen und Werten der Signifikanzen (Ritschl u. a., 2016, S. 201).

3.3.15   Auswertungshinweise

Der Fragebogen „TK-DACH" wird für die Probandengruppe „volljährige, nichtakademische, pflegerische Auszubildende/ Lernende" konzipiert. Im Sinne einer Grundlagenforschung dient dieses Inventar der Aufdeckung von Zusammenhängen und Unterschieden in pflegerischen Berufsausbildungen in den drei Ländern D, A und CH im Bodenseeraum. Die Grobkonzipierung des TK-DACH-Inventar basiert auf dem modular konzipierten Fragebogen „Landauer Organisations- und Teamklima-Inventar (LOTI)" vgl. (Müller, G., 2013). Aktuell existieren noch keine Normwerte für eine adäquate Sollausprägung der einzelnen Skalen. Die Beurteilung muss stets im Kontext der ausbildungsspezifischen Rahmenbedingungen und Anforderungen geschehen. Die Sammelskala „Persönliche Einstellung PE" setzt sich aus drei unterschiedlichen, individuell zu berechnenden Skalen zusammen:

- Kooperative Interdependenzneigung (Persönliche Einstellung 1, Persönliche Einstellung 2, Persönliche Einstellung 10) im Originalfragebogen „FEZT, 1999": Ei1, Ei2, Ei7, Ei12, Ei14 (Ei7, Ei14 werden nicht in den Fragebogen „TK-DACH" überführt)
- Kompetitive Interdependenzneigung (Persönliche Einstellung 4, Persönliche Einstellung 7, Persönliche Einstellung 8, Persönliche Einstellung 11) im Originalfragebogen „FEZT, 1999": Ei4, Ei6, Ei7, Ei12, Ei14 (Ei14 wird nicht in den Fragebogen „TK-DACH" überführt)
- Individualistische Independenz-Neigung (Persönliche Einstellung 3, Persönliche Einstellung 5, Persönliche Einstellung 6, Persönliche Einstellung 9, Persönliche Einstellung 12) im Originalfragebogen „FEZT, 1999": Ei3, Ei5, Ei8, Ei11, Ei15).

Gemäss Weber, Launche, Verbeck (1999) sind aus arbeits-organisationspsychologischer Sicht für die Merkmalsskalen, welche die kooperative Interdependenzneigung messen, hohe Skalenwerte erwünscht (TK-DACH: Persönliche Einstellung 1, 2 und 10). Skalen, welche kompetitive und individualistische Faktoren abfragen, sollen nach Auffassung des Verfassers möglichst niedrige Skalenwerte erreichen (TK-DACH: Persönliche Einstellung 3-9, 11 und 12) vgl. (Weber, Verbeck, & Lauche, 1998). Aus diesem Grund werden bei der Ergebnisdarstellung der kompetitiven und individualistischen Faktoren (vgl. Kapitel 4.2.4.2 und Kapitel 4.2.4.3) im Gegensatz zu allen anderen quantitativen Ergebnissen niedrige Zustimmungswerte „grün" und hohe Zustimmungswerte „rot" dargestellt.

3.4   Qualitative Analyseverfahren (QUAL)

Der zweite Forschungsabschnitt besteht aus der Durchführung und Evaluation von Einzelbefragungen von Bildungsexperten der drei teilnehmenden Bildungseinrichtungen aus Deutschland, Österreich und der Schweiz. Ziel der insgesamt sechs qualitativen Interviews ist die Sammlung von „genügend Material" (Kuckartz, 2014, S. 162) zur Generierung von Antworten auf die Forschungsfrage sowie deren konkretisierenden Unterfragen. Bogner, Littig und Menz sprechen in diesem Kontext 2014 von Auswertungen der Experteninterviews zu „Informationszwecken" (Bogner, Littig, Menz, 2014, S. 72).

3.4.1   *Gütekriterien qualitativer Forschung*

„Die Natur erklären wir, das Seelenleben verstehen wir" (Bortz & Doering, 2015, S. 303, zit. Dithley, 1923). Diese Feststellung weist auf den auch im Jahre 2018 offensichtlichen Paradigmenstreit zwischen den „erklärenden" und den „verstehenden" Forschungsrichtungen hin. „Im humanwissenschaftlichen Gegenstandsbereich werden Gleichförmigkeiten nicht mit allgemein gültigen Gesetzen, sondern mit kontextgebundenen Regeln abgebildet" (Mayring, P., 2002, S. 37). Bortz und Döring lehnen die Beschreibung dieser „kontextgebundenen Regeln" qualitativer Forschung jedoch bewusst an das Beurteilungsschema quantitativer Untersuchungen an. Auch bei qualitativen Erhebungen sei die Objektivität, die Reliabilität und die Validität einschätzbar (Bortz & Doering, 2015, S.

326). Im Sinne der Objektivität sei in diesem Zusammenhang beispielsweise das methodische Vorgehen zu beschreiben, so dass es von anderen Untersucherinnen wiederholt
werden könnte. Die Haltung und Befragungstechnik sei offen zu legen, und der Verlauf
des Interviews sollte nachvollziehbar beschrieben werden.

Die Gütekriterien quantitativer und qualitativer Forschung können gegenübergestellt
werden (Tabelle 14).

Tabelle 14:   Gegenüberstellung der Gütekriterien quantitativer und qualitativer Forschung
(Kuckartz, 2016, S. 202 zit. nach Miles, Huberman & Saldana, 2014, S.311-
316)

Gütekriterien quantitativer Forschung	Neue Gütekriterien für die qualitative Forschung nach Miles und Huberman
Objektivität	Beständigkeit (confirmability)
Reliabilität	Zuverlässigkeit, Verlässlichkeit, Auditierbarkeit (reliability, dependability, auditability)
Interne Validität	Glaubwürdigkeit, Verlässlichkeit (credibility, authenticity)
Externe Validität	Übertragbarkeit, Passung (tranferability, fittingness)

„Die Frage, ob qualitative Erhebungstechniken reliabel sein sollen, ist strittig" (Bortz &
Doering, 2015, S. 326). Kuckartz unterscheidet in Bezug auf qualitative Untersuchungen
zwischen der „internen" und der „externen" Studiengüte. Die interne Studiengüte zeige
sich beispielsweise durch die Darstellung eines regelgeleiteten Vorgehens. Die Möglichkeit einer Übertrag- bzw. Verallgemeinbarkeit der Studienergebnisse weisen auf die externe Studiengüte hin (Kuckartz, 2016, S. 202).

„Genau wie in der quantitativen Forschung gilt Validität auch im qualitativen Ansatz
als das wichtigste Gütekriterium einer Datenerhebung" (Bortz & Doering, 2015, S. 327).
Fragen der Validität könnten hierbei sein, ob die Interviewerin voreingenommen war,
die Befragte unehrlich geantwortet habe oder während des Interviews evtl. nicht authen-
tisch reagiert hat.

In dieser TK-DACH-Studie erfolgt die Planung, Durchführung und Auswertung des
qualitativen Forschungsabschnittes anhand der „Checkliste zur Einschätzung der Internen Studiengüte" (Kuckartz, 2016, S. 204, Tabelle 15)

Tabelle 15:   Kriterien in Bezug auf Datenerfassung und Transkription, eigene Darstellung
(angelehnt an Kuckartz, 2016, S. 204)

Kriterien	Umsetzung TK-DACH
Wurden die Daten fixiert?	Ja, als Audiodatei
Wurde ein Postskriptum erstellt?	Ja, die Interviewsituation und Besonderheiten wurden notiert
Wann wurde das Postskriptum erstellt?	Jeweils direkt im Anschluss an das Interview
Wurde eine vollständige Transkription vorgenommen?	Ja
Wurden Transkriptionsregeln genutzt und offen gelegt?	Ja, es wurde nach den 14 Transkriptionsregeln für eine computergestützte Auswertung (Kuckartz, 2014, S. 136) transkribiert

Kriterien	Umsetzung TK-DACH
Wie sah der Transkriptionsprozess konkret aus?	Mit der Software F5, mit Fussschalter, jeweils 1-3 Tage nach dem Interview
Wer hat transkribiert?	Die Forschende selbst
Wurden die Daten anonymisiert?	Ja, mit Länderabkürzungen D, A und CH, und Zahlen 1, 2, 3
War das synchrone Arbeiten mit Audio-Aufnahme und Transkription möglich?	Ja, mit der Software MAXQDA 12
Wurden die Transkriptionsregeln eingehalten und entspricht die verschriftliche Fassung dem Gesagten?	Ja

In Bezug auf die Durchführung der qualitativen Inhaltsanalyse formuliert Kuckartz
(2016) siebzehn Fragestellungen, welche in der Umsetzung der TK-DACH-Studie zur
Orientierung dienen (Tabelle 16).

Tabelle 16:   Fragestellungen zur Durchführung einer qualitativen Inhaltsanalyse, eigene
Darstellung (nach Kuckartz, 2016, S. 204–205)

Fragestellungen	Umsetzung TK-DACH
Inhaltsanalytische Methode der Frage angemessen?	Ja, nach Meinung der Forscherin ist die inhaltsanalytische Methode angemessen
Wird die Wahl der Methode begründet?	Ja, kurz
Wurde das gewählte Verfahren richtig angewendet?	Nach Meinung der Forscherin wurde das gewählte Verfahren richtig angewendet
Wurde die Inhaltsanalyse computergestützt durchgeführt?	Ja, mit der Auswertungssoftware MAXQDA 12
Wurde das Material durch mehrere Kodierende bearbeitet?	Nein, da es sich um eine Einzelstudie handelte. Es standen keine weiteren personellen Ressourcen zur Verfügung
Ist das Kategoriensystem in sich konsistent?	Es ist relativ konsistent
Sind die Kategorien und Subkategorien gut ausgearbeitet?	Nach Meinung der Forscherin sind die Kategorien recht gut ausgearbeitet
Wie präzise und ausführlich sind die Kategoriendefinitionen?	Die Kategorien sind präzise und ausführlich. Sie lehnen sich an die theoretischen Vorannahmen des Basismodells TK-DACH an
Gibt es konkrete Beispiele als Illustration für die Bedeutung der Kategoriendefinition?	Auf konkrete Beispiele wurde verzichtet, da sich nur eine Kodiererin mit dem Material beschäftigte
Wurden alle erhobenen Daten bei der qualitativen Inhaltsanalyse berücksichtigt?	Ja, es wurde das gesamte Material kodiert
Wie oft wurde das Material bis zur endgültigen Kodierung durchlaufen?	Das Material konnte in einem ersten Durchgang vollständig kodiert werden. In zwei folgenden Durchgängen wurden einzelne Anpassungen vorgenommen
Ist die Nachvollziehbarkeit der Kodierung gegeben?	Nach Meinung der Autorin weitestgehend. Zwei Kategorien lagen mit wenig Trennschärfe eng bei einander

Fragestellungen	Umsetzung TK-DACH
Wurden auch abweichende Fälle berücksichtigt?	Ja, es wurde alles zugeordnet. Während des Kodiervorgangs wurden 2 weitere Kategorien „am Material" entwickelt
Wurden im Verlauf der Inhaltsanalyse Memos geschrieben?	Ja, es wurden Memos mit inhaltlichen Zusammenfassungen angefügt
Wurde mit Originalzitaten gearbeitet? Wie wurden diese ausgewählt? Wurde auch auf Gegenbeispiele hingewiesen?	Ja, es wurde mit möglichst kontrastierenden Originalzitaten gearbeitet
Sind die gezogenen Schlussfolgerungen jeweils mit den Daten begründet?	Die gezogenen Schlussfolgerungen beziehen sich in der TK-DACH-Studie sowohl auf die zugrundeliegende Literatur, als auch auf die quantitativen und die qualitativen Ergebnisse
Was wurde wie und in welcher Form dokumentiert und archiviert?	Sämtliche Dokumente (Audiodaten, schriftliche Transkripte, MAXQDA-Analysen, WORD-Textdokumente) wurden archiviert und in die Monografie bzw. den Anhang der Monografie eingearbeitet

3.4.2 Bestimmung der Instrumente zur qualitativen Datenerhebung

Die gewonnenen Erkenntnisse der Fragebogenerhebung sollen im zweiten Forschungsabschnitt in die Entwicklung des Interviewleitfadens für die Expertenbefragung einfliessen. Ziel ist der Rückbezug der Ergebnisse auf die Ausgangsfragestellung (Mayring, 2015, S. 21). Der qualitative Forschungsabschnitt dieser Studie ist im Methodenkanon „Mixed-Methods" dem Vertiefungsdesign zuzuordnen (Gürtler, Huber aus Gläser-Zikuda, 2012, S. 38, Kuckartz, 2014, S.162). Die allgemeinen Gütekriterien qualitativer Forschung bilden den Rahmen dieser Studie (Kuckartz, 2014, S.166; Mayring, 2002, S. 146). Qualitative Forschung zählt laut Glaser und Strauss (1998, S. 27) zu den effizientesten Forschungsmethoden zur Generierung von Informationen. Im Rahmen dieser Untersuchung fällt die Wahl auf die Methode des Experteninterviews.

3.4.3 Das Experteninterview

Im qualitativen Forschungsabschnitt dieser Untersuchung sind das Erfahrungswissen und die Haltung der Pädagoginnen und Pädagogen der teilnehmenden Bildungsinstitutionen von vorrangigem Interesse. In der TK-DACH-Studie wird hierzu die Methode des Experteninterviews genutzt. Expertinnen und Experten werden im Rahmen qualitativer Forschung als Personen bezeichnet, die über einen grossen Erfahrungsschatz und einen breiten Bildungsstand in Bezug auf die Forschungsfragestellung verfügen (Gläser & Laudel, 2010, S. 11). Über die Befragung einzelner, bewusst ausgewählter Expertinnen ist es möglich, zahlreiche wichtige Informationen zu generieren. „Die Experten haben eine besondere, mitunter sogar exklusive Stellung in dem sozialen Kontext, den wir untersuchen" (Gläser & Laudel, 2010, S. 13). An die Auswahl geeigneter Expertinnen/ Experten im Rahmen dieser Untersuchung wurden grundsätzliche Kriterien gestellt (Abbildung 27).

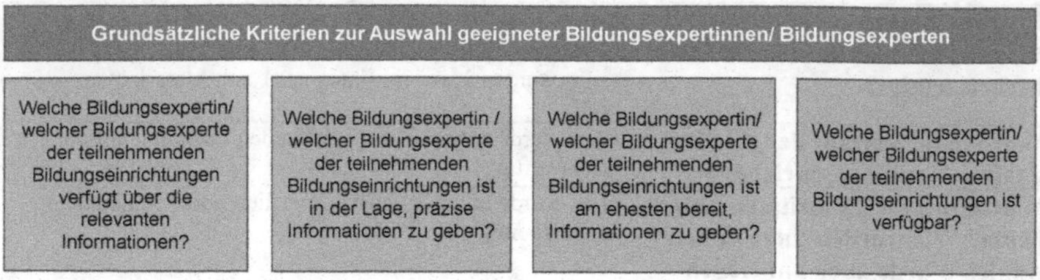

Grundsätzliche Kriterien zur Auswahl geeigneter Bildungsexpertinnen/ Bildungsexperten			
Welche Bildungsexpertin/ welcher Bildungsexperte der teilnehmenden Bildungseinrichtungen verfügt über die relevanten Informationen?	Welche Bildungsexpertin / welcher Bildungsexperte der teilnehmenden Bildungseinrichtungen ist in der Lage, präzise Informationen zu geben?	Welche Bildungsexpertin/ welcher Bildungsexperte der teilnehmenden Bildungseinrichtungen ist am ehesten bereit, Informationen zu geben?	Welche Bildungsexpertin/ welcher Bildungsexperte der teilnehmenden Bildungseinrichtungen ist verfügbar?

Abbildung 27:   Grundsätzliche Kriterien zur Auswahl geeigneter Expertinnen/ Experten, eigene Darstellung (in Anlehnung an Gläser & Laudel, 2010, S. 117)

Im Rahmen der TK-DACH-Studie werden aus dem Grundgesamtheit der Lehrpersonen der drei teilnehmenden Bildungseinrichtungen je zwei Bildungsexpertinnen bzw. Bildungsexperten anhand obiger Fragestellung kontaktiert. Der Kontakt erfolgt mittels Email-Kontakt und nachfolgender telefonischer Rücksprache.

3.4.4   Die Interviewform

Die leitfadengestützten Experteninterviews dieser Untersuchung sind den „problemzentrierten" Interviewformen zuzuordnen. Die Forscherin übernimmt die Rolle der Gesprächsleitung und agiert nicht-direktiv. Eine dialogische Gesprächsführung wird angestrebt. Zu Beginn des Gesprächs erfolgt eine Instruktion der Interviewpartnerin bezüglich der Schwerpunkte, in diesem Sinne „des Problems" der Befragung. Der Fragebogen dient der „Hintergrundskontrolle" (Helfferich, 2005, S. 24).

3.4.5   „A priori" Kategorienbildung

Vor dem Start der Befragungen werden Hauptkategorien (Tabelle 17) für die im Leitfaden enthaltenen Schwerpunktthemen bestimmt (Kuckartz, 2016, S. 103).

Tabelle 17:   Liste der thematischen Hauptkategorien zu Beginn der qualitativen Inhaltsanalyse, eigene Darstellung

Kürzel	Thematische Hauptkategorie
Schule	Lernort Schule
Praxis	Lernort Praxis
Person	Persönliche Einstellung

Nachfolgend werden auf der Grundlage des Basismodells TK-DACH (Abbildung 21) jeweils sieben Subkategorien für die schulische und sieben Subkategorien für die praktische Ausbildung festgelegt (Abbildung 28). Der Interviewleitfaden führt die Interviewerin in den Experteninterviews durch diese insgesamt 14 Kategorien.

Kategorieentwicklung	Schule	Praxis
A priori (deduktiv)	Kommunikation	Kommunikation
A priori (deduktiv)	Kooperation	Kooperation
A priori (deduktiv)	Theoretisches Wissen	Aufgabenklarheit
A priori (deduktiv)	Selbstbestimmung	Selbstbestimmung
A priori (deduktiv)	Spass und Emotion	Spass und Emotion
A priori (deduktiv)	Gruppenerlebnisse	Beziehung und Team
A priori (deduktiv)	Reflexionsprozesse	Reflexionsprozesse

(Basismodell TK-D-A-CH)

Abbildung 28: Liste der thematischen Subkategorien zu Beginn der qualitativen Inhaltsanalyse, eigene Darstellung

3.4.6 Entwicklung eines halbstrukturierte Interviewleitfaden

Die leitfadengestützte Expertenbefragung zählt als etablierte Erhebungsmethode zu den Standardinstrumenten im Kontext des qualitativen Methodenkanons (Bortz, Döring, 2006, S. 314). Die Methodik des qualitativen Leitfadeninterviews ist für diese Studie besonders geeignet, da die ausgewählten Bildungsexperten über ein grosses Erfahrungswissen verfügen und keine Berührungsängste mit dieser Befragungsmethode zu erwarten sind (Kruse, 2015, S. 228). Bei leitfadengestützten Interviews gehen Deduktion und Induktion vom wissenschaftstheoretischen Ansatz gesehen ineinander über (Lamnek 2005, S. 368). Zur Entwicklung des Interviewleitfadens für die Expertenbefragung wird das „SPSS-Verfahren nach Helfferich" (Kruse, 2014, S.231) angewandt. Die Namensgebung dieser qualitativen Methode zielt auf das sogenannte Statistik-Softwareprogramm „SPSS" ab, welches in dieser Studie zur Auswertung der quantitativ erhobenen Daten genutzt wurde.

Die Umsetzung des „SPSS-Verfahrens nach Helfferich" (Kruse, 2014, S. 231) erfolgt wie nachfolgend beschrieben:

1. Schritt: S̲PSS-Sammeln

Zunächst werden in diesem ersten Schritt mithilfe der Brainstorming-Methode eine grosse Anzahl von potentiellen Interviewfragen „gesammelt". An dieser Stelle erfolgt noch keine Bewertung oder Clusterung möglicher Fragen. Folgende Fragen werden in dieser Studie in einem ersten Brainstorming gesammelt:

- Wie erwerben pflegerische Auszubildende Teamkompetenzen für eine spätere praktische Berufsausübung in der Berufsschule?
- Wie erwerben pflegerische Auszubildende Teamkompetenzen für eine spätere praktische Berufsausübung im Rahmen der praktischen Ausbildungszeit?

- Welche eigenen Lernerfahrungen zu Teamkompetenz haben Sie in ihrer theoretischen Berufsausbildung gemacht?
- Welche „Aha-Erlebnisse" hatten Sie persönlich, um zu lernen, die „richtige Rolle" in einem Pflegeteam zu spielen?
- Welche Faktoren beeinflussen die Entfaltung von Teamkompetenz?
- Wie wichtig ist Ihrer Meinung nach die Kommunikationsqualität unter den Lernenden in der theoretischen Pflegeausbildung?
- Wie wichtig ist Ihrer Meinung nach die Kommunikationsqualität unter den Lehrern in der theoretischen Berufsausbildung?
- Wie wichtig ist Ihrer Meinung nach die Kommunikationsqualität unter den Mitarbeitern in der praktischen Berufsausbildung?
- Wie wichtig ist Ihrer Meinung nach die Art der Kooperation und Zusammenarbeit an einer Ausbildungsstätte für Gesundheitsberufe?
- Wie wichtig ist Ihrer Meinung nach der theoretische Wissenserwerb zu Teamarbeit für eine spätere praktische Berufstätigkeit in der Pflege?
- Wie wichtig ist Ihrer Meinung nach, dass pflegerische Auszubildende Selbstbestimmung im Rahmen des theoretischen Unterrichtes trainieren?
- Welchen Einfluss haben Aspekte wie Lernmethoden Gruppenarbeit, Kooperationsqualität am Arbeitsplatz?
- Welche Ressourcen bezüglich Teamkompetenz (z.B. Empathie, Toleranz, Akzeptanz, Kommunikationsfähigkeit) sind Ihrer Meinung nach „typisch" für nichtakademische, pflegerische Auszubildende?
- Wie wichtig sind Ihrer Meinung nach Reflexionsphasen für die Lernenden in der theoretischen Pflegeausbildung?
- Wie wichtig sind Ihrer Meinung nach Reflexionsphasen für die Lernenden in der praktischen Pflegeausbildung?

2. Schritt: SPSS-Prüfen

In der 2. Phase zur Entwicklung des Interviewleitfadens sollen die Fragen aufgrund ihrer Praktikabilität überprüft werden. Hierbei erfolgt die Reflexion der Forscherin bezüglich des erwarteten Neugewinnes an Erkenntnissen durch das Setzen eines geeigneten Stimulus. In diesem Entwicklungsschritt werden folgende Fragen gestrichen, da die potentiellen Antworten zu wenig konkret und nicht fokussiert genug auf die eigentlichen Forschungsfragen und –unterfragen erscheinen:

- Welche eigenen Erfahrungen haben Sie als Teammitglied schon gemacht?
- Wie haben Sie persönlich gelernt, die „richtige Rolle" in einem Pflegeteam zu spielen?
- Welche Ressourcen bezüglich Teamkompetenz (z.B. Empathie, Toleranz, Akzeptanz, Kommunikationsfähigkeit) sind Ihrer Meinung nach „typisch" für nichtakademische, pflegerische Auszubildende?

3. Schritt: SPSS-Sortieren

Nun werden die Fragen sowohl inhaltlich, als auch aufgrund ihrer Funktion (offene Erzählaufforderungen, Aufrechterhaltungsfragen oder konkretes Nachfragen) sortiert.

a. Offene Erzählaufforderungen

- Wie erwerben pflegerische Auszubildende Teamkompetenzen im Rahmen der theoretischen Ausbildung für eine spätere praktische Berufsausübung?
- Wie erwerben pflegerische Auszubildende Teamkompetenzen für eine spätere praktische Berufsausübung im Rahmen der praktischen Ausbildungszeit?
- Aufrechterhaltungsfragen
- Wie wichtig ist Ihrer Meinung nach die Kommunikationsqualität unter den Lernenden in der theoretischen Pflegeausbildung?
- Wie wichtig ist Ihrer Meinung nach die Kommunikationsqualität unter den Lehrern in der theoretischen Berufsausbildung?
- Wie wichtig ist Ihrer Meinung nach die Kommunikationsqualität unter den Mitarbeitern in der praktischen Berufsausbildung?
- Wie wichtig ist Ihrer Meinung nach die Art der Kooperation und Zusammenarbeit an einer Ausbildungsstätte für Gesundheitsberufe?
- Wie wichtig ist Ihrer Meinung nach der theoretische Wissenserwerb zu Teamarbeit für eine spätere praktische Berufstätigkeit in der Pflege?
- Wie wichtig sind Ihrer Meinung nach freudvolle und emotionale Erlebnisse im Rahmen der theoretischen Berufsausbildung?
- Wie wichtig sind Ihrer Meinung nach freudvolle und emotionale Erlebnisse im Rahmen der praktischen Berufsausbildung?
- Wie wichtig ist Ihrer Meinung nach, dass pflegerische Auszubildende Selbstbestimmung im Rahmen des theoretischen Unterrichtes trainieren?
- Wie wichtig ist es Ihrer Meinung nach die Lehrmethode „Gruppenarbeit" im Rahmen der theoretischen Berufsausbildung?
- Wie wichtig ist Ihrer Meinung nach die erlebte Kooperationsqualität am Arbeitsplatz zur Entwicklung von Teamkompetenz der Auszubildenden?
- Wie wichtig sind Ihrer Meinung nach Reflexionsphasen für die Lernenden in der theoretischen Pflegeausbildung?
- Wie wichtig sind Ihrer Meinung nach Reflexionsphasen für die Lernenden in der praktischen Pflegeausbildung?

b. Konkretes Nachfragen

- Welche eigenen Lernerfahrungen zu Teamkompetenz haben Sie in ihrer theoretischen Berufsausbildung gemacht?
- Welche „Aha-Erlebnisse" hatten Sie persönlich, um zu lernen, die „richtige Rolle" in einem Pflegeteam zu spielen?

- Was halten Sie von regelmässigen Möglichkeiten der Selbsteinschätzung von Team-kompetenz während der pflegerischen Ausbildung (z.B. am Anfang, in der Mitte der Ausbildung, beim Abschluss der Berufsausbildung)?

4. Schritt: SPS<u>S</u>-Subsumieren/ Einordnen

Nun erfolgt die Zuordnung der gewählten Fragen in die definierten Kategorien.

3.4.7   Interviewleitfaden

„Ein Interviewleitfaden enthält die Fragen, die in jedem Interview beantwortet werden müssen. Allerdings sind weder die Frageformulierungen noch die Reihenfolge der Beantwortung verbindlich" (Gläser & Laudel, 2010, S. 42).

Der Interviewleitfaden TK-DACH besteht aus den Blöcken Einstiegserklärung (Abbildung 29), Abschnitt Schule (Abbildung 30), Abschnitt Praxis (Abbildung 31), Abschnitt Eigenschaften der Auszubildenden (Abbildung 32) und Austiegsfragen (Abbildung 33).

Einstiegserklärung:

„Zunächst möchte ich mich herzlich für Ihre Bereitschaft zur Teilnahme an der Studie „TK-DACH" bedanken!

Ich möchte mich nun mit Ihnen als Expertin/ als Experte für pflegerische Berufsausbildungen darüber unterhalten, welche Faktoren wichtig zur Entwicklung von Teamkompetenzen bei pflegerischen Auszubildenden sind.

*Zunächst möchte ich gern Ihre Sicht auf die **theoretische** Ausbildungszeit in der Berufsschule bzw. Gesundheits- und Krankenpflegeschule erfahren. Anschliessend interessiert mich Ihre Einschätzung der **praktischen** Berufsausbildung. Zum Abschluss möchte ich gern noch Ihre Meinung **zur Person** bzw. zur Persönlichkeitsentwicklung der/ des Auszubildenden hören.*

Ich habe ca. 35-45 Minuten für unser Interview geplant, ist das für Sie so in Ordnung?"

Abbildung 29:   Interviewleitfaden TK-DACH, Einstiegserklärung

1. Wie erwerben Ihrer Meinung nach pflegerische Auszubildende Teamkompetenzen im Rahmen der theoretischen Berufsausbildung für eine spätere praktische Berufstätigkeit?

a) Wie fördern Sie die Kommunikationsqualität in Ihrem Bildungszentrum?

b) Welchen Stellenwert geben Sie der Vermittlung theoretischen Wissens zu Teamtheorien?

c) Warum ist die Förderung von kooperativen Fähigkeiten in der Schule wichtig?

d) In welcher Weise sollte man Möglichkeiten zur Selbstbestimmung anbieten?

e) Wie wichtig schätzen Sie Spass und Emotionen in der theoretischen Ausbildung ein? Wie kann man Ihrer Meinung nach freudvolle Erlebnisse in der Schule fördern?

f) In welcher Weise fördern Sie Gruppenerlebnisse? Welche Meinung haben Sie über das Arbeiten und Lernen in Gruppen während der theoretischen Ausbildung?

g) Wie sollten Ihrer Meinung nach Reflexionsphasen zu Teamerlebnissen in der Praxis im Schulsetting stattfinden?

h) Welche weiteren Faktoren der theoretischen Berufsausbildung sind Ihrer Meinung nach teamkompetenzfördernd?

Abbildung 30:   Interviewleitfaden TK-DACH, Abschnitt Schule

2. Wie erwerben Ihrer Meinung nach pflegerische Auszubildende Teamkompetenzen im Rahmen der praktischen Berufsausbildung für eine spätere praktische Berufstätigkeit?

a) Welche Meinung haben Sie über die Art der Kommunikation mit den Auszubildenden während der praktischen Stationseinsätze?

b) Welchen Stellenwert geben Sie der Art der Kooperation in der Praxis für den Lernerfolg des Auszubildenden?

c) Wie wichtig ist die Förderung der Selbstbestimmung in der Berufspraxis?

d) In welcher Weise sollte man Spass und Emotion in der Berufspraxis erleben?

e) Wie teamkompetenzfördernd schätzen Sie gemeinsame Gruppenerlebnisse/ das Gefühl der „Dazugehörigkeit" in das Pflegeteam in der praktischen Berufsausbildung ein?

f) Welche Auswirkungen haben Reflexionsprozesse im Pflegeteam auf die Entwicklung von Teamkompetenzen?

g) Welche weiteren Faktoren der praktischen Berufsausbildung sind Ihrer Meinung nach teamkompetenzfördernd?

Abbildung 31:   Intervieleitfaden TK-DACH, Abschnitt Praxis

3. Welche Eigenschaften der Auszubildenden sind förderlich für die Entwicklung von Teamkompetenz?

a) Welche Art der Kooperationsfähigkeit sollte ein Auszubildender Ihrer Meinung nach haben?

b) Wie sollten die kompetitiven Eigenschaften (z.B. Ehrgeiz, kämpferische Eigenschaften, Ellbogen) einer pflegerischen/eines pflegerischen Auszubildenden sein?

c) Welche weiteren Faktoren sind Ihnen bezüglich der persönlichen Eigenschaften der Auszubildenden wichtig?

Abbildung 32:   Interviewleitfaden TK-DACH, Abschnitt Eigenschaften von Auszubildenden

Ausstiegsfrage: Wie könnte man Teamkompetenz messen/ prüfen? Wann sollte man Teamkompetenz messen/ prüfen (z.B.: Zu Beginn der Ausbildung, im Rahmen der Abschlussprüfungen? Sollte dieser Bewertungsfaktor in die Gesamtnote einfliessen?)

Abbildung 33:   Interviewleitfaden TK-DACH, Ausstiegsfrage

Zu jedem Interview wird ein Interviewprotokoll erstellt (Abbildung 34).

Interviewprotokoll

Datum:..

Anonymisierungscode:...

Namen der Interviewpartnerin/ des Interviewpartners:.........................

Land:..

Berufserfahrung als Bildungsexpertin/ -experte in Jahren:..................

Interviewumgebung:..

Art der Kontaktaufnahme:...

Teilnahmemotivation:..

Interviewdauer:..

Interviewatmosphäre:..

Abbildung 34:   Interviewprotokoll TK-DACH

3.4.8   Pretest

Im Rahmen einer Pretest-Phase wird der entwickelte Interviewleitfaden einer kritischen Analyse unterworfen. Zwei Schweizer Pflegepädagoginnen stellten sich als Probe-Interviewpartnerinnen zur Verfügung. Die durchgeführten Probeinterviews dauern zwischen 30-45 Minuten und werden in einem Büro an einem Bildungszentrum für Gesundheitsberufe in Graubünden (Schweiz) durchgeführt. Anschliessend werden einzelne Formulierungen angepasst und optimiert. Insgesamt bestätigt sich die Praktikabilität des entwickelten Leitfadens.

3.4.9   Beschreibung des Samplings und der Interviewbedingungen

In dieser Forschungsarbeit wird eine möglichst heterogene Gruppe von ausgewiesenen Bildungsexperten für pflegerische Berufe der drei Länder D, A und CH einbezogen, welche in Bezug auf die Beantwortung der Forschungsfrage besonders kompetent sind (Bogner, Littig, & Menz, 2014, S. 11, 23).

Zur Theorie- und Hypothesenbildung wird im angeknüpften qualitativen Ansatz eine bewusste Auswahl weniger Fälle mittels eines teilstrukturierter Verfahren gewählt. Es wird zur Datensättigung von einer leitfadengestützten Expertenbefragung (D: n = 2, A: n = 2, CH: n = 2) von insgesamt sechs Bildungsexperten ausgegangen. Bei dieser Form der Datenerhebung werden möglichst viele Informationen pro Fall erwartet.

Im Rahmen dieses qualitativen Forschungszwischenschrittes sollten Experten des Gesundheitsbildungsbereiches aus einer Grundgesamtheit der Bildungsexperten des pflegepädagogischen Feldes der drei Länder Deutschland, Österreich und der Schweiz aus den teilnehmenden Bildungseinrichtungen ausgewählt werden. Diese Methode wird nicht nach Kriterien der Repräsentativität ausgewählt, sondern möglichst mit dem Ziel, das (Vor-) Wissen um den Untersuchungsgegenstand zu erweitern (Kuckartz, 2014, S. 162). Im Sinne eines „Doing Gender" wird die bewusste Auswahl eines geschlechtshe-terogenen Settings gewählt (Bogner u. a., 2014, S. 57).

Über die grundsätzlichen Kriterien zur Auswahl von Expertinnen/ Experten hinaus werden spezifische Ein- und Ausschlusskriterien bezüglich des geeigneten Samplings der Interviewteilnehmerinnen ermittelt (Tabelle 18). Diese bildeten die Basis zur schlussendlichen Auswahl der kontaktierten Expertinnen/ Experten des Gesundheitsbil-dungsbereiches aus der Grundgesamtheit von Bildungsexperten des pflegepädagogi-schen Settings der drei Länder Deutschland, Österreich und der Schweiz.

Tabelle 18:   Ein- und Ausschlusskriterien „Bildungsexperten Pflegeausbildung" (eigene Darstellung)

Einschlusskriterium	Ausschlusskriterium
Interesse an der Teilnahme	Kein Interesse
Ausgewiesener Experte auf dem Gebiet pflegeri-scher Ausbildung im jeweiligen Land D, Ö oder CH der teilnehmenden Bildungseinrichtung (z.B. Schulleitung, Einsitz in pflegerischen Gremien, Verbänden der Berufsbildungsforschung.., Klas-senlehrfunktion, mehrjährige Berufserfahrung im berufspädagogischen Setting)	Kein ausgewiesener Experte
Eigene pflegerische nichtakademische Erstaus-bildung (ein-dreijährig Pflegehilfe, exam. Ge-sundheits- und Krankenpflege, FaGe, Pflege HF o-der gleiche Bildungsstufe) gemäss Berufsgesetz des jeweiligen Landes D, Ö bzw. CH	Keine eigene pflegerische, nichtakade-mische Erstausbildung (oder unter 1jährig)
Einverständniserklärung vorhanden	Keine Einverständniserklärung

Es können jeweils eine weibliche Interviewpartnerin und ein männlicher Inter-viewpartner aus den drei teilnehmenden Bildungseinrichtungen rekrutiert werden, wel-che die Einschlusskriterien erfüllen. Somit nehmen an der Expertenbefragung insgesamt sechs Personen teil, wovon je zwei Gesprächspartnerinnen aus Baden-Württemberg, Vorarlberg und Graubünden befragt werden können. Von den Institutionen können je-weils die Leiterin/ der Leiter der Einrichtung und eine zusätzliche Klassenlehrperson rekrutiert werden. Alle befragten Personen verfügen über eine mehrjährige bis langjäh-rige Lehrerfahrung an Schulen für Gesundheits- und Krankenpflege. Die Forscherin führt alle Interviews selbst durch. Im Vorfeld der Befragung erfolgt eine schriftliche In-formation über die Teilnahmebedingungen an der Studie. Hierbei wird auch auf die Ano-nymisierung der Daten und die jederzeitige Freiwilligkeit der Teilnahme hingewiesen.

Alle sechs Bildungsexperten stimmen der Teilnahme an der Untersuchung sowie der späteren anonymisierten Veröffentlichung der Ergebnisse schriftlich und mündlich zu.

3.4.10   Bestimmung der Instrumente zur Datenauswertung

3.4.10.1   Die qualitative Inhaltsanalyse

Als grundsätzliche Vorgehensweise zur Analyse der qualitativen Inhalte wird das generelles Ablaufschema qualitativer Inhaltsanalysen nach Kuckartz gewählt (Abbildung 35).

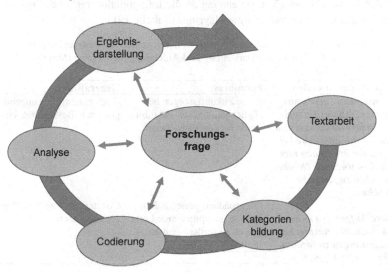

Abbildung 35:   Generelles Ablaufschema qualitativer Inhaltsanalysen (nach Kuckartz, 2016, S. 45)

In einem ersten Schritt werden die Audiodateien mit der Transkriptionssoftware „F5" in eine einheitliche schriftliche Form gebracht. Dieser Prozess erfolgte anhand der 14 Transkriptionsregeln für die computergestützte Auswertung nach Kuckartz (Kuckartz, 2014, S. 136). In diesem Rahmen werden die sechs Interviews mit jeweils Länderkürzel (D = Deutschland, A = Österreich, CH = Schweiz), Zahl und Geschlecht (D1w = erste deutsche Befragte weiblichen Geschlechts, D2m = zweiter deutscher Befragter männlichen Geschlechts etc.) anonymisiert dargestellt. Die wortgetreue Transkription erfolgte durch die Forscherin mithilfe eines Fussschalters zum optimalen Starten und Stoppen der Textstellen. Anschliessend beginnt der mehrstufige Auswertungsprozess der textbasierten Daten mithilfe der Analyse-Software „MAXQDA 12". Den methodischen Rahmen der Auswertung bildet hierbei die Methode der inhaltlich strukturierenden qualitativen Inhaltsanalyse (Kuckartz, 2016, S. 97ff.). Nach initiierender Textarbeit erfolgt zunächst in einer ersten Kodierphase „a priori" die Zuordnung der Textfragmente (Kuckartz, 2016, S. 64) zum deduktiv gebildeten Kategoriensystems des Basismodells TK-DACH

(Abbildung 21). Hierbei ist stets eine synchrone Tätigkeit mit Audio-Aufnahme und Transkription gewährleistet (Kuckartz, 2016, S. 204) (Kuckartz, 2016, S. 204).

Induktiv werden im nächsten Schritt zwei Subkategorien ergänzend „am Material" gebildet (Kuckartz, 2014, S. 78). Diese beiden im Auswertungsprozess induktiv gebildeten Kategorien ermöglichen eine erschöpfende Zuordnung des gesamten Materials. In einem Zwischenschritt erfolgt die Zusammenfassung der Inhalte pro Kategorie zu thematischen Summarys (Kuckartz, 2014, S. 89). Hierbei liegt ein fokussierender Blick auf der Relevanz der Resultate zur Beantwortung der Forschungsfragen. Die Zusammenfassung der Textstellen erfolgt in Anlehnung an die Interpretationsregeln der zusammenfassenden qualitativen Inhaltsanalyse Mayrings (Tabelle 19).

Tabelle 19: Vorgehen zur Zusammenfassung von Textstellen am Beispiel ausgewählter Textstellen, eigene Darstellung und Anlehnung an Mayring (Mayring, 2015, S. 72)

Textstelle des Interviews	Paraphrase	Generalisierung
„Ich bin positiv gestimmt! Und wenn ich das bei meinen Kindern anschaue, und wenn ich das anschaue bei den jungen Menschen hier, wir haben wache, fröhliche, dem Leben zugewandte Menschen.	Keine Zukunftssorgen bezüglich geeigneter Auszubildende für den Pflegeberuf	Auch zukünftig genügend geeignete Bewerberinnen
Unsere Aufgabe ist es dann auch noch, die entsprechenden Leistungen zu fordern, zu fördern." (A1_m, 98)	Pflegepädagoginnen haben Auftrag, entsprechende Leistungen zu fördern und zu fordern	Coachingauftrag der Pflegepädagoginnen

Um Zuordnungsschwierigkeiten vorzubeugen, erfolgt die Zuordnung zu bestimmten Codes theoriegestützt auf Basis schriftlich fixierter Kategoriendefinitionen, welche in der MAXQDA-Memofunktion angezeigt werden (Kuckartz, 2016, S.67; Bogner, Littig, Menz, 2014, S. 74; Mayring, 2015, S. 120). Das methodische Vorgehen erfolgt hierbei stets nach dem Ablaufschema einer inhaltlich strukturierenden Inhaltsanalyse nach Kuckartz (Abbildung 36).

Das endgültig ausgestaltete Kategoriensystem bildet das Fundament zur Ergebnisdarstellung des qualitativen Forschungsabschnittes. Die angefertigten Summarys dienen hierbei den im Fliesstext verfassten Fallübersichten zum transparenten Gruppenvergleich (Kuckartz, 2016, S. 60).

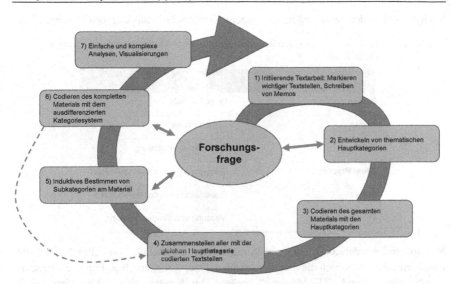

Abbildung 36:   Ablaufschema Inhaltlich strukturierender Inhaltsanalysen (nach Kuckartz, 2016, S.45)

3.4.11   Kategorienweiterentwicklung nach Abschluss der Befragung

Im Laufe der insgesamt sechs Befragungen werden induktiv drei weitere Hauptkategorien „am Material" gebildet (Kuckartz, 2016, S. 72, Tabelle 20)

Tabelle 20:   Neubildung der weiteren Kategorien „Stress", „Best Practice Leuchtturmprojekte" und „TK-Messung" am Material

Antwort	Kategorie
„Das ist sauknapp. Weil erstens haben wir kaum noch Praxisanleiter, die machen das ja nebenher, die sind ja nicht freigestellt, das muss ja nebenher laufen, was gar nicht funktionieren kann, eigentlich. Und wenn es da drüben halt so eng wird, dann ist leider immer das erste, was leider gestrichen wird, diese Anleitersituationen." (D2m_111)	**Stress**
„Also eine Ebene auf der sie sicher lernen, also die Teamkompetenz, ich denke ist, das unser Team Vorbildwirkung hat. Das sie spüren, dass wir miteinander können, und miteinander wollen, und auch am Team arbeiten." (A2w_6)	**Best Practice Leuchtturmprojekte**
„Ich finde, das ist ein Stück weit eine Anmassung, wenn ich über jemanden urteile, ob dieser teamkompetent ist oder nicht. Was ich machen kann, ist gewisse Faktoren zu beurteilen oder vielleicht gewisse Voraussetzungen..." (CH2m_112)	**TK-Messung**

Nach Abschluss der Befragung bestehen sechs thematische Hauptkategorien (Tabelle 21).

Tabelle 21:   Liste der thematischen Hauptkategorien nach Abschluss der Befragung, eigene
                    Darstellung

Kürzel	Thematische Hauptkategorie
Schule	Lernort Schule
Praxis	Lernort Praxis
Person	Persönliche Einstellung
„Best Practice"	Beispiele mit Leuchtturmcharakter
Stress	Stressfaktoren in der Berufspraxis
TK - Messung	Messung von Teamkompetenz

Nachfolgend werden die jeweils sieben Subkategorien „Schule" und „Praxis" und die
Kategorie „Person" durch die drei thematischen Hauptgruppen „Best Practice - Leuchtturm", „Stress" und „TK–Messung" ergänzt. Im Kontext dieser Mischform nach
Kuckartz der Kategorienbildung werden keine weiteren spezifizierenden Subgruppen
gebildet (Kuckartz, 2016, S. 95).

3.5   Triangulation

„Durch eine Triangulation (etwa verschiedener Methoden oder verschiedener Datensorten)
sollte ein prinzipieller Erkenntniszuwachs möglich sein, (...)" (Flick, 2008, S. 12).

Die Ergebnisse aus der quantitativen und der qualitativen Analyse werden in einem Triangulationsverfahren zusammengeführt (Schärli, Müller, Martin, Spichiger, & Spirig,
2017 vgl. Creswell und Plano Clark, 2011, 226). Dieses Verfahren kommt deswegen
zum Einsatz, um die vielfältigen Ergebnisse und Untersuchungsperspektiven zu validie-
ren und bezogen auf die Forschungsfrage und konkretisierenden Unterfragen besser und
komprimiert verstehen und einordnen zu können.

Kuckartz (2014) empfiehlt, in sequentiellen Mixed-Method-Designs die erhobenen
Daten in „integrativen Darstellungen (Joint Displays") beispielsweise in einer „Concept-
Map" grafisch dazustellen (Kuckartz, 2014, S. 122). Für die vorliegende Triangulation
wird die Methode „Mixed-Methods-Matrix" gewählt. Diese standardisierende und
schrittweise erfolgende Herangehensweise wurde in deutschsprachigen Veröffentlichungen bisher erst selten angewandt (Schärli u. a., 2017 vgl. O`Cathan, Murphy und Nicoll
2010). Hierbei entsteht in einem mehrstufigen Integrationsverfahren eine verdichtete und
aussagekräftige Gesamtdarstellung der erhobenen quantitativen und qualitativen Ergebnisse (Meta-Matrix). In der TK-DACH-Studie wird hierfür ein Matrixgerüst erstellt, welches sowohl quantitative als auch qualitative Ergebnisse darstellen kann.

Der Triangulationsprozess erfolgt über vier Schritte (Abbildung 37).

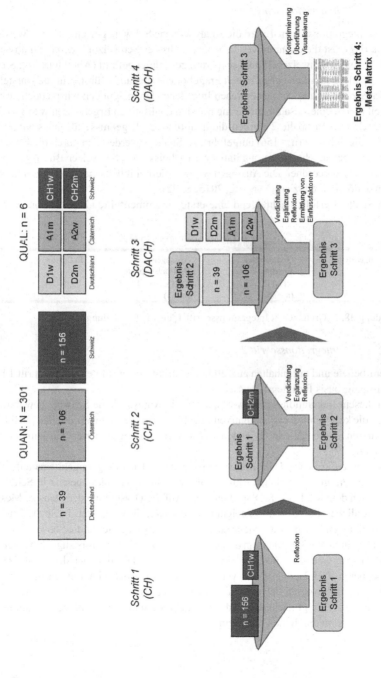

Abbildung 37: Ablaufschema des Triangulationsprozesses TK-DACH in vier Schritten, eigene Darstellung

3.5.1   Integrationsschritt 1

Für den Integrationsschritt 1 wird die Analyseebene Schweiz gewählt. Hierzu werden in das Matrixgerüst die quantitativen Ergebnisse aus der Schweiz mit den qualitativen Ergebnissen eines Schweizer Bildungsexperten zusammengeführt (Abbildung 38). So werden in Spalte 1 sämtliche abgefragten Fragebogenitems aufgeführt. Auf die Darstellung der Items zu Messung der persönlichen Interdependenzneigungen wird jedoch verzichtet, weil hierzu eine Zusammenführung mit den qualitativen Ergebnissen wenig zielführend erscheint. In Spalte 2 werden die quantitativen Ergebnisse für jedes aufgeführte Item für die Schweiz (n = 156) aufgeführt. In Spalte 3 werden nun durch die Forscherin die jeweils bezugnehmenden qualitativen Ergebnisse des Schweizer Bildungsexperten CH 1 (n = 1) zugeordnet. Die Aussagen werden hierbei inhaltsanalytisch zusammenfassend wo möglich reduziert (Mayring, 2015, S. 72).

Ab In Spalte 4 erfolgt nachfolgend eine erste zusammenführende Reflexion durch die Forscherin.

Integrationsschritt 1 - Analyseebene: Schweiz

Fragebogenitems	Quantitative Ergebnisse CH (n = 156)	Aussagen Bildungsexperte CH1 (n = 1)	Reflexion

Abbildung 38:   Grundgerüst Integrationsschritt 1, eigene Darstellung

3.5.2   Integrationsschritt 2

Das erarbeitete und mit Inhalten aufgefüllte Matrixgerüst aus Integrationsschritt 1 bildet die Ausgangsbasis für Integrationsschritt 2.

In diesem Integrationsschritt wird ebenso die Analyseebene Schweiz gewählt. Jetzt werden die komprimierten quantitativen Ergebnisse aus der Schweiz mit den qualitativen Ergebnissen der beiden interviewten Schweizer Bildungsexperten zusammengeführt (Abbildung 39).

So werden in Spalte 1 die Zusammenfassungen der 5 Fragebogenitems aufgeführt, die jeweils die grundsätzlichen Einflussfaktoren für in Teamkompetenz in Schule und Praxis nach dem Modell T-K DACH messen. Auf die Darstellung der Items zu Messung der persönlichen Interdependenzneigung wird weiterhin verzichtet. In Spalte 2 werden die quantitativen Ergebnisse für jede aufgeführte Itemkategorie für die Schweiz (n = 156) aufgeführt. In Spalte 3 werden nun durch die Forscherin die jeweils bezugnehmenden qualitativen Ergebnisse des Schweizer Bildungsexperten CH 1 mit denen des Schweizer Bildungsexperten CH 2 ergänzt und verdichtet (n = 2). Auch hier werden die Aussagen inhaltsanalytisch wo möglich reduziert (Mayring, 2010).

In Spalte 4 erfolgt nachfolgend die Verdichtung und Ergänzung der zusammenführenden Reflexion durch die Forscherin.

Integrationsschritt 2 - Analyseebene: Schweiz

Fragebogenitems	Quantitative Ergebnisse CH (n = 156)	Verdichtete Aussagen Bildungsexperten CH1 und CH2 (n = 2)	Reflexion und Verdichtung

Abbildung 39:   Grundgerüst Integrationsschritt 2, eigene Darstellung

3.5.3   Integrationsschritt 3

Das Matrixgerüst aus Integrationsschritt 2 bildet die Ausgangsbasis für Integrationsschritt 2.

In diesem Integrationsschritt wird die Analyseebene auf den gesamten untersuchten Bildungsraum ausgeweitet. Hierzu werden die komprimierten quantitativen Ergebnisse aus der Schweiz um diejenigen aus Deutschland und Österreich ergänzt und mit den qualitativen Ergebnissen der aller interviewten Bildungsexperten aus der Schweiz, aus Deutschland und Österreich zusammengeführt (Abbildung 40)

So werden in Spalte 1 weiterhin die Zusammenfassungen der 5 Fragebogenitems aufgeführt, die jeweils die grundsätzlichen Einflussfaktoren für in Teamkompetenz in Schule und Praxis nach dem Modell T-K DACH für alle drei Länder messen. Auf die Darstellung der Items zu Messung der persönlichen Interdependenzneigung wird weiterhin verzichtet. In Spalte 2 werden die quantitativen Ergebnisse für jede aufgeführte Itemkategorie für die Schweiz, Deutschland und Österreich (n = 301) aufgeführt. In Spalte 3 werden nun durch die Forscherin die jeweils bezugnehmenden qualitativen Ergebnisse der schweizerischen Bildungsexperten CH1w und CH2m mit denen der deutschen und österreichischen Bildungsexperten D1w, D2m, A1m und A2w ergänzt und verdichtet (n = 6). Auch hier werden die Aussagen inhaltsanalytisch wo möglich reduziert (Mayring, 2015, S. 72)

In Spalte 4 erfolgt wiederum die Verdichtung und Ergänzung der zusammenführenden Reflexion durch die Forscherin.

In den Spalten 5 und 6 werden nachfolgend durch die Forscherin überleitend aus den verdichteten Aussagen und Reflexion Faktoren ermittelt, die die abgefragten Items positiv („Führt zu hohen/ zustimmenden Werten") bzw. negativ („Führt zu niedrigen/ ablehnenden Werten") beeinflussen.

Integrationsschritt 3 - Analyseebene: DACH

Fragebogenitems	Quantitative Ergebnisse DACH (N = 301)	Verdichtete Aussagen Bildungsexperten CH1, CH2, D1, D2, A1, A2 (n = 6)	Reflexion und Verdichtung	Überleitung: Führt zu hohen/zustimmenden Werten ↗	Überleitung: Führt zu niedrigen/ablehnenden Werten ↘

Abbildung 40:   Grundgerüst Integrationsschritt 3, eigene Darstellung

3.5.4   Integrationsschritt 4 – Meta-Matrix

Die Ergebnisse aus Integrationsschritt 3 bildet die Ausgangsbasis für Integrationsschritt 4. In diesem Integrationsschritt erfolgt die komprimierende Überführung der Ergebnisse in eine verdichtete und aussagekräftige Meta-Matrix (Abbildung 41).

„In effect, the display merges the two forms of data (...)" (Kuckartz, 2014, S. 136) vgl. (Creswell und Plano Clark, 2011, 226).

Neben den grundsätzlichen Faktoren für Teamkompetenz in der theoretischen und praktischen Ausbildung nach dem Basismodell T-K DACH werden in dieser Meta-Matrix die gemessenen Ausprägungen (n = 301) sowie die ermittelten Einflussfaktoren für hohe bzw. tiefe Zustimmungswerte an den Lernorten Schule und Praxis dargestellt.

Aus diesen Erkenntnissen können letztlich durch die Forscherin wesentliche Hebel für Teamkompetenz in der theoretischen und praktischen Ausbildung identifiziert werden, die ebenfalls zusammenfassend in der Meta-Matrix dargestellt werden.

Als Hebel werden Themenfelder und Massnahmen verstanden, die in der Umsetzung einen hohen Einfluss auf die Entwicklung von Teamkompetenz erzeugen können. Der Begriff „Hebel" wird dahingehend gewählt, weil gemäss der Hebelgesetze aus der Physik mit zielgerichtetem Energieeinsatz grosse Effekte möglich sind (Welt, 2016).

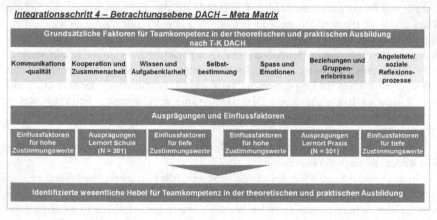

Abbildung 41:   Grundgerüst Integrationsschritt 4 und Meta-Matrix, eigene Darstellung

3.6   Ergebnisreflexion „Meta-Matrix"

Zur Validierung wird die entwickelte Meta-Matrix TK-DACH anlässlich des wissenschaftlichen Kongresses „Forschungswelten 2018" am 20. April in St. Gallen (Schweiz) vorgestellt. Idealerweise sind im Sinne einer „Zufallsstichprobe" sowohl Forscherinnen aus Deutschland (n = 3), als auch aus Österreich (n = 2) und der Schweiz (n = 2) im Workshop „TK-DACH" anwesend. Diese Ergebnisreflexion mit mehreren Pflegewissenschaftlerinnen ist angelehnt an die Methodik der „Kommunikativen Validierung"

(Gläser-Zikuda u. a., 2012, S. 98). Im klassischen Sinn erfolgt eine „kommunikative Validierung" im Anschluss an eine Erhebung mit den Untersuchungsteilnehmerinnen (Mayring, 2015, S. 127). Dieser qualitätsfördernde Ansatz zur Steigerung der Objektivierung der Ergebnisse wird modifiziert und führt so in der als Einzelstudie konzipierten TK-DACH-Studie zur Anregung eines gemeinsamen und gegenseitigen wissenschaftlichen Diskurses mit den Workshopteilnehmerinnen. In einem 90-minütigen Workshop werden zunächst die Forschungsfrage, die Methodik und die zentralen Ergebnisse der TK-DACH-Studie vorgestellt. Die Entwicklung der Meta-Matrix wird beschrieben. Anschliessend schätzen sieben Kongressteilnehmerinnen die Relevanz der Ergebnisse der TK-DACH-Studie ein. Die Visualisierung der Einschätzungen der Pflegewissenschaftlerinnen erfolgt mit einer „Ein-Punktabfrage" auf einer Skala von 1-10 (Abbildung 42). Diese Visualisierungsmethode zur Erfassung subjektiver Bewertungen wird aufgrund des geringen Aufwandes, der Akzeptanz bei Befragten und der Übersichtlichkeit der Ergebnisse ausgewählt (Bogner, 2015).

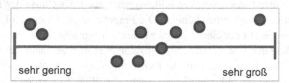

Abbildung 42:   Beispielhafte „Ein-Punktabfrage" auf einer Skala von 1-10, eigene Darstellung nach (Bogner, 2015)

Des Weiteren werden die als Ergebnis der Meta Matrix identifizierten sechs wesentliche Hebel für Teamkompetenz (Abbildung 41) bezüglich drei spezifischer Fragestellungen eingeschätzt:

1. Welche(r) Hebel erscheint/ erscheinen Ihnen besonders wichtig?
2. Welche(r) Hebel erscheint/ erscheinen Ihnen besonders herausfordernd in der Umsetzung?
3. Welche(r) Hebel erscheint/ erscheinen Ihnen bei sich «zu Hause» am wenigsten umgesetzt?

Mit der Methode der „Differenzierten Mehr-Punktabfrage" (Bogner, 2015) erhält jede Befragte zu jeder Frage sechs unterschiedlich farbige und somit in Summe 18 Klebepunkte. Je nach Einschätzung werden nachfolgend bis zu sechs fragespezifischen Klebepunkte den sechs Hebeln zugeordnet.

Die zugeordneten Punkte werden erfasst und schlussendlich in MS Excel statistisch ausgewertet.

3.7   Ethische Aspekte im Forschungsdesign

„Forschungsmethoden sind nicht ethisch neutral. Das gilt für qualitative, quantitative und triangulierte Methoden gleichermassen" (Brandenburg u. a., 2013, S. 191).

Jede Forschungsarbeit, die sich mit Untersuchungen an oder über Mensch, Tier oder Natur beschäftigt, bewegt sich in einem engen ethischen Verantwortungsbereich. Die Forscherin ist sich dieser Verantwortung stets bewusst. Im ersten Studienabschnitt erfolgt die Fragebogenerhebung der pflegerischen Auszubildenden. Da diese Querschnittstudie zum Zeitpunkt des Abschlusses der Berufsausbildung geplant ist, wird von einer überwiegenden Volljährigkeit der Teilnehmerinnen ausgegangen. Zum Schutz Minderjähriger werden Studienteilnehmerinnen, welche das 18. Lebensjahr noch nicht erreicht haben, von der Studie ausgeschlossen und informiert. Alle Befragungsteilnehmerinnen werden vor dem Start der Befragung durch die Studienleitung mündlich und schriftlich über die Teilnahmebedingungen aufgeklärt. Auch wird das Ziel dieser Forschungsarbeit offengelegt. Zudem weist die Forschungsleitung vor jeder Stichprobenerhebung, bzw. Expertenbefragung ausdrücklich darauf hin, dass negative Aussagen keine nachteiligen Folgen für die Befragten zur Folge haben können. Die Teilnahme findet innerhalb einer Unterrichtssequenz statt und ist grundsätzlich freiwillig. Es wird ein Alternativfragebogen zur Unterrichtsreflexion bereitgestellt, welcher nach Abschluss der Befragung bei den Teilnehmerinnen verbleiben können. Die Fragebogenerhebung erfolgt anonym, die Papierbogen werden nur mit einer Nummer kenntlich gemacht. Zu keinem Zeitpunkt der Untersuchung könnten Rückschlüsse auf einzelne Personen gemacht werden.

Im zweiten Forschungsabschnitt, der Expertenbefragung, erfolgt die Vorinformation der Teilnehmerinnen sowohl mündlich als auch schriftlich. Es werden nur anonyme Daten erhoben. Die Datenauswertung erfolgt ebenfalls anonymisiert, es dürfen zu keinem Zeitpunkt der Studie konkrete Rückschlüsse auf Einzelpersonen möglich sein. Die Datenerhebung erfolgt zu jedem Erhebungszeitpunkt freiwillig. Die Auswertung der Ergebnisse unterliegt strengen ethischen Grundsätzen wissenschaftlichen Handelns. Nach Abschluss dieser Forschungsarbeit werden Tonaufzeichnungen und ausgefüllte Fragebogen sicher verwahrt. Bezüglich der Art und Weise der Auslegung der empirischen Ergebnisse ist sich die Forscherin erneut ihrer ethischen Verantwortung bewusst (Brandenburg u. a., 2013, S. 199).

3.7.1   Vorlage bei der Ethikkommission der UMIT

Nach positiv absolvierter hochschulinterner Prüfung über das Forschungskonzept an der privaten Universität UMIT, Hall (Österreich) am 24.06.2016 wurde das Exposé der Ethikkommission RSEQ der Universität vorgelegt. Diese Meldung inklusive der Übermittlung eines Abstracts des Forschungsprojektes erfolgte schriftlich sowohl via Email, als auch per Postsendung. Die Freigabe der Studie durch den RSEQ erfolgte in Form einer endgültigen schriftlichen Stellungnahme am 11.07.2016. Begründet wurde die Freigabe damit, dass an dieser Forschungsarbeit keine besonders schutzwürdigen Personen beteiligt sind und keine sensiblen Daten verwendet werden. Somit ist ein RSEQ-Votum nicht notwendig.

3.7.1.1 Genehmigung der Datenerhebung in Deutschland/ Zielpolulation D

Die Befragung der deutschen Auszubildenden und Bildungsexperten ist im Vorfeld vom Betriebsrat und der Schulleitung der Bildungseinrichtung zu genehmigen (Prel et al., 2009). Nach Genehmigung durch die Schulleitung fordert der Betriebsrat zunächst eine telefonische Klärung offener Fragen. Nach telefonischer Rücksprache durch die Studienleiterin erfolgten alle notwendigen Genehmigungen am teilnehmenden Bildungszentrum in Baden-Württemberg/ D via Email.

3.7.1.2 Genehmigung der Datenerhebung in Österreich/ Zielpopulation A

In Vorarlberg/ Österreich wurden die Erhebungsinstrumente des quantitativen und des qualitativen Forschungsabschnittes im Vorfeld der Schulleitung der Gesundheits- und Krankenpflegeschule vorgestellt. Auch hier wurde eine Zustimmung abgewartet, welche zeitnah via Email erfolgte.

3.7.1.3 Genehmigung der Datenerhebung in der Schweiz/ Zielpopulation CH

Bei der eidgenössischen Bildungseinrichtung Graubünden/ CH erfolgte der Antrag auf die Genehmigung der Datenerhebung beim zuständigen Bildungsdepartement, welchem die Berufsschule untersteht. Auch hier erfolgte der Start der Befragungen erst nach Erhalt der Zustimmung via Email.

4 Ergebnisse

4.1 Beschreibung der curricularen Rahmenbedingungen DACH

Im Ländervergleich des deutschsprachigen Bildungsraumes herrschen im Bereich der Pflege- und Gesundheitsberufe unterschiedliche Ausgestaltungen und Auffassungen des Begriffs „Kompetenz". Im deutschsprachigen Bildungsraum sind die curricularen Rahmenbedingungen pflegerischer Berufsausbildungen derzeit sehr unterschiedlich detailliert ausgestaltet. So herrschen in Deutschland, Österreich und der Schweiz aktuell grosse Unterschiede in Einsatz und der verbindlichen Umsetzung von curricularen Vorgaben.

In Deutschland erfolgt die nichtakademische Berufsausbildung in Pflegeberufen derzeit an (Berufsfach-) Schulen mit Sonderstatus (Darmann-Finck, 2015, S. 2). Die Umsetzung der pflegerischen Berufsausbildung ist Ländersache. Aktuell bewirkt die Umstellungs- und Einführungsphase auf die generalistische Pflegeausbildung eine Vielzahl neuer integrativer und generalistischer Ausbildungskonzepte (Sahmel, 2015, S. 252).

In Österreich ist mit der Gesetzesnovelle eine Verlagerung der Pflegeberufe in den tertiären Bildungsbereich erfolgt (Eisele, 2017, S. 9). Mit sofortiger Wirkung erfolgt die Überführung der Pflegehilfeausbildungen in die neuen Berufe „Pflegeassistenz" und „Pflegefachassistenz". In den dreijährigen pflegerischen Berufsausbildungen des „gehobenen Dienstes der Gesundheits- und Krankenpflege" gelten mehrjährige Übergangsregeln.

In den Bildungszentren der Schweiz sind aufgrund der Überführung der Pflegeberufe in der Bildungsnovelle 2003 auf der Stufe AGS, FaGe und Pflege HF eine flächendeckendere Einheitlichkeit der Curricula und konkreter Bildungspläne erkennbar.

4.1.1 *Beispielcurriculum Deutschland – Bildungseinrichtung Baden-Württemberg*

In Deutschland sind die Schulen für Gesundheits- und Krankenpflege den „Schulen besonderer Art" zugeordnet. Überwiegend sind die Ministerien auf der Ebene der einzelnen Bundesländer für die Rahmenbedingungen pflegerischer Berufsausbildungen zuständig. Zum Erhebungszeitpunkt der TK-DACH-Studie erfolgt die Berufsausbildung am teilnehmenden Bildungszentrum in Baden-Württemberg entsprechend der Verordnung des Sozialministeriums über die Ausbildung und Prüfung an staatlich anerkannten Schulen für Gesundheits- und Krankenpflegehilfe (AprOGeKrPflHi, 2005).

Inhalte zur Förderung der Teamkompetenz sind in der „Stundentafel" der Ausbildungsverordnung für die Gesundheits- und Krankenpflegehilfe hauptsächlich in den Themenbereichen „Grundlage der Pflegelehre" und „Berufliches Selbstverständnis" zu erkennen (Tabelle 22).

© Springer Fachmedien Wiesbaden GmbH, ein Teil von Springer Nature 2020
K. Hornung, *Teamkompetenz in der Pflegeausbildung entwickeln*, Best of Pflege,
https://doi.org/10.1007/978-3-658-28797-9_4

Tabelle 22:   Themenbereiche der Gesundheits- und Krankenpflegehilfe mit
teamkompetenzfördernden Elementen, eigene Darstellung, vgl.
AprOGeKrPflHi, 2005

Themenbereich	Inhalte des Themenbereichs
Grundlagen der Pflegelehre und des pflegerischen Handelns umsetzen	• Im multiprofessionellen Team arbeiten • Grundlagen der Kommunikation und Gesprächsführung im pflegerischen Handeln nutzen
Berufliches Selbstverständnis bei der Arbeit in der Gesundheits- und Krankenpflegehilfe entwickeln	• Die Entwicklung der beruflichen Pflege reflektieren • Ein berufliches Selbstverständnis entwickeln

Die dreijährige Berufsausbildung der Gesundheits- und Krankenpflege wird nach der
Richtlinie für die Ausbildung in der Gesundheits- und Krankenpflege nach Krankenpflegegesetz (KrPflG, 2003) sowie die Ausbildungs- und Prüfungsordnung (KrPflAPrV,
2003) durchgeführt. Aus Basis des durch die Kultusministerkonferenz in der Berufsbildung eingeführten Lernfeldkonzepts von 1996 wurden in den pflegerischen Berufsausbildungen 12 „Themenbereiche" formuliert.

Im flächenmässig zweitgrössten deutschen Bundesland „Baden-Württemberg" enthält der vorläufige Landeslehrplan vom 16. Juni 2004 die Ausführungen zur Realisierung
der Ausbildung (Sahmel, 2015, S. 235 vgl. LAG Baden-Württemberg, 2003, S.18). Mit
einem Anteil von 20% sind in diesem Rahmen „handlungsorientierte Themenbearbei-
tungen" vorgesehen (Sahmel, 2015, S. 237). In Anlehnung an die berufsschulischen Entwicklungen wird hierzu eine handlungsorientierte Kompetenzentwicklung als didaktische Basis festgelegt. Eine integrative und lernfeldentwickelnde Integration von Lerninhalten wird verbindlich entschieden (Sahmel, 2015, S. 236).

Lerninhalte zur Entwicklung von Teamkompetenz sind in der dreijährigen Berufsausbildung zur Gesundheits- und Krankenpflege hauptsächlich in den Themenbereichen
11 „Auf die Entwicklung des Pflegeberufes im gesellschaftlichen Kontext Einfluss nehmen" (108 Stunden) und 12 „In Gruppen und Teams zusammenarbeiten" (68 Stunden)
zu finden. Belling (2006) ordnete in diesem Zusammenhang die Lernsituationen 1-4 der
(KrPflAPrV) vom 10. November 2003 zu: „Sich in neuen Teams zurechtfinden, die Situation einschätzen und strukturieren; mit Konfliktsituationen im Pflegealltag umgehen;
im multiprofessionellen Team den pflegerischen Standpunkt vertreten und den Übergang
in andere Versorgungseinrichtungen gestalten und planen". Im konkretisierten Schullehrplan des an der TK-DACH-Studie teilnehmenden Bildungszentrums ist beispielsweise im Themenbereich 11, Themenfeld 11.01 mit dem Titel „Pflegende im gesellschaftlichen Kontext", die Lernsituation „11.01.01. Sozial und ethisch handeln" zu finden (Oelke & Menke, 2005, S. 241 ff). Weitere Überschriften zu Lerninhalten lauten
„Aus soziologischer Sicht: Der Mensch, ein soziales Wesen", die Institution Krankenhaus als hierarchisches System" und „Ethik in Institutionen". In der Lernsituation
11.02.02: „Kompetent praktisch handeln" ist ein Stationsprojekt vorgesehen (gesamt 92
Stunden). Es ist eine Begleitung der ersten 3 Tage durch den Klassenlehrer im Zwischen-
dienst vorgesehen, im Weiteren sporadische Unterstützung, tägliche Reflexion am
Dienstende, schriftlich und mündlich sind richtschnurartig ebenfalls im Schullehrplan

fixiert. Eine Nachbereitung des Stationsprojektes (Fragebögen für Stationsmitarbeiter und Azubis auswerten, Präsentation mit Abteilungsleitung, Stationsleitung und Praxisanleitern) ist ebenfalls strukturiert dargestellt. Im Themenbereich 12, Themenfeld 12.01 „Teamarbeit" ist die Lernsituation 12.01.01 „Zusammenarbeit gestalten", mit gesamt 72 Stunden aufgeführt. Die curricularen Inhalte sind mit Literaturhinweisen versehen. Ein Einführungsblock zu Beginn der Ausbildung (16 Stunden, Block 1) ist mit einem Seminar „Zusammenarbeit gestalten" (Gruppe, Gruppenbildung, Gruppenphasen, praktische Übungen, Gruppenregeln) fest vorgesehen. Ergänzend ist eine Studienfahrt, oder Alternativangebote wie Tagesaktivitäten, Besuch von Tagungen, Seminaren (32 Stunden, Block 8): „Vorbereitung, Durchführung und Nachbereitung in der Gruppe" vorgesehen. Zusätzlich sind bedarfsweise in Block 1-12 Zeitressourcen vorgesehen, um den „Gruppenprozess individuell zu steuern". Hierbei ist eine situative Planung bei Bedarf z.B. zu Themen der Konfliktlösung oder aktuellen Besonderheiten möglich (Quelle unveröffentlicht, b. Bed. bei der Verfasserin).

4.1.2   Beispielcurriculum Österreich – Bildungseinrichtung Vorarlberg

Zum Erhebungszeitpunkt der TK-DACH Studie werden am teilnehmenden Bildungszentrum in Vorarlberg Auszubildende der Gesundheits- und Krankenpflegehilfe (Einjährig) und des gehobenen Dienstes der Gesundheits- und Krankenpflege (Dreijährig) unterrichtet. Beide Berufsausbildungen sind im Gesetz für Gesundheits- und Krankenpflege (GuKG, 1997) geregelt. Aktuell werden diese pflegerischen Ausbildungen in die neuen Berufe „Pflegeassistenz", „Pflegefachassistenz" und „Bachelor of Science in Nursing BScN" überführt. Die derzeit auslaufende Pflegehilfeausbildung umfasst ca. zur Hälfte theoretische und zur Hälfte praktische Inhalte. Im nationalen Qualifkationsrahmen ist sie der Stufe 2 zugeordnet. Die ebenfalls derzeit in dieser Form auslaufende dreijährige Ausbildung im „gehobenen Dienst der Gesundheits- und Krankenpflege" ist auf der Ebene Sekundarstufe II angesiedelt und schliesst mit einem Diplom ab. Im nationalen Qualifikationsrahmen ist sie der Stufe 5 zugeordnet (Waldhausen, Sittermann-Brandsen, & Matarea-Türk, 2014, S. 23, 24). Ein kleiner Teil der dreijährigen Lernenden (in der teilnehmenden Stichprobe von 60 TN 6 Studierende) mit der Voraussetzung einer Hochschulreife studierte parallel zur dreijährigen Pflegeausbildung im sogenannten „Kombi-Studium" mit dem Abschluss „Bachelor of Science in Nursing BScN" in insgesamt 3½ Jahre an der privaten Universität UMIT/ Österreich (Pflegewege, 2018).

Die Konzeptionierung und Ausgestaltung der dreijährigen pflegerischen Berufsausbildung in Vorarlberg zum Zeitpunkt der Datenerhebung folgt dem Gesetz der Gesundheits- und Krankenpflegeberufe (GuKG, 1997). Die curriculare Struktur wird durch die Curricula der ÖBIG vorgegeben.

Richtungsweisend für die einjährige Ausbildung in der Pflegehilfe (Pflh-AV, 1999) gilt österreichweit das „ÖBIG - Curriculum der Pflegehilfe" in der Fassung von 2004 (Bronneberg, 2004), in dem Inhalte zu teamkompetenzfördernden Themen im Fach „Psychologie, Soziologie und Sozialhygiene" zu erkennen sind.

Im Fach „Kommunikation" sind im ÖBIG-Curriculum Pflegehelfer Querverweise und didaktische Hinweise zur Unterrichtsgestaltung zu finden. Ebenfalls sind konkrete Lernziele hinterlegt, welche sich an den Aktivitäten und existentiellen Erfahrungen (A-EDLs) nach Krohwinkel orientieren.

Für die dreijährige Ausbildung im gehobenen Dienst der Gesundheits- und Krankenpflege sind die curricularen Leitlinien durch das „Offene Curriculum ÖBIG" vorgegeben (Rottenhofer, Bronneberg, Glatz, & Steier, 2003). Hier finden sich in einem dreidimensionalen Modell abgestufte Inhalte, die das Bildungsverständnis mit Kompetenzerwerbsstufen in Beziehung setzen (Abbildung 43).

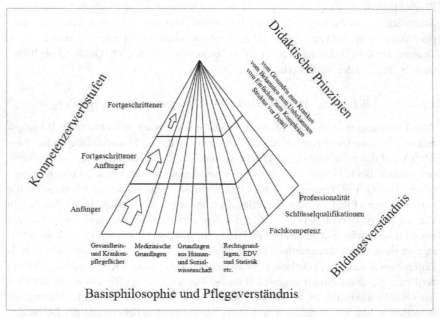

Abbildung 43:   Konzeptioneller Rahmen des ÖBIG-Curriculum, (Rottenhofer u. a., 2003, S. 38 vgl. Jank, W., Mayer, H., 2002)

In Bezug auf die Entwicklung von Teamkompetenz ist im ÖBIG-Curriculum der Begriff der „Interaktion" aufgeführt. „Interaktion ist die Grundlage für die Beziehung von Mensch zu Mensch und von Gruppe zu Gruppe. Sie ist durch gegenseitige Beeinflussung der Individuen in ihren unterschiedlichen Rollen und ihrer individuellen Situation gekennzeichnet. Die Pflegeperson muss ihre Rolle, welche wesentlich durch professionelles Aufbauen, Aufrechterhalten und Beenden von Beziehungen kenne und sich mit ihr identifizieren (...)" (Rottenhofer u. a., 2003, S. 39 vgl. Parse, R. 1998, Leininger, 1998, Dorsch, 1998, Georg/ Frowein 1999, King 1996). Im ÖBIG-Curriculum erfolgt die Orientierung am Kompetenzbegriff von Olbrich (1999): „Im Allgemeinen wird unter Kompetenz Wissen und Können, oder auch Zuständigkeit und Befugnis verstanden" (Rottenhofer u. a., 2003, S. 41). Im Kontext zur Fragestellung dieser Forschungsarbeit wird im ÖBIG-Curriculum die die „Selbstkompetenz" und die „Sozial-kommunikative Kompetenz" genannt (Tabelle 23).

Tabelle 23: Kompetenzbereiche mit teamkompetenzorientierten Inhalten im Offenen ÖBIG-Curriculum (Rottenhofer u. a., 2003, S. 43)

Selbstkompetenz (vgl. Offenes ÖBIG-Curriculum)	Sozial-kommunikative Kompetenz (vgl. Offenes ÖBIG-Curriculum)
Fähigkeit, Bereitschaft, sich in Arbeitsgruppe zu entwickeln, eigene Motivation, Leistungsbereitschaft entfalten Reflexionsfähigkeit, Selbst- und Mitverantwortung, Selbstbewusstsein u.a.	Verantwortungsbewusste Auseinandersetzung mit Anderen, Gruppen- und beziehungsorientiertes Verhalten, Kritik-Konfliktfähigkeit, Empathie, Frustrationstoleranz u.a.

Die Lerninhalte der verschiedenen Kompetenzbereiche sind im ÖBIG-Curriculum in einem „Fächerkanon" 21 Fächern zugeordnet. Teamkompetenzfördernde Inhalte sind hauptsächlich in den Fächern „Soziologie" und „Kommunikation" zu finden (Rottenhofer u. a., 2003, S. 91).

In einem „Praxiskatalog" sind die angestrebten Verknüpfungen der Lehrinhalte in Theorie und Praxis im ÖBIG-Curriculum dargestellt (Abbildung 44).

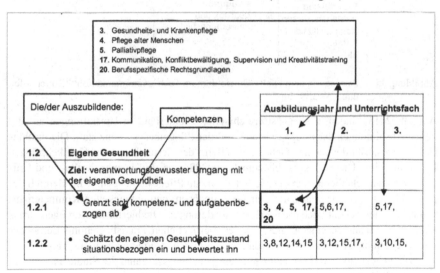

Abbildung 44: Angestrebte Verknüpfung von Theorie und Praxis im Praxiskatalog des ÖBIG-Curriculum am Beispiel „Eigene Gesundheit" (Rottenhofer u. a., 2003, S. 60)

Dem Themenschwerpunkt „Soziale Rollen und Beziehungen" sind Querverweise auf die Fächer Kommunikation, Soziologie und Interaktion in der Gruppe angefügt. Im didaktischen Kommentar erfolgt die Empfehlung, die Unterrichtsinhalte auf das Ziel „Vom Ich über das Du zum Wir" auszurichten (Rottenhofer u. a., 2003, S. 212).

Im Fach Kommunikation finden sich im ÖBIG-Curriculum ebenfalls didaktische Kommentare. Hierbei wird beispielsweise auf die Unterrichtsform „Seminarform" explizit hingewiesen (Abbildung 45).

Themenschwerpunkt/ Inhalt	Querverweis	Didaktischer Kommentar
Kommunikation und Interaktion in der Gruppe		
* Soziales Lernen └ Ich – persönliche Interessen – berufliche Interessen └ Du └ Wir └ Werte, Einstellungen, Haltungen – Motivationen – Erwartungen – Verhaltensweisen – Kommunikationsformen – etc.	Soziologie (1. AJ) └ Soziologie der Wissenschaft Berufskunde (1.-3. AJ) └ Berufsethik GuK (1. AJ) └ Pflegeprozess └ Perzeption und Kognition └ Körperhaltung und Bewegung └ Ausdruck und Erscheinungsbild	Dieses Unterrichtsfach soll in Seminarform angeboten werden, damit Schlüsselqualifikationen im sozial-kommunikativen Bereich bestmöglich geschult/trainiert werden können.

Abbildung 45:   Auszug aus dem ÖBIG-Curriculum im Fach „Kommunikation" (Rottenhofer u. a., 2003, S. 500)

Aktuell (2018) finden in allen österreichischen Bundesländern Umstellungen auf die neuen Ausbildungen der Pflegeassistenz und der Pflegefachassistenz statt. Die dreijährigen Berufsausbildungen im „Gehobenen Dienst der Gesundheits- und Krankenpflege" laufen mit einer Übergangsfrist bis zum Jahre 2024 aus. Auf Fachhochschul- und Universitätsniveau etablieren sich in steigender Anzahl Pflegestudiengänge. Im Bereich der praktischen Pflegeausbildung auf den verschiedenen, neu entwickelten Kompetenzniveaus bestehen derzeit noch grosse Herausforderungen. Die hierfür notwendigen strukturellen Massnahmen einer professionellen betrieblichen Praxisbegleitung Lernender und Pflegestudiererender befinden sich zum Teil noch im Entwicklungsstadium.

Diese Umstellungen traten erst nach dem Erhebungszeitraum der Studie TK-DACH in Kraft. Sie haben daher keinen Einfluss auf die Ergebnisse.

4.1.3   Beispielcurriculum Schweiz - Bildungseinrichtung Graubünden

Auf Basis des Gesetzes über die Gesundheitsberufe (GesBG, 2016) sind die Pflegeberufe auf den verschiedenen Schulstufen der „Bildungssystematik des Staatssekretariats für Bildung, Forschung und Innovation (SBFI) zugeordnet (Abbildung 46).

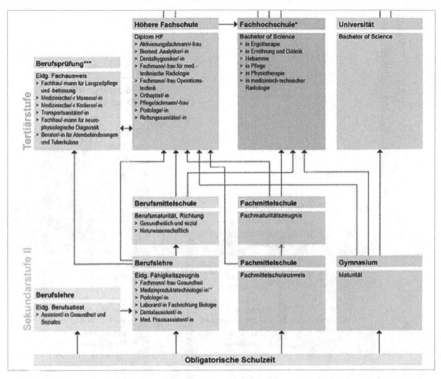

Abbildung 46:   Ein Auszug aus der Schweizer Bildungssystematik der Pflegeberufe (Oda
Santé, 2016)

Hier ist es nach der obligatorischen Schulzeit möglich, auf Sekundarstufe II in die zweijährige Attestausbildung „Assistent/-in Gesundheit und Soziales", AGS oder in die dreijährige Berufslehre EFZ „Fachmann/ Fachfrau Gesundheit" zu starten. Mit der Voraussetzung einer bereits erfolgreich absolvierten Berufslehre EFZ oder der Berufsmaturität
ist es möglich, den dreijährigen Bildungsgang zur diplomierten Pflegefachfrau/ zum diplomierten Pflegefachmann HF zu beginnen (OdA Santé, BGS Schweizerischer Verband
Bildungszentren Gesundheit und Soziales, 2016, S. 4). Mit einschlägiger Vorerfahrung,
beispielsweise einer Berufslehre EFZ „Fachmann/ Fachfrau Gesundheit" ist es möglich,
den Bildungsgang zur diplomierten Pflegefachfrau/ zum diplomierten Pflegefachmann
HF anschliessend verkürzt in zwei Jahren zu durchlaufen.

Die zweijährige Attestausbildung „Assistent/-in Gesundheit und Soziales" AGS
eröffnet in der Schweizer Bildungssystematik den Weg in die Gesundheitsberufe. Insbesondere Jugendliche, welche Lernschwierigkeiten haben, oder eher praktisch orientiert
sind, sollen auf diesem Weg einen eidgenössischen Berufsabschluss erlangen
(Abbildung 47).

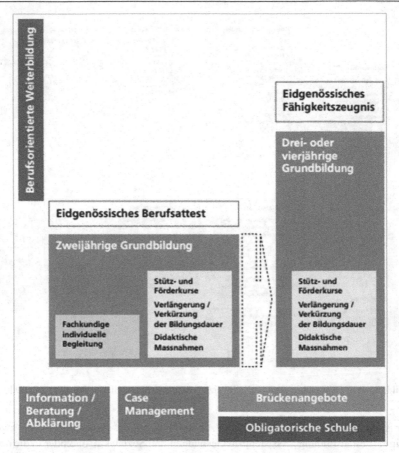

Abbildung 47:   Der Weg zum Schweizer Berufsattest (Schweizerische Eidgenossenschaft &
                 Eidgenössisches Wirtschaft, Bildung und Forschung WBF, 2014, S. 5)

Am teilnehmenden Bildungsinstitut in Graubünden ist der Lehrplan in Handlungskom-
petenzbereiche aufgebaut. Der Unterricht findet in kleinen Klassen statt. Bezüglich der
Entwicklung von Teamkompetenzen ist der Handlungskompetenzbereich „Entwickeln
und Beachten der Berufsrolle und der Zusammenarbeit" zu nennen. Die Auszubildende
soll in diesem Rahmen definierte Handlungskompetenzen erlangen (Abbildung 48).

Handlungskompetenzbereich „Entwickeln und Beachten der Berufsrolle und der Zusammenarbeit"		
Beschreibt ihr eigenes Verhalten, beurteilt dieses und zieht Folgerungen für ihr/sein künftiges Verhalten	Arbeitet im Team zusammen, kennt die Rollen und Verantwortlichkeiten der Teammitglieder	Prüft, ob ihre/ seine Ressourcen für die Ausführung eines Auftrages genügen und holt gegebenenfalls Hilfe bei Fachpersonen

Abbildung 48: Handlungskompetenzen im Bereich „Entwickeln und Beachten der Berufsrolle und der Zusammenarbeit", eigene Darstellung, (OdA Santé; SavoirSocial, 2011, S. 47 ff.)

In praktischen Teil der zweijährigen Attest-Ausbildung steht die stufenweise Erlangung von Handlungskompetenzen im Vordergrund. „Wesentlich für diesen Lernprozess sind einerseits die sachlich begründeten und differenzierten Rückmeldungen der fachlichen Bezugsperson, andererseits die systematischen Reflexionsprozesse der Lernenden, die in der Lerndokumentation festgehalten werden" (OdA Santé; SavoirSocial, 2011, S. 11).

Der dreijährigen Berufslehre mit eidgenössischem Führungszeugnis, EFZ Fachmann/ Fachfrau Gesundheit dient das pädagogische Konzept des „Kompetenzen-Ressourcen-Modells, „KoRe"-Methode als Ausgangsbasis didaktischer Planungen. Der „KoRe"-Methode legt die These zugrunde, dass Lernende über definierte Kompetenzen verfügen und auf diesbezügliche Ressourcen zurückgreifen können müssen, um in Handlungs- bzw. in Berufs- und Lebenssituationen bestehen zu können (Abbildung 49).

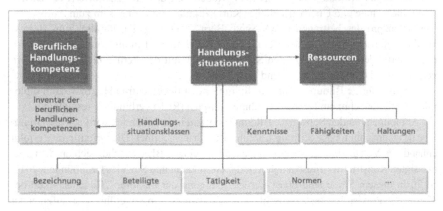

Abbildung 49: Das Kompetenzen-Ressourcen-Modell (OdA Santé Bern, 2011, S. 2 Reg. C)

Zum Zeitpunkt der Studie setzt sich der Bildungsplan dabei innerhalb eines Kompetenzprofiles mit 14 Bereichen aus 41 „typischen Geschichten" zusammen. Diese Geschichten sollen in den Auszubildenden Assoziationen wecken und sie an Erlebnisse aus ihrer Berufswelt erinnern. Auf diesem Wege soll eigenes Wissen und Erfahrungen, die sogenannten Ressourcen, geweckt werden und im Lernverlauf den Kompetenzaufbau unterstützen (OdA Santé Bern, 2011, S. 5 Reg. C).

Im theoretischen Unterricht finden sich Inhalte zur Entwicklung von Teamkompetenz hauptsächlich in den Kompetenzbereichen: „Ausrichtung des beruflichen Handelns an den Klientinnen und Klienten, den Personen in deren Beziehungsumfeld und dem sozialen und kulturellen Kontext", „Arbeitsorganisation" und „Die Fachfrau/ der Fachmann Gesundheit als Lernende/ Lernender und Berufsperson".

In den Situationen sind hierbei zu erzielende Fähigkeiten und Haltungen wie folgt formuliert (OdA Santé Bern, 2011, Reg. E, S. 5 - 70):

- Nimmt berufliche Beziehungen zu den Personen im Beziehungsumfeld der Klientinnen und Klienten auf und erhält diese aufrecht
- Kommuniziert klar, verständlich und situationsgerecht
- Leitet Informationen, eigene Beobachtungen und Vorschläge an die zuständige Fachperson weiter
- Zeigt bei der Gestaltung und Erledigung ihrer/ seiner Aufgaben Flexibilität
- Bringt sich aktiv ins Team ein und ist engagiert
- Zeigt einen offenen und konstruktiven Umgang im Lernprozess und bei Vorgesetzten
- Leitet Teammitglieder und Lernende an
- Erfasst und nutzt Ressourcen der Teammitglieder und der Lernenden
- Nimmt ihre Verantwortung wahr
- Setzt sich für die berufliche Perspektive ein

Der curriculare Aufbau sieht im „KoRe"-Modell vor, das drei Lernorte (Lehrbetrieb, Berufsfachschule und Überbetrieblicher Kurs) zirkulär und gemeinsam zum Aufbau des Kompetenzprofiles beitragen (OdA Santé Bern, 2011 Reg. E). Parallel zum Berufskunde- Unterricht findet an der Berufsschule der Unterricht in allgemeinbildenden Fächern statt. Die Inhalte sind in den Schullehrplänen mit den berufskundlichen Fächern verzahnt und kompetenzorientierend aufgebaut.

Der dreijährige Bildungsgang zur diplomierten Pflegefachfrau HF, bzw. zum diplomierten Pflegefachmann HF ist im Rahmenlehrplan (RLP) verbindlich festgelegt.

Am teilnehmenden Schweizer Bildungszentrum in Graubünden wird auf der Grundlage des Curriculums der Stiftung Careum, Zürich ausgebildet. Die Orientierung erfolgt anhand das Verständnis des Problem Based Learning (PBL), welches sich an dem „gemässigten Konstruktivismus" anlehnt (OdA Gesundheit und Soziales Graubünden, 2017, S. 5). In diesem Sinne sind unter Berücksichtigung der Faktoren „Bedeutsamkeit des Themas", „Praxisrelevanz", „Anschlussfähigkeit" und „Flow-Gefühl" vier aufeinander folgende Lernphasen vorgesehen (Abbildung 50).

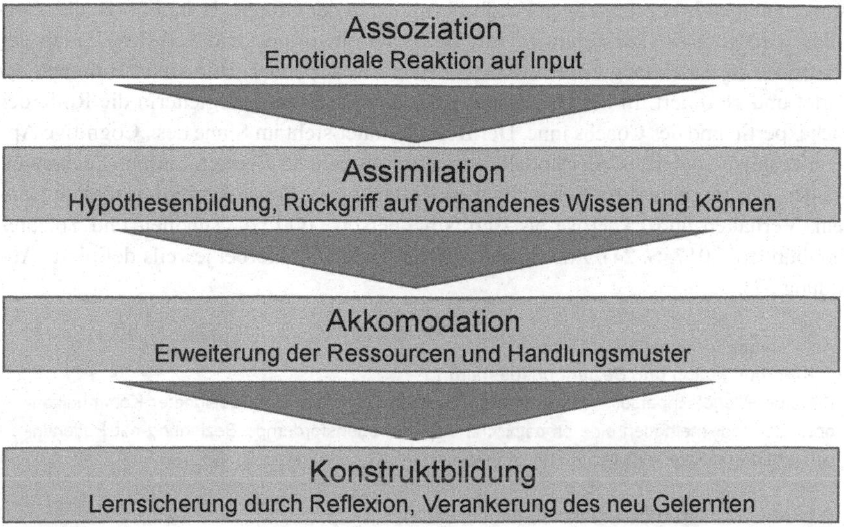

Abbildung 50:   Definierte Lernphasen des Schweizer Bildungszentrums anhand PBL, eigene Darstellung (OdA Gesundheit und Soziales Graubünden, 2017, S. 9)

Im Curriculum HF ist dieses didaktische Modell fest verankert. An vier „Lernorten" erfolgt die Ausbildung in „Lernsituationen" mit unterschiedlichen vorbestimmten Lernformen. Als verbindendes Element zwischen den Lernorten Schule und Praxis ist das „Portfolio" fester Bestandteil. Ebenfalls ist das Lernen mit Simulationspatienten als festes Element in die HF-Ausbildung integriert (Abbildung 51).

	Lernort Schule	Lernort LTT Schule	Lernort LTT Praxis	Lernort Praxis
Lernsituationen	schriftliche Fallbeispiele	Lernen mit Simulationspatientinnen	Lernen an realen Situationen	Lernen an realen Situationen
Lernformen	Problem basiertes Lernen Portfolio	Skillstraining Portfolio	Cognitive Apprenticeship Portfolio	Cognitive Apprenticeship Portfolio
Anteil Ausbildungszeit	40 %	10 %	10 %	40 %

Abbildung 51:   Didaktisches Modell im Curriculum HF im Schweizer Bildungszentrum, (Curriculum HF Pflege Graubünden, 2017, S. 10)

Mehrere vermutete teamkompetenzfördernde Faktoren können im Curriculum HF Pflege Graubünden aufgefunden werden. Im Mittelpunkt stehen hierbei die fest verankerte Methode PBL, das Training mit Simulationspatienten und Videoaufzeichnungen, sowie

Besprechungen in regelmässigen Feedbackrunden in der Gruppe. Beim Führen des Portfolios wird gemäss Curriculum HF die Selbstverantwortung und Selbstregulation der Lernenden in Anlehnung an den Reflexionskreis von Palmer, Burns und Bulmann erwartet und gefördert. In der Berufspraxis hat die Ausbildungsbegleiterin die Rolle der Fachexpertin und des Coachs inne. Der Berufsbildner steht im Sinne des „Cognitive Apprenticeship"-Modells (CAS-Modell) „situationsgerecht als Berater, Initiant, Fachmann, Trainer oder Begleiter" zur Seite. „In allen Rollen ist der Coach Vorbild bezüglich Handeln, Verhalten und Expertise als Berufsfachperson" (OdA Gesundheit und Soziales Graubünden, 2017, S. 24). Zu erreichende Lernziele sind hierbei jeweils definiert (Abbildung 52).

Kommunikationsprozess

5. Kommunikation und Beziehungsgestaltung

Die dipl. Pflegefachperson HF schafft und unterhält durch die Wahl geeigneter Kommunikationsmittel und -methoden eine empathische und vertrauensfördernde Beziehung mit Patientinnen und deren Angehörigen.

6. Intra- und interprofessionelle Kommunikation

Die dipl. Pflegefachperson HF gewährleistet den Informationsfluss im intra- und interprofessionellen Team.

Abbildung 52:   Definierte Lernziele anhand des Beispiels „Kommunikationsprozess" im Handbuch HF Pflege Graubünden (Schweiz) (OdA Gesundheit und Soziales Graubünden, 2017, S. 7)

Im aktuellen Handbuch der HF Pflege Graubünden sind Kompetenzen nach der Struktur des „Kopenhagen Prozess" definiert: „Kompetenzen bezeichnen die Fähigkeit zur Anwendung von Kenntnissen, Fähigkeiten und Know-How, in gewohnten oder neuen Arbeitssituationen. Sie setzen sich aus Wissen (savoir), Fachkompetenz (savoir-faire) und Verhalten (savoir-être) zusammen" (OdA Gesundheit und Soziales Graubünden, 2017, S. 28).

Auf Basis dieser Sichtweise werden die Kompetenz der Auszubildenden zur Bewältigung einer Situation auf Stufe HF in vier Bereiche eingeteilt (Abbildung 53).

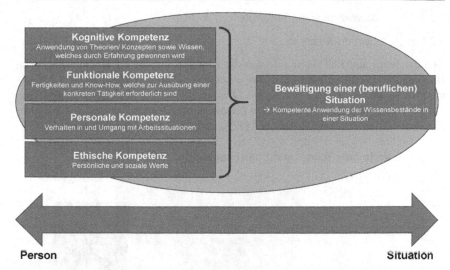

Abbildung 53:   Vier Kompetenzbereiche zur Bewältigung einer Situation, eigene
Darstellung (OdA Gesundheit und Soziales Graubünden, 2017, S. 28)

In der Pflegepraxis der Schweiz sind in allen Ausbildungsbetrieben Bildungsverantwortliche integriert. Es wird vorausgesetzt, dass diese Personen über ein vertieftes Fachwis-
sen verfügen und mit dem konstruktivistischen Lern- und Lehrverständnis vertraut sind.
Schweizer Ausbildungsverantwortliche sind angehalten, ihre Rolle einerseits als Lern-
coach und andererseits auch als Prüfungsexpertin wahrzunehmen. Die Organisationen
der Arbeitswelt (OdA) unterstützen die praktischen Berufsausbildner mithilfe von regelmässigen gemeinsamen Anlässen, der Entwicklung von Lernmaterial und Informationen. Bei der OdA finden auch „überbetriebliche Kurse, ÜK" statt, welche von Expertinnen aus der Berufspraxis mit pädagogischer Qualifikation gemäss Bildungsplan durchgeführt werden.

4.2   Ergebnisse der Auswertung der Fragebogenerhebung (QUAN)

In diesem Abschnitt erfolgt die detaillierte Beschreibung der Stichprobe und die Darstellung der Ergebnisse des ersten Forschungsabschnittes. Zur besseren Lesbarkeit befinden
sich die relevanten Tabellen im Text. Die vollständige Tabellenübersicht ist im Anhang
zu finden. Nach Friedrichs ist diese Art der Ergebnisdarstellung eine geeignete Möglichkeit zur Präsentation von Forschungsergebnissen (Atteslander u. a., 2010, S. 317 zit. aus
Friedrichs, 1999, S.400).

4.2.1   Beschreibung der Stichprobe

4.2.1.1   Gesamtstichprobe

Von den insgesamt 322 Auszubildenden der Abschlussklassen der drei teilnehmenden Bildungseinrichtungen (Baden-Württemberg/ D, Vorarlberg/ A, Graubünden/ CH) nehmen 301 an der Fragebogenerhebung teil. Dies entspricht einer Rücklaufquote von 93%.

Der Ländervergleich zeigt hierbei 39 Personen (13%) aus Deutschland, 106 Personen (35%) aus Österreich und 156 Personen (52%) aus der Schweiz (Abbildung 54).

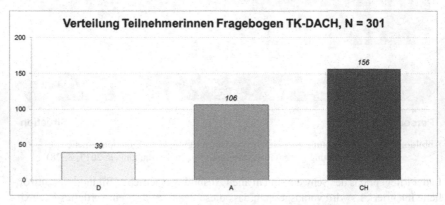

Abbildung 54:   Länderverteilung in der Gesamtstichprobe (n = 301)

Der überdurchschnittliche Anteil der Befragten ist mit gesamt 271 von 301 bzw. 90.0% weiblich (Abbildung 55).

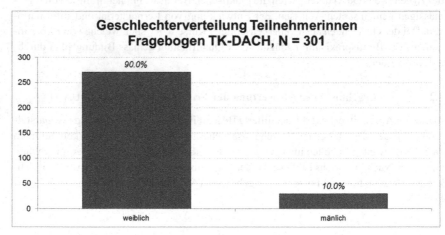

Abbildung 55:   Geschlechterverteilung in der Gesamtstichprobe (n = 301)

In der jüngsten Teilnehmergruppe mit 18-20 Jahren sind mit 34.6% aller Teilnehmerinnen 104 Probanden vertreten. Mit 41.2% sind die 21-25 Jährigen am häufigsten vertreten, die Teilnehmer mit 46 Jahren oder älter bilden mit 4.3% die kleinste Gruppe (Abbildung 56).

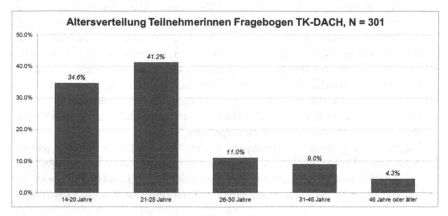

Abbildung 56:   Altersverteilung in der Gesamtstichprobe (n = 301)

Die grösste Teilstichprobe dieses Alters stellen die angehenden Fachpersonen Gesundheit (FaGe) aus Graubünden/ Schweiz mit 71 Probandinnen und Probanden. 13 angehende Schweizer Assistentinnen bzw. Assistenten Gesundheit (AGS) und weitere 8 TN der dreijährigen höheren Fachschule Pflege (Pflege HF) aus Graubünden/ Schweiz sind 18-20 Jahre alt.

In Vorarlberg/ Österreich sind 3 Teilnehmerinnen der Pflegehilfeausbildung und 4 Auszubildende der Diplompflegeausbildung 18-20 Jahre alt. In der deutschen Stichprobe aus dem teilnehmenden Bildungszentrum in Baden-Württemberg werden 5 Auszubildende der dreijährigen Berufsausbildung in dieser Altersklasse gezählt.

Die altersmässig grösste Gruppe der Probandinnen und Probanden stellen die 21-25-Jährigen mit insgesamt 124 Personen. Hier wird die grösste Teilstichprobe mit je 39 Teilnehmerinnen bzw. Teilnehmern (TN) der Auszubildenden der dreijährigen Gesundheits- und Krankenpflegeausbildung aus Vorarlberg/ Österreich bzw. der dreijährigen höheren Fachschule Pflege (Pflege HF) Graubünden/ Schweiz gebildet. Aus Österreich kamen weitere 11 TN in dieser Altersklasse aus der einjährigen Pflegehilfeausbildung. 20 TN der deutschen Stichprobe aus Baden-Württemberg absolvierten im Alter von 21-25 die dreijährige Gesundheits- und Krankenpflegeausbildung, sowie weitere 2 TN der deutschen Pflegehilfeausbildung.

Den grössten Anteil der 26-30 - Jährigen ist mit 22 TN in der Gruppe der Auszubildenden der dreijährigen Gesundheits- und Krankenpflegeausbildung aus Vorarlberg/ Österreich zu finden. Weitere 5 österreichische TN dieser Altersklasse rekrutierten sich aus der einjährigen Pflegehilfeausbildung. Lediglich 1 deutscher TN der dreijährige

Gesundheits- und Krankenpflegeausbildung zählte zu dieser Altersklasse. Aus der Stichprobe Graubünden/ Schweiz sind 2 TN FaGe und 3 TN Pflege HF 26-30 Jahre alt.

In der Altersklasse der 31-45 - Jährigen repräsentierte die Gruppe der Auszubildenden der einjährigen Gesundheits- und Krankenpflegehilfeausbildung aus Vorarlberg/ Österreich mit 11 TN die grösste Anzahl. Weitere 3 TN in dieser Altersklasse nahmen aus der dreijährigen Gesundheits- und Krankenpflegeausbildung in Vorarlberg/ Österreich teil. Sechs TN der deutschen dreijährigen Gesundheits- und Krankenpflegeausbildung aus Baden-Württemberg sind ebenfalls 31- 45 Jahre alt. In der Probandengruppe aus Graubünden/Schweiz sind 3 NT HF Pflege und eine TN FaGe dieser Altersgruppe zu finden.

Mit sieben TN, welche kurz vor ihrem Ausbildungsabschluss über 46 Jahre alt sind, stellen die angehenden Pflegehelferinnen bzw. Pflegehelfer aus Vorarlberg/ Österreich die grösste Gruppe. In allen anderen teilnehmenden Probandengruppen komplettiert lediglich noch je 1 TN aus dieser Altersgruppe diese Studie.

Die grösste Teilstichprobe der Befragten (n = 84, 27.9%) bildet die Probandengruppe der angehenden Fachfrauen bzw. Fachmänner Gesundheit (FaGe) aus Graubünden/ Schweiz (Abbildung 57), gefolgt von den Auszubildenden des gehobenen Dienstes der diplomierten Gesundheits- und Krankenpflege aus Vorarlberg/ Österreich (n = 69, 22.9%).

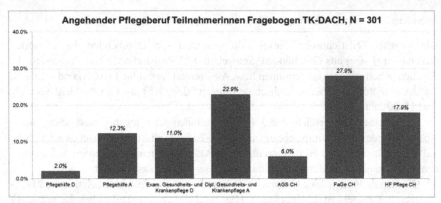

Abbildung 57:   Prozentuale Verteilung der Berufsausbildungen in der Gesamtstichprobe (n = 301)

4.2.1.2   Stichprobe Deutschland/ Bildungszentrum Baden-Württemberg

In der deutschen Stichprobe sind 39 Teinehmerinnen in zwei Ausbilungsgängen vertreten (Tabelle 24).

Tabelle 24:   Charakteristika der deutschen Stichprobe

Ausbildungsgang	Stichprobencharakterisitika
Einjährige Pflegehilfeausbildung	• Stichprobengrösse: 6 • Teilnahme an Befragung: 6/6 • Geschlechterverteilung: 5 w/ 1m

Ausbildungsgang	Stichprobencharakterisitika
Dreijährige pflegerische Berufsausbildung	• Stichprobengrösse: 34 • Teilnahme an Befragung: 33/34 • Geschlechterverteilung: 30w/ 3m • Ursache(n) für Nichtteilnahme: Krankheit am Erhebungstag (1)

4.2.1.3 Stichprobe Österreich/ Bildungszentrum Vorarlberg

In der österreichischen Stichprobe sind 106 Teilnehmerinnen in zwei Ausbildungsgängen vertreten (Tabelle 25).

Tabelle 25: Charakteristika der österreichischen Stichprobe

Ausbildungsgang	Stichprobencharakterisitika
Einjährige Pflegehilfeausbildung	• Stichprobengrösse: 40 • Teilnahme an Befragung: 37/40 • Geschlechterverteilung: 35 w/ 2m • Ursache(n) für Nichtteilnahme: Krankheit am Erhebungstag (3)
Dreijährige pflegerische Diplomausbildung	• Stichprobengrösse: 73 • Teilnahme an Befragung: 69/73 • Geschlechterverteilung: 56w/ 13m • Ursache(n) für Nichtteilnahme: Krankheit am Erhebungstag (4)

4.2.1.4 Stichprobe Schweiz/ Bildungszentrum Graubünden

In der Schweizer Stichprobe sind 156 Teilnehmerinnen in drei Ausbildungsgängen vertreten (Tabelle 26).

Tabelle 26: Charakteristika der schweizerischen Stichprobe

Ausbildungsgang	Stichprobencharakterisitika
Assistentin/ Assistent Gesundheit (AGS)	• Stichprobengrösse: 19 • Teilnahme an Befragung: 18/19 • Geschlechterverteilung: 17 w/ 1m • Ursache(n) für Nichtteilnahme: Krankheit am Erhebungstag
Fachperson Gesundheit (FaGe)	• Stichprobengrösse: 92 • Teilnahme an Befragung: 84/92 • Geschlechterverteilung: 78w/ 6m • Ursache(n) für Nichtteilnahme: Krankheit am Erhebungstag (3), Nicht-Volljährig (3)
Pflege HF	• Stichprobengrösse: 57 • Teilnahme an Befragung: 54/57 • Geschlechterverteilung: 50w/ 4m • Ursache(n) für Nichtteilnahme: Krankheit am Erhebungstag (3)

4.2.2   Beurteilungen der theoretischen Berufsausbildung

Die folgende Ergebnisdarstellung hat das Ziel, sich der Beantwortung der forschungsleitenden Unterfrage: „Welche teamkompetenzfördernden Settings erleben pflegerische
Auszubildende in ihren theoretischen Lernsituationen in der Schule in D, A und CH?"
schrittweise anzunähern. Zunächst erfolgt die Darstellung der Ergebnisse für jeden Fragenkomplex in der Gesamtstichprobe deskriptiv. Anschliessend werden die ermittelten
Daten im Ländervergleich Deutschland, Österreich und Schweiz gezeigt. Komplettiert
wird die Ergebnisdarstellung durch eine Gegenüberstellung der Einschätzungen der Teilstichproben der Auszubildenden der dreijährigen Pflegeausbildungen der drei teilnehmenden Länder. Für die genannten Gruppenvergleiche werden statistische Testverfahren
zur Berechnung von Unterschieden (Ritschl, Weigl, Stamm, 2016, S. 198) gewählt.

4.2.2.1   Die Kommunikationsqualität in der theoretischen Berufsausbildung

4.2.2.1.1   Beurteilung der Kommunikationsqualität in der theoretischen
Pflegeausbildung (Schule), Gesamtstichprobe (n = 301)

Die Kommunikationsqualität in der theoretischen Berufsausbildung wird von den
Teilnehmerinnen der Gesamtstichprobe (n = 301) in einigen Bereichen sehr positiv (=
Summe der Häufigkeiten der Antwortmöglichkeiten „immer" und „überwiegend") beurteilt (Abbildung 58). So sehen 90.0% der Befragten, dass es in der Schule Gelegenheiten
gab, ihre Lehrerinnen anzusprechen und etwas zu fragen. Weitere 87.3% geben an, dass
sie ihre Klassenkameraden ansprechen konnten. 66.8% der Befragten empfinden die
Kommunikation in der Klasse partnerschaftlich und offen. 56.4% sagen, dass bei Bedarf
auch überwiegend oder immer ein Gespräch mit der Schulleitung möglich gewesen wäre.
Diese Möglichkeit   können allerdings 19.3% der Auszubildenden nicht beurteilen.
Gelegenheiten auch mit anderen Berufsgruppen ins Gespräch zu kommen, boten sich mit
45.1% weniger als der Hälfte der Befragten. Bei vier Fragen zur Kommunikationsqualität in der Schule liegt der Anteil an Befragten, die die Antwortmöglichkeit „kann
ich nicht beurteilen" wählten, bei unter 2%. Mit 26.6% „selten" oder „nie" beantwortet
ein grosser Teil der Befragten die Frage, ob es in der Schule Gelegenheiten gab, mit
Auszubildenden anderer Ausbildungszweige ins Gespräch zu kommen.

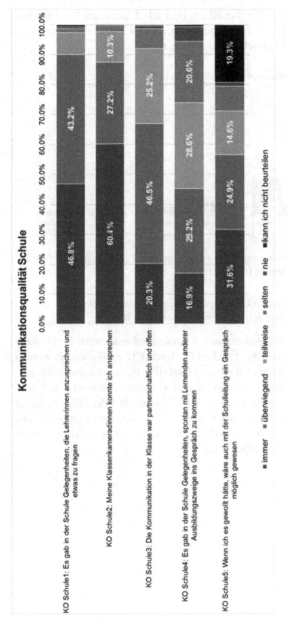

Abbildung 58:   Prozentuale Verteilung der Beantwortungen der Items KO Schule 1 – 5 in der Gesamtstichprobe (n = 301). Ergebnisse unter < 10.0% sind nicht beschriftet

Die zusammenfassende Analyse der Verteilung über alle 5 Items der Kommunikationsqualität in der theoretischen Berufsausbildung zeigt, dass 69.2% der Befragten diese positiv und nur 9.4% diese negativ einschätzen (Abbildung 59).

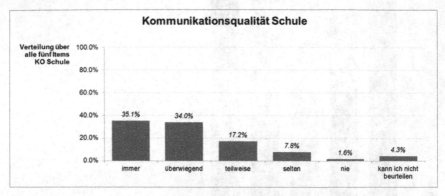

Abbildung 59:   Prozentuale Verteilung der Beantwortungen über alle fünf Items KO Schule in der Gesamtstichprobe (n = 301)

4.2.2.1.2   *Beurteilung der Kommunikationsqualität in der theoretischen Pflegeausbildung (Schule), Ländervergleich (n = 301)*

Zur weiteren Analyse wird die wahrgenommene Kommunikationsqualität in der theoretischen Pflegeausbildung zwischen den Ländern D, A und CH verglichen. Es werden jeweils die Ergebnisse der Teilstichproben Deutschland (n = 39, zusammengesetzt aus: Sechs Auszubildenden der einjährigen Pflegehilfe und 33 Teilnehmerinnen GKP dreijährig), Österreich (n = 106, zusammengesetzt aus: 37 Lernende Pflegehilfe einjährig und 69 Teilnehmerinnen GKP dreijährig) und Schweiz (n = 156, zusammengesetzt aus: 18 Auszubildenden der zweijährigen AGS, 84 FaGe, dreijährig und 54 Teilnehmerinnen der dreijährigen HF-Ausbildung) gegenübergestellt.

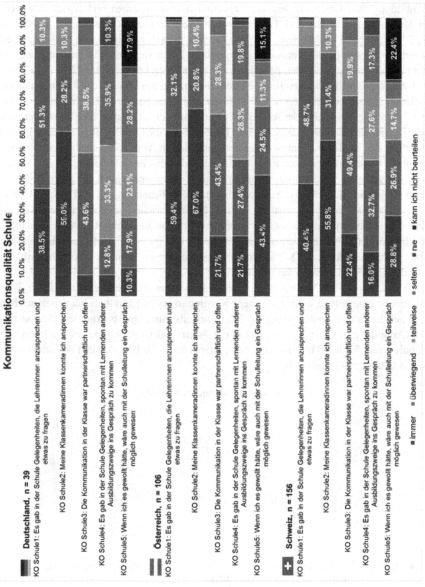

Abbildung 60:   Prozentuale Verteilung der Beantwortungen der Items KO Schule 1 – 5 im Ländervergleich. Ergebnisse unter < 10.0% sind nicht beschriftet

Im Ländervergleich (D: n = 39, A: n = 106, CH: n = 156) zeigt sich, dass die Beurteilung der Kommunikationsqualität in der schulischen Ausbildung nur teilweise differiert

(Abbildung 60). Gelegenheiten, die Lehrerinnen anszusprechen und etwas zu fragen, findet die Mehrheit aller drei Teilstichproben überwiegend oder immer (D: 89.8%, A: 92.5%, CH: 89.1%). Ebenso gibt es kaum Unterschiede bezüglich der positiven Beurteilung (Summe der Antworten „immer bzw. „überwiegend") der Fragestellung, ob man seine Klassenkameraden habe jederzeit ansprechen können (D: 87.2%, A: 87.8%, CH: 87.2%). Eine überwiegend oder immer offene und partnerschaftliche Kommunikation in der Klasse verspürt mit 51.3% die Hälfte der deutschen, 65.1% der österreichischen und mit 71.5% fast drei Viertel der schweizerischen Lernenden. Bei allen drei Teilstichproben hat weniger als die Hälfte der Befragten (D: 19.5%, A: 49.1%, CH: 48.7%) nach eigenen Angaben die Möglichkeit, immer oder überwiegend mit Auszubildenden anderer Zweige spontan ins Gespräch zu kommen. Die Frage, ob mit der Schulleitung ein Gespräch möglich gewesen wäre, ergibt ein differierendes Antwortverhalten. In allen Teilstichproben kann dies ein grösserer Teil der Befragten nicht beantworten (D: 17.9%, A: 15.1%, CH: 22.4%). Mit 67.9% äussern die meisten österreichischen Teilnehmerinnen, dass sie überwiegend oder immer diese Gesprächsmöglichkeit so eingeschätzt hätten. Etwas mehr als die Hälfte (55.7%) der Lernenden der Schweiz und gut ein Viertel aller deutschen befragten Auszubildenden (28.2%) hatte überwiegend oder immer das Gefühl, mit der Schulleitung ein Gespräch führen zu können.

Mit drei von fünf Median-Werten von 5.0 in Österreich zeigt sich bei dieser Teilstichprobe eine höhere wahrgenommene Kommunikationsqualität als bei den deutschen und bei den schweizerischen Befragten mit jeweils nur einem maximalen Median von 5.0 (Abbildung 61). Der Median liegt in der österreichischen Gruppe bei den Items KO Schule 1 und 5 mit 5.0 höher als bei der deutschen mit 4.0 bzw. 3.0 und der schweizerischen Gruppe mit jeweils 4.0.

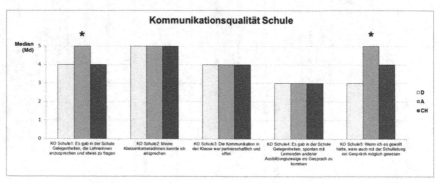

Abbildung 61:   Unterschiede im Median der Beantwortungen der Items KO Schule 1 – 5 im Ländervergleich. * = signifikant

Der Kruskal-Wallis-Test bestätigt diese Unterschiede mit einer Signifikanz von p ≤ 0.009 für diesen beiden Items. Der zusätzlich durchgeführte Mann-Whitney-Test zeigt, dass im Vergleich zwischen Deutschland und Österreich nur das Item KO Praxis 5 signifikant unterschiedlich ausgeprägt ist (p ≤ 0.001). Zwischen Deutschland und der Schweiz sind die Unterschiede ebenfalls bei Item KO Praxis 5 signifikant (p ≤ 0.001). Zwischen Österreich und der Schweiz ist das Item KO Praxis 1 mit p = 0.004 signifikant unterschiedlich.

4.2.2.1.3 Beurteilung der Kommunikationsqualität in der theoretischen Berufs- ausbildung (Schule), Dreijährige Pflegeausbildung im Ländervergleich (n = 156)

Im Ländervergleich der dreijährigen Pflegeausbildung (GKP/ D: n = 33, GKP/ A: n = 69, HF/ CH: n = 54) zeigt sich, dass die Items KO Praxis 1 und 2 ähnlich positiv (Antworten „überwiegend" oder „immer") bewertet werden (GKP/ D: 87.9% , GKP/ A 88.4%, HF/ CH 87% und 92.6%). Bei den Items KO Praxis 3 bis 5 differiert die Beurteilung der Kommunikationsqualität in der Schule (Abbildung 62). Eine partnerschaftliche und offene Kommunikation erleben etwa die Hälfte der deutschen dreijährigen Auszubildenden (51.5%) überwiegend oder immer. Bei GKP/ A beurteilen dies 62.3% und bei HF/ CH eine grosse Mehrheit mit 85.2% so positiv. Die Einschätzungen der Befragten, ob es in der Schule überwiegend oder immer Gelegenheiten gab, mit anderen Ausbildungszweigen ins Gespräch zu kommen (KO Schule 4) beantworten 18.2% von GKP/ D, 44.9 % von GKP/ A und 50% von HF/ CH. Auf die Frage, ob es möglich gewesen wäre, mit der Schulleitung ein Gespräch zu führen (KO Schule 5) unterscheiden sich zwischen den drei Stichproben. Während 66.7% der Schweizerinnen und 66.6% der Österreicherinnen dieses Gefühl überwiegend oder immer haben, sind es 24.2% der deutschen dreijährigen Auszubildenden. Diese Frage können 18.2% von GKP/ D, 10.1% von GKP/ A und 11.1% von HF/ CH nicht beantworten.

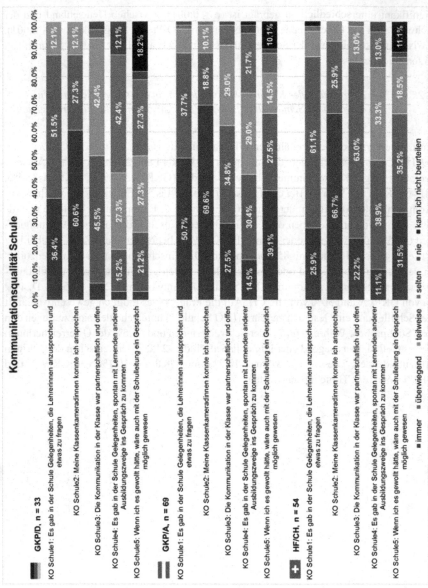

Abbildung 62:   Prozentuale Verteilung der Beantwortungen der Items KO Schule 1 – 5 in
                 der dreijährigen Pflegeausbildung im Ländervergleich, n = 156. Ergebnisse
                 unter < 10.0% sind nicht beschriftet

Unterschiede im Median ergeben sich bei drei Items (Abbildung 63). Bei Item KO Schule 1 liegt der Median in der österreichischen Stichprobe mit 5.0 über denen der deutschen und schweizerischen Stichprobe (je 4.0). Bei den Items 4 und 5 ist der Median in der deutschen Stichprobe mit 2.0 bzw. 3.0 jeweils niedriger als in der österreichischen (3.0 bzw. 4.0) und der schweizerischen Stichprobe (3.5 bzw. 4.0).

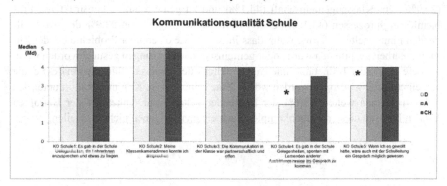

Abbildung 63:   Unterschiede im Median der Beantwortungen der Items KO Schule 1 – 5 bei der dreijährigen Pflegeausbildung im Ländervergleich. * = signifikant

Der Kruskal-Wallis-Test bestätigt diese Unterschiede mit einer Signifikanz von $p \leq$ 0.009 für zwei dieser drei Items (KO Schule 4 und 5). Der zusätzlich durchgeführte Mann-Whitney-Test zeigt, dass im Vergleich zwischen Deutschland und Österreich bei der dreijährigen Pflegeausbildung diese beiden Items signifikant unterschiedlich ausgeprägt sind ($p \leq 0.001$). Zwischen Deutschland und der Schweiz sind die Unterschiede ebenfalls bei beiden Items signifikant ($p \leq 0.001$). Zwischen Österreich und der Schweiz sind beide Items nicht signifikant unterschiedlich.

Die Resultate der dreijährigen Pflegeausbildung werden mit den Ergebnissen der Gesamtstichprobe im Ländervergleich (Abbildung 60) abgeglichen. Der signifikante Unterschied von KO Schule 1 im Ländervergleich der Gesamtstichprobe ist bei der Teilstichprobe der dreijährigen Auszubildenden nicht feststellbar. Bei Item KO Schule 4 und KO Schule 5 erzielt bei der Teilstichprobe der dreijährigen Pflegeausbildung Deutschland einen signifikant niedrigeren Wert (Abbildung 63).

4.2.2.2   Die Kooperation und Zusammenarbeit in der theoretischen Berufsausbildung

4.2.2.2.1   *Beurteilung der Kooperation und Zusammenarbeitsqualität in der theoretischen Berufsausbildung (Schule), Gesamtstichprobe (n = 301)*

Die Beurteilung der Kooperation und Zusammenarbeit in der theoretischen Berufsausbildung wird von den Teilnehmerinnen der Gesamtstichprobe nur in 2 von 5 Bereichen positiv (= Summe der Häufigkeiten der Antwortmöglichkeiten „immer" und „überwiegend") beurteilt (Abbildung 64). Wenn es in der Schule Schwierigkeiten gibt, werden diese rasch gelöst, registrieren 52.5% der Befragten überwiegend oder immer. Weitere 63.1% der Teilnehmerinnen bewerten die Qualität von Gruppenarbeiten posititv („bei Gruppenarbeiten arbeiteten wir konstruktiv und produktiv zusammen"). Weniger als die Hälfte der Teilnehmer bewerten drei Fragen zur Kommunikation unter den Lehrern (29.9%), zur Klassengemeinschaft (44.1%) und zu gemeinsamen, konstruktiven Problemlösungsprozessen (43.1%) positiv. Eine grosse Gruppe von 23.9% der Auszubildenden nimmt selten oder nie wahr, dass in der Klasse offen über Probleme bei der Zusammenarbeit gesprochen wurde oder gemeinsam nach Lösungen gesucht worden wäre. Weitere 18.9% der Teilnehmerinnen haben selten oder nie das Gefühl, dass in der Schule „an einem Strang gezogen worden wäre". Eine reibungslose Kommunikation unter den Lehrern nehmen weitere 12.6% der Lernenden selten wahr. Unter 4% der Befragten können Items in diesem Fragenkomplex nach eigenen Angaben nicht beurteilen.

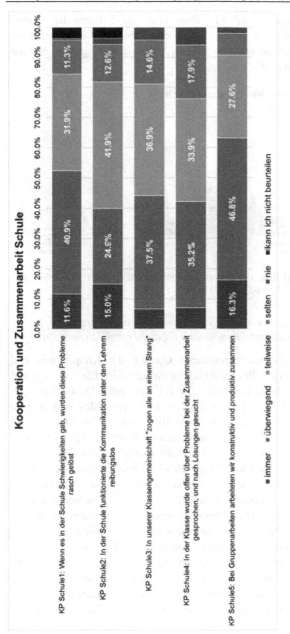

Abbildung 64: Prozentuale Verteilung der Beantwortungen der Items KP Schule 1 – 5 in der Gesamtstichprobe (n = 301). Ergebnisse unter < 10.0% sind nicht beschriftet

Die zusammenfassende Analyse der Verteilung über alle 5 Items der Kooperationsqualität in der theoretischen Berufsausbildung zeigt, dass 48.4% der Befragten diese positiv und nur 15.8% diese negativ einschätzen. 34.4% der Befragten erleben die Qualität nur teilweise (Abbildung 65).

Kooperationssqualität Schule

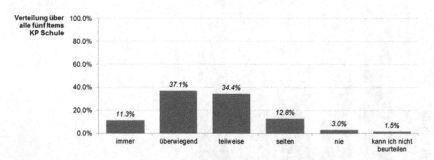

Abbildung 65: Prozentuale Verteilung der Beantwortungen über alle fünf Items KP Schule in der Gesamtstichprobe (n = 301)

4.2.2.2.2 Beurteilung der Kooperation und Zusammenarbeitsqualität in der theoretischen Berufsausbildung (Schule), Ländervergleich (n = 301)

Zur weiteren Analyse wird die wahrgenommene Qualität der Kooperation- und Zusammenarbeit in der theoretischen Pflegeausbildung zwischen den Ländern D, A und CH verglichen. Es werden jeweils die Ergebnisse der Teilstichproben Deutschland (n = 39, zusammengesetzt aus: Sechs Auszubildenden der einjährigen Pflegehilfe und 33 Teilnehmerinnen GKP dreijährig, Österreich (n = 106, zusammengesetzt aus: 37 Lernenden Pflegehilfe einjährig und 69 Teilnehmerinnen GKP dreijährig) und Schweiz (n = 156, zusammengesetzt aus: 18 Auszubildenden der zweijährigen AGS, 84 FaGe, dreijährig und 54 Teilnehmerinnen der dreijährigen HF-Ausbildung) gegenübergestellt.

Im Ländervergleich (D: n = 39, A: n = 106, CH: n = 156) zeigt sich, dass die Beurteilung der Kooperation und Zusammenarbeitsqualität in der schulischen Ausbildung nur teilweise differiert (Abbildung 66). Dass Probleme rasch gelöst werden, empfinden 35.9% der deutschen Befragten, im Vergleich zu 56.6% der österreichischen und 53.8% der schweizerischen Lernenden immer oder überwiegend. Eine reibungslose Kommunikation unter den Lehrerinnen nehmen 28.2% der deutschen, 51.0% der österreichischen und 35.2% der befragten schweizerischen Auszubildenden überwiegend oder immer wahr. In allen drei Länderproben beurteilt ein grösserer Teil der Befragten die reibungslose Kommunikation unter den Lehrerinnen mit „teilweise" (D: 48.7%, A: 33.0%, CH: 46.2%).

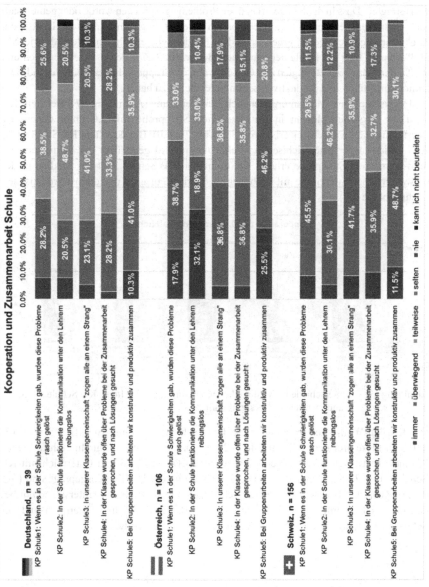

Abbildung 66: Prozentuale Verteilung der Beantwortungen der Items KP Schule 1 – 5 im Ländervergleich. Ergebnisse unter < 10.0% sind nicht beschriftet

„In unserer Klassengemeinschaft zogen alle an einem Strang" empfinden 28.2% der deutschen Lernenden, 41.5 % der Österreicherinnen und mit 50.0% die Hälfte der Schweizer Befragten. Dass in der Klasse offen über Probleme gesprochen wurde oder gemeinsam nach Lösungen gesucht wurde, erleben nach eigenen Angaben 35.9% der Deutschen, 22.6% der österreichischen Lernenden und 21.8% der Schweizerinnen selten oder nie. Mit 51.3% nimmt über die Hälfte der deutschen Befragten, 71.7% der Österreicherinnen und 60.2% der Schweizer Befragten das Gefühl wahr, in Gruppenarbeiten überwiegend oder immer konstruktiv und produktiv zusammengearbeitet zu haben.

Unterschiede im Median ergeben sich bei drei Items (Abbildung 67). Bei Item KP Schule 1 liegt der Median in der deutschen Stichprobe mit 3.0 unter denen der österreichischen und schweizerischen Stichprobe (je 4.0). Bei dem Item KP Schule 4 ist der Median in der österreichischen Stichprobe mit 4.0 gegenüber der deutschen und schweizerischen Stichprobe erhöht. Bei dem Item KP Schule 3 ist der Median in der schweizerischen Stichprobe mit 3.5 höher als der der deutschen und der österreichischen Stichprobe (je 3.0).

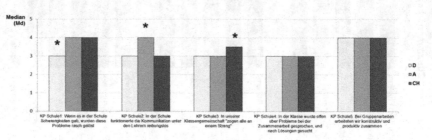

Abbildung 67:   Unterschiede im Median der Beantwortungen der Items KO Schule 1 – 5 im Ländervergleich. * = signifikant

Der Kruskal-Wallis-Test bestätigt diese Unterschiede mit einer Signifikanz von p ≤ 0.012 für diese drei Items (KP Schule 1, 2 und 3). Der zusätzlich durchgeführte Mann-Whitney-Test zeigt, dass im Vergleich zwischen Deutschland und Österreich mit KP Schule 1 und 2 zwei dieser drei Items signifikant unterschiedlich ausgeprägt sind (p ≤ 0.005). Zwischen Deutschland und der Schweiz ist ein signifikanter Unterschied nur bei den Items KP Schule 1 und 3 zu messen (p ≤ 0.029). Zwischen Österreich und der Schweiz ist nur das Item KP Schule 2 signifikant unterschiedlich.

4.2.2.2.3   Beurteilung der Kooperation und Zusammenarbeitsqualität in der
theoretischen Berufsausbildung (Schule), Dreijährigen Pflegeausbildung
im Ländervergleich (n = 156)

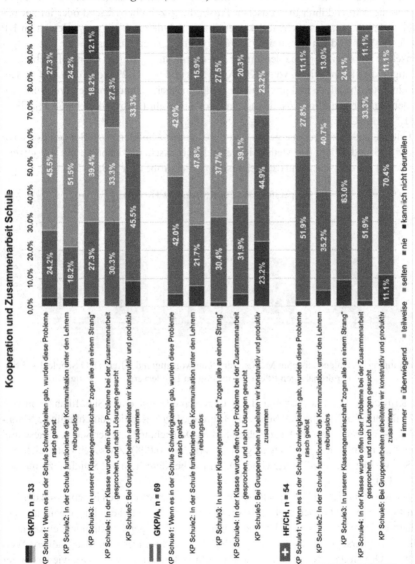

Abbildung 68:   Prozentuale Verteilung der Beantwortungen der Items KP Schule 1 – 5 in der
dreijährigen Pflegeausbildung im Ländervergleich, n = 156. Ergebnisse
unter < 10.0% sind nicht beschriftet

Im Ländervergleich der dreijährigen Pflegeausbildung (GKP/ D: n = 33, GKP/ A: n =
69, HF/ CH: n = 54) werden teilweise grössere Unterschiede sichtbar (Abbildung 68).
27.2% von GKP/ D, 46.3% von GKP/ A und über die Hälfte von HF/ CH (53.8%) geben
an, dass sie während ihrer theoretischen Ausbildungszeit überwiegend oder immer das
Gefühl erlebt haben, dass Schwierigkeiten in der Schule rasch gelöst werden (Item KP
Schule 1). Während ein Grossteil (72.3%) von HF/ CH erlebt, dass in der Klassengemeinschaft alle überwiegend oder immer „an einem Strang zogen" (Item KP Schule 3),
bestätigen dies knapp Drittel von GKP/ A (31.8% und nur 21.2% von GKP/ D. Das Gefühl einer konstruktiven und produktiven Gruppenarbeit nehmen in allen drei Stichproben der dreijährigen Pflegeausbildung ein Grossteil wahr (54.6%GKP/ D, 68.1% GKP/
A, 81.5% HF/ CH).

Unterschiede im Median ergeben sich bei 3 Items (Abbildung 69). Bei den Items KP
Schule 1, 3 und 4 liegt der Median in der schweizerischen Stichprobe mit 4.0 jeweils
über denen der deutschen und österreichischen Stichprobe (mit je 3.0).

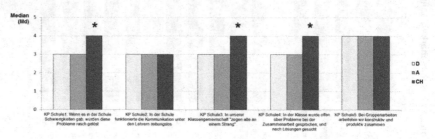

Abbildung 69:   Unterschiede im Median der Beantwortungen der Items KO Schule 1 – 5 bei
                 der dreijährigen Pflegeausbildung im Ländervergleich. * = signifikant

Der Kruskal-Wallis-Test bestätigt diese Unterschiede mit einer Signifikanz von p ≤
0.020 für diese drei Items (KP Schule 1, 3 und 4). Der zusätzlich durchgeführte Mann-
Whitney-Test zeigt, dass im Vergleich zwischen Deutschland und der Schweiz diese drei
Items signifikant unterschiedlich ausgeprägt sind (p ≤ 0.008). Zwischen Österreich und
der Schweiz ist ein signifikanter Unterschied nur bei dem Item KP Schule 3 zu messen
(p ≤ 0.001).

Die Resultate der dreijährigen Pflegeausbildung werden mit den Ergebnissen der Gesamtstichprobe im Ländervergleich (Abbildung 67) abgeglichen. Im Gegensatz zum
Ländervergleich der Gesamtstichprobe ist bei den dreijährigen Auszubildenden kein signifikanter Unterschied bei Item KP Schule 2 feststellbar. Der signifikant höhere Wert
bei Item KP Schule 1, KP Schule 3 und KP Schule 4 in der Schweiz wird wiederum nur
bei den dreijährigen Auszubildenden sichtbar (Abbildung 69).

4.2.2.3   Wissensvermittlung zu Teamarbeit in der Schule

4.2.2.3.1   Beurteilung der Wissensvermittlung zu Teamarbeit in der theoretischen Berufsausbildung (Schule), Gesamtstichprobe (n = 301)

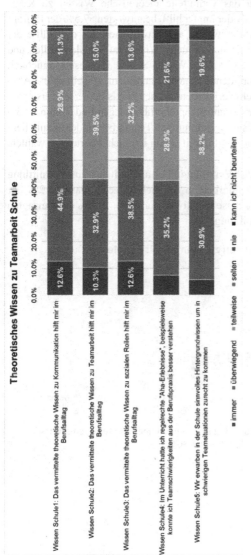

Abbildung 70:   Prozentuale Verteilung der Beantwortungen der Items Wissen Schule 1 – 5 in der Gesamtstichprobe (n = 301). Ergebnisse unter < 10.0% sind nicht beschriftet

Die Relevanz der theoretischen Lerninhalte zu Teamarbeit in der Schule wird von den Teilnehmerinnen der Gesamtstichprobe (n = 301) nur in 2 von 5 Bereichen positiv (= Summe der Häufigkeiten der Antwortmöglichkeiten „immer" und „überwiegend") beurteilt (Abbildung 70). Dass ihnen das vermittelte theoretische Wissen zu Kommunikation im Berufsalltag überwiegend oder immer hilft, beantworten 57.5% der Befragten (Item Wissen Schule 1). Mit 51.1% bewerten auch etwas mehr als die Hälfte der Teilnehmerinnen, dass ihnen das theoretisch vermittelte Wissen zu Sozialen Rollen und Beziehungen in der Berufspraxis hilfreich ist (Item Wissen Schule 3). Diese Möglichkeit können allerdings 19.3% der Auszubildenden nicht beurteilen. Regelrechte „Aha-Erlebnisse", um beispielsweise Teamschwierigkeiten aus der Praxis besser zu verstehen, haben 42.5% der Teilnehmerinnen der Gesamtstichprobe überwiegend oder immer. Bei allen fünf Fragen zur theoretischen Wissensvermittlung zu Teamarbeit in der Schule liegt der Anteil an Befragten, die die Antwortmöglichkeit „kann ich nicht beurteilen" wählen, bei unter 4%.

Die zusammenfassende Analyse der Verteilung über alle 5 Items zur Vermittlung von theoretischen Lerninhalten zu Teamarbeit in der Schule zeigt, dass 46.2% der Befragten diese positiv und nur 19.5% diese negativ einschätzen. 33.6% der Befragten erleben die Qualität nur teilweise (Abbildung 71).

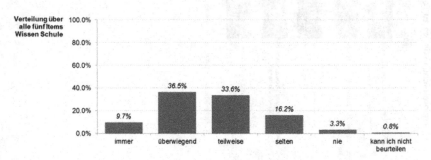

Abbildung 71:   Prozentuale Verteilung der Beantwortungen über alle fünf Items Wissen Schule in der Gesamtstichprobe (n = 301)

4.2.2.3.2 Beurteilung der Wissensvermittlung zu Teamarbeit in der theoretischen Berufsausbildung (Schule), Ländervergleich (n = 301)

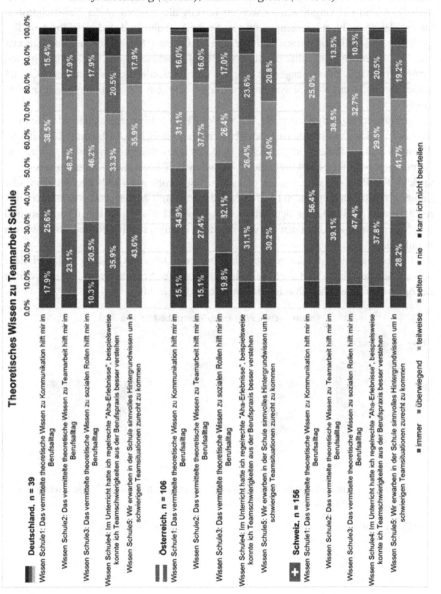

Abbildung 72: Prozentuale Verteilung der Beantwortungen der Items Wissen Schule 1 – 5 im Ländervergleich. Ergebnisse unter < 10.0% sind nicht beschriftet

Zur weiteren Analyse wird die wahrgenommene Qualität der Lerninhalte zu Kommunikation und Teamarbeit in der theoretischen Pflegeausbildung zwischen den Ländern D, A und CH verglichen. Es werden jeweils die Ergebnisse der Teilstichproben Deutschland (n = 39, zusammengesetzt aus: Sechs Auszubildendem der einjährigen Pflegehilfe und 33 Teilnehmerinnen GKP dreijährig), Österreich (n = 106, zusammengesetzt aus: 37 Lernenden Pflegehilfe einjährig und 69 Teilnehmerinnen GKP dreijährig) und Schweiz (n = 156, zusammengesetzt aus: 18 Auszubildenden der zweijährigen AGS, 84 FaGe, dreijährig und 54 Teilnehmerinnen der dreijährigen HF-Ausbildung) gegenübergestellt.

Im Ländervergleich (D: n = 39, A: n = 106, CH: n = 156) zeigt sich bei der Beurteilung der Wissensvermittlung zu Teamarbeit in der schulischen Ausbildung (Abbildung 72) in den drei Ländern ein ähnliches Bild. In allen Stichproben gibt es zahlreiche Nennungen von „teilweise" bis „selten" bei allen fünf Items. Der Kommunikationsunterricht (KO Praxis 1) wird von der deutschen Stichprobe mit 43.5% überwiegend oder immer als hilfreich empfunden (A: 50.0%, CH: 66.0%). Überwiegend oder immer lehrreich beurteilen 30.8% der deutschen Stichprobe, 51.9% der Österreicherinnen und 55.7% der Schweizer Befragten das vermittelte Wissen zu sozialen Rollen (Item Wissen Schule 3).

Unterschiede im Median ergeben sich bei zwei Items (Abbildung 73). Bei Item Wissen Schule 1 und 3 liegt der Median in der deutschen Stichprobe mit 3.0 unter denen der österreichischen und schweizerischen Stichprobe (je 4.0).

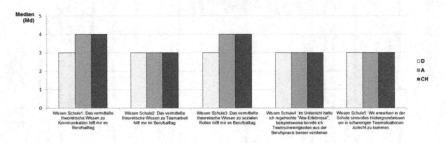

Abbildung 73:   Unterschiede im Median der Beantwortungen der Items Wissen Schule 1 – 5 im Ländervergleich. * = signifikant

Der Kruskal-Wallis-Test ergibt keine Signifikanz für diese Unterschiede.

4.2.2.3.3 Beurteilung der Wissensvermittlung zu Teamarbeit in der theoretischen Berufsausbildung (Schule), Dreijährige Pflegeausbildung im Ländervergleich (n = 156)

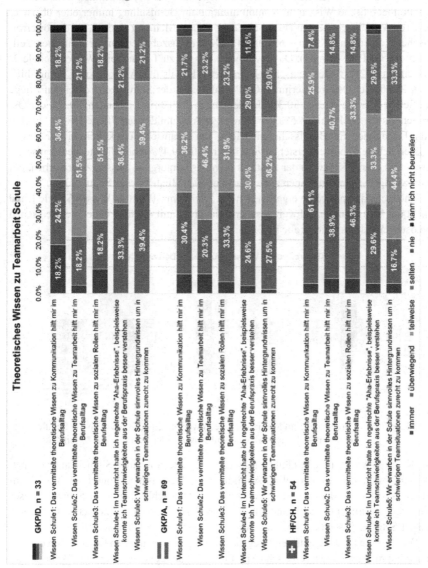

Abbildung 74: Prozentuale Verteilung der Beantwortungen der Items Wissen Schule 1 – 5 in der dreijährigen Pflegeausbildung im Ländervergleich, n = 156. Ergebnisse unter < 10.0% sind nicht beschriftet

Im Ländervergleich ergeben sich bei den dreijährigen Pflegeauszubildenden (GKP/ D, n = 33, GKP/ A, n = 69, HF/ CH, n = 54) unterschiedliche Antworthäufungen (Abbildung 74). 64.8% der befragten Schweizerinnen Pflege HF (n = 54) empfindet, dass das vermittelte theoretische Wissen zu Kommunikation im Berufsalltag immer oder überwiegend von Vorteil sei (Item Wissen Schule 1). Dieser Meinung sind 37.7% der österreichischen Lernenden GKP (n = 69) und 42.4% der Auszubildenden der deutschen Teilstichprobe GKP/ D (n = 33). Das erworbene Wissen zu Teamarbeit (Wissen Schule 2) beurteilen nur 21.2% der deutschen Befragten GKP als überwiegend oder immer hilfreich, 27.5% der Österreicherinnen GKP und 44.4% der Schweizer Lernenden Pflege HF. Selten oder nie erleben 30.3% der deutschen dreijährig Lernenden, 40.6% der Österreicherinnen GKP und 31.5% der Schweizer Auszubildenden Pflege HF regelrechte „Aha-Erlebnisse" im Berufsschulunterricht, um Teamschwierigkeiten in der Praxis (Wissen Schule 4) besser verstehen zu können. Mit 39.4% geben die meisten deutschen Auszubildenden GKP an, in der Schule sinnvolles Hintergrundwissen zu erwerben, um in schwierigen Teamsituationen zurecht zu kommen (Item Wissen Schule 5).

Unterschiede im Median ergeben sich bei zwei Items. Bei Item Wissen Schule 1 und 3 liegt der Median in der schweizerischen Stichprobe mit 4.0 über denen der deutschen und österreichischen Stichprobe (je 3.0).

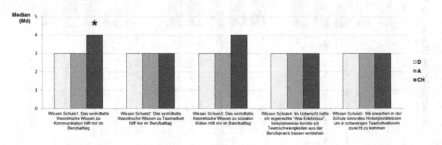

Abbildung 75:   Unterschiede im Median der Beantwortungen der Items Wissen Schule 1 – 5 bei der dreijährigen Pflegeausbildung im Ländervergleich. * = signifikant

Der Kruskal-Wallis-Test bestätigt diese Unterschiede mit einer Signifikanz von p = 0.036 für das Item Wissen Schule 1 (Abbildung 75). Der zusätzlich durchgeführte Mann-Whitney-Test zeigt, dass im Vergleich zwischen Deutschland und der Schweiz dieses Item nicht signifikant unterschiedlich ausgeprägt ist (p = 0.336), zwischen Österreich und der Schweiz jedoch ein signifikanter Unterschied mit p = 0.008 vorliegt.

Die Resultate der dreijährigen Pflegeausbildung werden mit den Ergebnissen der Gesamtstichprobe im Ländervergleich (Abbildung 73) abgeglichen. Der signifikant höhere Wert bei Item Wissen Schule 1 in der Schweiz wird wiederum nur bei den dreijährigen Auszubildenden sichtbar (Abbildung 75).

4.2.2.4 Selbstbestimmung in der theoretischen Berufsausbildung

4.2.2.4.1 Beurteilung der Selbstbestimmung in der theoretischen Ausbildung (Schule), Gesamtstichprobe (n = 301)

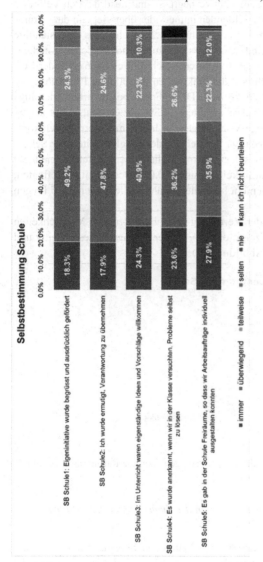

Abbildung 76: Prozentuale Verteilung der Beantwortungen der Items SB Schule 1 – 5 in der Gesamtstichprobe (n = 301). Ergebnisse unter < 10.0% sind nicht beschriftet

Die Möglichkeiten der Selbstbestimmung in der theoretischen Berufsausbildung wird von allen Teilnehmerinnen (n = 301) mehrheitlich positiv (= Summe der Häufigkeiten der Antwortmöglichkeiten „immer" und „überwiegend") beurteilt (Abbildung 76). So sehen 67.5% der Befragten, dass Eigeninitiative begrüsst und ausdrücklich gefördert wurde. Es fühlen sich 64.7% der Auszubildenden immer oder überwiegend dazu ermutigt, Verantwortung zu übernehmen. Ebenfalls nehmen 65.2% wahr, dass eigenständige Ideen und Vorschläge willkommen sind. 59.8% der Auszubildenden erleben Anerkennung, wenn sie versuchen, Probleme selbst zu lösen. Auch gibt es für 67.8% der Lernenden überwiegend oder immer während der praktischen Ausbildung Freiräume, um Tätigkeiten individuell ausgestalten zu können. Diese Frage beantworten allerdings 13.0% der Befragen mit „selten" oder „nie". Weitere 11.3% der Gesamtstichprobe erleben selten oder nie, dass eigenständige Vorschläge oder Ideen im Unterricht willkommen waren. Somit ergibt sich eine negative Beurteilung der Möglichkeiten zur Selbstbestimmung in der Schule (= Summe aus der Antwortmöglichkeiten „selten" oder „nie") über drei von fünf Fragen mit einer Häufigkeit von unter 10.0%. Der Anteil an Befragten, die die Antwortmöglichkeit „kann ich nicht beurteilen" wählten, liegt über alle 5 Fragen unter 5.0%.

Die zusammenfassende Analyse der Verteilung über alle 5 Items zu Möglichkeiten zur Selbstbestimmung in der Schule zeigt, dass 64.4% der Befragten diese positiv und nur 9.8% diese negativ einschätzen (Abbildung 77).

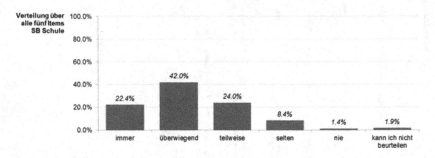

Abbildung 77:   Prozentuale Verteilung der Beantwortungen über alle fünf Items SB Schule in der Gesamtstichprobe (n = 301)

4.2.2.4.2   Beurteilung der Selbstbestimmung in der theoretischen Ausbildung (Schule), Ländervergleich (n = 301)

Zur weiteren Analyse wird die wahrgenommene Qualität der Selbstbestimmung in der theoretischen Pflegeausbildung zwischen den Ländern D, A und CH verglichen. Es werden jeweils die Ergebnisse der Teilstichproben Deutschland (n = 39, zusammengesetzt aus: 6 Auszubildende der einjährigen Pflegehilfe und 33 Teilnehmerinnen GKP dreijährig, Österreich (n = 106, zusammengesetzt aus: 37 Lernende Pflegehilfe einjährig und 69 Teilnehmerinnen GKP dreijährig) und Schweiz (n = 156, zusammengesetzt aus: 18 Auszubildende der zweijährigen AGS, 84 FaGe, dreijährig und 54 Teilnehmerinnen der dreijährigen HF-Ausbildung) gegenübergestellt.

Im Ländervergleich der drei Stichproben (D: n = 39, A: n = 106, CH: n = 156) zeigen sich Unterschiede in einzelnen Items (Abbildung 78). So empfindet die Hälfte der deutschen Lernenden (41.0%), 68.8% der Österreicherinnen und 58.4% der Schweizer Befragten überwiegend oder immer ein Gefühl der Anerkennung, wenn die Klasse versucht, ein Problem selbst zu lösen (Item SB Schule 4). Freiräume, um Arbeitsaufträge individuell ausgestalten zu können, nehmen 48.7% der Deutschen, 67.0% der österreichischen Befragten und 65.3% der schweizerischen Befragten überwiegend oder immer wahr (Item SB Schule 5).

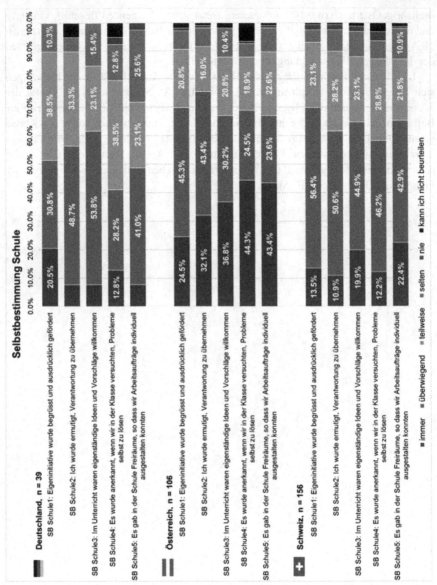

Abbildung 78:   Prozentuale Verteilung der Beantwortungen der Items SB Schule 1 – 5 im
                 Ländervergleich. n = 301. Ergebnisse unter < 10.0% sind nicht beschriftet

Bei diesen beiden Items SB Schule 4 und 5 gibt es auch Unterschiede im Median (Abbildung 79). In der deutschen Stichprobe liegt der Median mit 3.0 unter denen der österreichischen und schweizerischen Stichprobe (je 4.0).

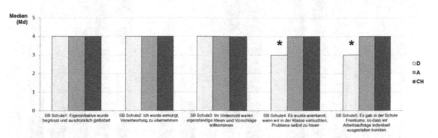

Abbildung 79:   Unterschiede im Median der Beantwortungen der Items SB Schule 1 – 5 im Ländervergleich. * = signifikant

Der Kruskal-Wallis-Test bestätigt diese Unterschiede mit einer Signifikanz von p ≤ 0.001 für diese beiden Items. Der zusätzlich durchgeführte Mann-Whitney-Test unterstreicht, dass im Vergleich zwischen Deutschland und Österreich diese Items ebenfalls signifikant unterschiedlich ausgeprägt sind (p ≤ 0.001), und zwischen Deutschland und der Schweiz nur für das Item SB Schule 5 ein signifikanter Unterschied mit p = 0.006 vorliegt.

4.2.2.4.3 Beurteilung der Selbstbestimmung in der theoretischen Ausbildung (Schule), Dreijährige Pflegeausbildung im Ländervergleich (n = 156)

Die Einschätzungen der der Befragten der dreijährigen Pflegeausbildung (GKP/ D, n = 33, GKP/ A, n = 69, HF/ CH, n = 54) sind im Ländervergleich teilweise den Ergebnissen der Gesamtauswertung sehr ähnlich (Abbildung 80). Nennenswerte Unterschiede gibt es bei Item SB Schule 4 und SB Schule 5. So nimmt ein überwiegender Teil der Gruppe HF/ CH (74.1%) und GKP/ A (66.7%) überwiegend oder immer wahr, dass von Seiten der Schule anerkannt wird, wenn die Klasse versucht, Probleme selbst zu lösen. Bei den deutschen dreijährigen Auszubildenden haben diesen Eindruck nur 36.4%. Freiräume, um Arbeitsaufträge individuell auszugestalten, erleben die Teilnehmerinnen der HF/ CH mit 75.9% deutlich häufiger überwiegend oder immer. Bei GKP/ A erlebt dies mehr als die Hälfte (60.9%) der Befragten, und die Probanden der deutschen Stichprobe der dreijährigen Pflegeausbildung nimmt diese Art der Förderung der Selbstbestimmtheit zu 42.4% deutlich weniger als die Hälfte überwiegend oder immer wahr.

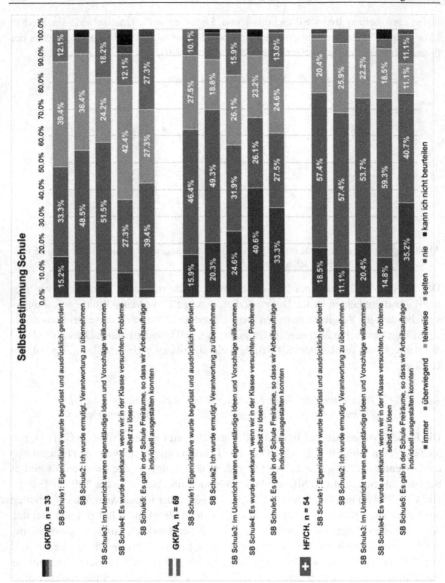

Abbildung 80:   Prozentuale Verteilung der Beantwortungen der Items SB Schule 1 – 5 in der
                  dreijährigen Pflegeausbildung im Ländervergleich, n = 156. Ergebnisse
                  unter < 10.0% sind nicht beschriftet

Unterschiede im Median ergeben sich bei den drei Items SB Schule 1, 4 und 5 (Abbildung 81). Hier liegt der Median in der deutschen Stichprobe mit 3.0 unter denen der österreichischen und schweizerischen Stichprobe (je 4.0).

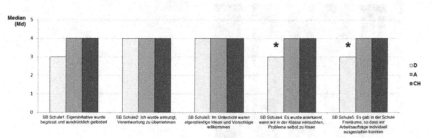

Abbildung 81: Unterschiede im Median der Beantwortungen der Items SB Schule 1 – 5 bei der dreijährigen Pflegeausbildung im Ländervergleich. * = signifikant

Der Kruskal-Wallis-Test bestätigt diese Unterschiede bei zwei dieser Items (Item SB Schule 4 und 5) mit einer Signifikanz von p = 0.001. Der zusätzlich durchgeführte Mann-Whitney-Test unterstreicht, dass im Vergleich zwischen Deutschland und Österreich bzw. Deutschland und der Schweiz diese beiden Items ebenfalls signifikant unterschiedlich ausgeprägt sind (p ≤ 0.004).

Die Resultate der dreijährigen Pflegeausbildung werden mit den Ergebnissen der Gesamtstichprobe im Ländervergleich (Abbildung 79) abgeglichen. Das signifikant niedrigere Ergebnis für Deutschland bestätigt sich auch bei der Teilstichprobe der dreijährigen Pflegeausbildung im Ländervergleich (Abbildung 81).

4.2.2.5   Spass und Emotionen in der theoretischen Berufsausbildung

4.2.2.5.1   Beurteilung von Spass und Emotionen in theoretischen Berufausbildung (Schule), Gesamtstichprobe (n = 301)

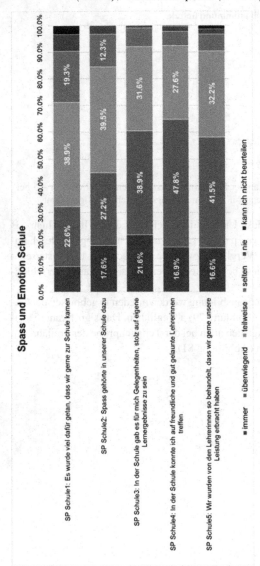

Abbildung 82:   Prozentuale Verteilung der Beantwortungen der Items SP Schule 1 – 5 in der Gesamtstichprobe (n = 301). Ergebnisse unter < 10.0% sind nicht beschriftet

Die Beurteilung von Spass und Emotionen in der theoretischen Berufsausbildung erfolgt von allen Teilnehmerinnen (n = 301) überwiegend positiv (= Summe der Häufigkeiten der Antwortmöglichkeiten „immer" und „überwiegend"). So bekommmen 60.5% der Teilnehmerinnen Gelegenheiten, stolz auf eigene Lernergebnisse zu sein (Abbildung 82). Auf freundliche und gut gelaunte Lehrerinnen können 64.8% der Lernenden überwiegend oder immer treffen. Mit 58.4% gibt mehr als die Hälfte der Befragten an, dass sie von den Lehrerinnen überwiegend oder immer so behandelt werden, dass sie gerne ihre Leistung erbringen.

Deutlich weniger als die Hälfte der Befragten (31.6%) urteilt, dass viel dafür getan wird, dass sie gerne zur Schule kommen. Dass bei der theoretischen Ausbildung Spass dazugehört, erleben 44.8% der Auszubildenden immer oder überwiegend. Diese Frage beantworten knapp 12.3% der Befragen mit „selten". Somit ergibt sich eine negative Beurteilung von Spass und Emotionen in der Schule (= Summe aus der Antwortmöglichkeiten „selten" oder „nie") über vier von fünf Fragen mit einer Häufigkeit von unter 10.0%. Der Anteil an Befragten, die die Antwortmöglichkeit „kann ich nicht beurteilen" wählen, liegt bei diesem Fragenkomplex bei unter 1.0%.

Die zusammenfassende Analyse der Verteilung über alle 5 Items zu Spass und Emotion in der Schule zeigt, dass mit 52.1% etwas mehr als die Hälfte der Befragten diese positiv und 12.9% diese negativ einschätzen. 34.0% der Befragten erleben Spass und Emotion in der Schule nur teilweise (Abbildung 83).

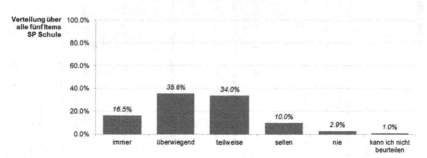

Spass und Emotion Schule

Abbildung 83:   Prozentuale Verteilung der Beantwortungen über alle fünf Items SP Schule in der Gesamtstichprobe (n = 301)

*4.2.2.5.2   Beurteilung von Spass und Emotionen in theoretischen Berufausbildung
(Schule), Ländervergleich (n = 301)*

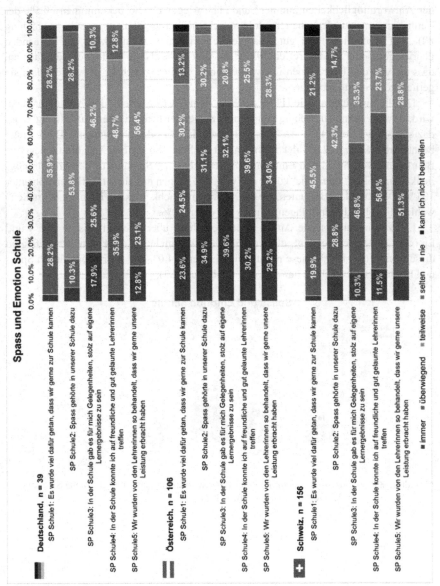

Abbildung 84:   Prozentuale Verteilung der Beantwortungen der Items SP Schule 1 – 5 im
Ländervergleich. Ergebnisse unter < 10.0% sind nicht beschriftet

Zur weiteren Analyse wird die wahrgenommene Qualität von Spass und Emotionen in der theoretischen Pflegeausbildung zwischen den Ländern D, A und CH verglichen. Es werden jeweils die Ergebnisse der Teilstichproben Deutschland (n = 39, zusammengesetzt aus: sechs Auszubildenden der einjährigen Pflegehilfe und 33 Teilnehmerinnen GKP dreijährig), Österreich (n = 106, zusammengesetzt aus: 37 Lernenden Pflegehilfe einjährig und 69 Teilnehmerinnen GKP dreijährig) und Schweiz (n = 156, zusammengesetzt aus: 18 Auszubildenden der zweijährigen AGS, 84 FaGe, dreijährig und 54 Teilnehmerinnen der dreijährigen HF-Ausbildung) gegenübergestellt.

Im Ländervergleich der drei Teilstichproben aller untersuchten Ausbildungsgänge (D: n = 39, A: n = 106, CH: n = 156) zeigen sich Gemeinsamkeiten und Unterschiede (Abbildung 84). Bei der deutschen Probandengruppe etwa ein Drittel, und bei der österreichischen und der Schweizer Probanden ca. ein Viertel (D: 33.3%, A: 18.9%, CH: 28.2%,) der Befragten erleben selten oder nie, dass viel dafür getan wird, dass sie gerne zur Schule kommen. Gegenüber dieser negativen Einschätzung haben fast die Hälfte (48.1%) der österreichischen Befragten das Gefühl, dass überwiegend oder immer viel dafür getan wird, dass sie gerne zur Schule kommen. „Spass gehört in unserer Schule überwiegend oder immer dazu" empfinden 15.4% der deutschen Auszubildenden, 37.8% der schweizerischen Befragten gegenüber 66.0% der teilnehmenden österreichischen Lernenden. Unterschiede im Median ergeben sich bei den vier Items SP Schule 2, 3, 4 und 5 (Abbildung 85). Bei dem Item SP Schule 2 liegt der österreichische Median mit 4.0 über denen von Deutschland und der Schweiz (je 3.0), bei den Items SP Schule 3, 4 und 5 liegt der deutsche Median mit 3.0 jeweils unter denen aus Österreich und der Schweiz mit je 4.0.

Spass und Emotion Schule

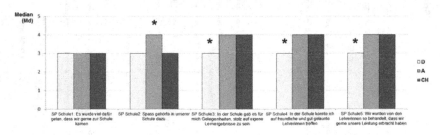

Abbildung 85: Unterschiede im Median der Beantwortungen der Items SP Schule 1 – 5 im Ländervergleich. * = signifikant

Der Kruskal-Wallis-Test bestätigt diese Unterschiede mit einer Signifikanz von p = 0.002 für diese vier Items. Der zusätzlich durchgeführte Mann-Whitney-Test zeigt, dass im Vergleich zwischen Deutschland und Österreich diese vier Items ebenfalls signifikant unterschiedlich ausgeprägt ist (p ≤ 0.003). Zwischen Deutschland und der Schweiz zeigen lediglich die Items SP Schule 2 und 4 einen signifikanten Unterschied mit p ≤ 0.018. Zwischen Österreich und der Schweiz ist das Item SP Schule 2 ebenfalls signifikant mit p ≤ 0.001.

*4.2.2.5.3   Beurteilung von Spass und Emotionen in theoretischen Berufausbildung
(Schule), Dreijährige Pflegeausbildung im Ländervergleich (n = 156)*

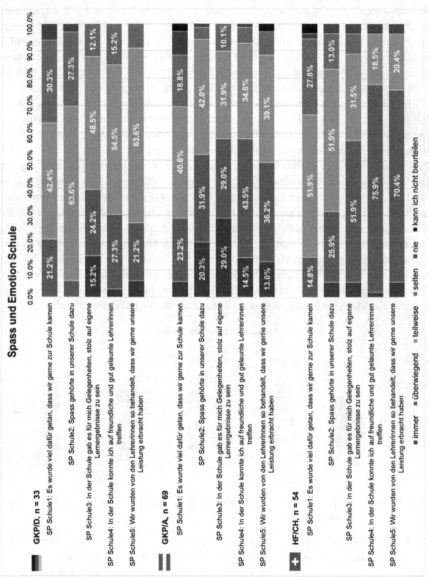

Abbildung 86:   Prozentuale Verteilung der Beantwortungen der Items SP Schule 1 – 5 in der
dreijährigen Pflegeausbildung im Ländervergleich, n = 156. Ergebnisse
unter < 10.0% sind nicht beschriftet

Im Ländervergleich der dreijährigen Ausbildung (GKP/ D: n = 33, GKP/ A: n = 69, HF/ CH: n = 54) zeigt sich, dass die Erfahrungen der Befragten teilweise ähnlich sind (Abbildung 86). Die Frage, ob viel dafür getan wird, dass sie als Lernende gerne zur Schule kommen, beantwortet in allen drei Länderstichproben nur ein kleiner Teil (HF/ CH: 14.8%, GKP/ D: 21.2%, GKP/ A: 29.0%) mit „überwiegend" oder „immer". Spass gehört nach Meinung der Auszubildenden GKP deutlich häufiger in der österreichischen Bildungseinrichtung (52.2%) überwiegend oder immer dazu. Die Schweizer Teilnehmerinnen HF äussern diesen Eindruck zu 31.5%, die deutsche Probandengruppe GKP hingegen lediglich nur zu 6.1%. Freundliche und gut gelaunte Lehrerinnen nehmen über drei Viertel (77.8%) der schweizerischen Lernenden HF und 58.0% der österreichischen Teilnehmerinnen GKP überwiegend oder immer wahr. Mit 30.3% verspürt weniger als ein Drittel der deutschen Auszubildenden GKP diese Atmosphäre überwiegend oder immer. 75.9% der schweizerischen Befragten HF haben überwiegend oder immer den Eindruck, dass sie von den Lehrerinnen leistungsmotivierend behandelt werden. Knapp die Hälfte (49.3%) der österreichischen Lernenden GKP haben auch diesen Eindruck. Bei der deutschen Stichprobe GKP erlebt mit 27.3% dieses leistungsmotivierende Gefühl nur ein kleinerer Teil.

Unterschiede im Median ergeben sich bei den vier Items SP Schule 2, 3, 4 und 5 (Abbildung 87). Bei dem Item SP Schule 2 liegt der österreichische Median mit 4.0 über denen von Deutschland und der Schweiz (je 3.0), bei den Items SP Schule 3, 4 und 5 liegt der deutsche Median mit 3.0 jeweils unter denen aus Österreich und der Schweiz mit je 4.0.

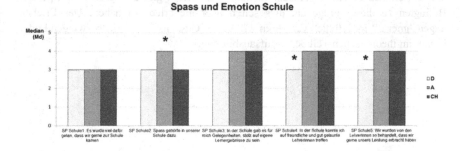

Abbildung 87:   Unterschiede im Median der Beantwortungen der Items SP Schule 1 – 5 bei der dreijährigen Pflegeausbildung im Ländervergleich. * = signifikant

Der Kruskal-Wallis-Test bestätigt diese Unterschiede mit einer Signifikanz von p ≤ 0.001 für drei dieser vier Items (Item SP Schule 2, 4 und 5). Der zusätzlich durchgeführte Mann-Whitney-Test zeigt, dass im Vergleich zwischen Deutschland und Österreich zwei Items (Item SP Schule 2 und 4) mit p ≤ 0.006 ebenfalls signifikant unterschiedlich ausgeprägt sind. Zwischen Deutschland und der Schweiz zeigen die Items SP Schule 2, 4 und 5 einen signifikanten Unterschied mit p ≤ 0.009. Zwischen Österreich und der Schweiz ist das Item SP Schule 2 ebenfalls signifikant unterschiedlich mit p = 0.004.

Die Resultate der dreijährigen Pflegeausbildung werden mit den Ergebnissen der Gesamtstichprobe im Ländervergleich (Abbildung 85) abgeglichen. Im Gegensatz zum Ergebnis des Ländervergleichs der Gesamtstichprobe ist bei den dreijährigen Auszubildenden aus Deutschland Item SP Schule 3 nicht signifikant niedriger. Die Ergebnisse bei Item SP Schule 2, SP Schule 4 und SP Schule fünf entsprachen den Signifikanzen der Gesamtstichprobe im Ländervergleich.

4.2.2.6   Gruppenerlebnisse in der theoretischen Berufsausbildung

4.2.2.6.1   Beurteilung von Gruppenerlebnissen in der theoretischen Berufausbildung (Schule), Gesamtstichprobe (n = 301)

Bei zwei von fünf Items dieses Fragenkomplexes erfolgen mehrheitlich positive Beurteilungen der Teilnehmerinnen der Gesamtstichprobe (Abbildung 88). 75.7% bekommen überwiegend oder immer Gelegenheiten, in Gruppen an Arbeitsaufträgen zu arbeiten. Weitere 67.1% der Befragten spüren, dass die Lehrerinnen bei Gruppenarbeiten Wert darauf legen, dass sie wertschätzend miteinander umgehen. Die Möglichkeit, sich in Lerngruppen auf Prüfungen vorzubereiten, nehmen nur 25.3% wahr. 37.2% der Auszubildenden erleben solche gemeinsamen Lernprozesse nach eigenen Angaben selten oder nie. Das Gruppenerlebnis, in der Klassengemeinschaft an einem gemeinsamen, grossen Projekt (z.B. die Organisation eines Klassenfestes oder Klassenausfluges) mitarbeiten zu können, erleben 27.3% der Auszubildenden. Mit 41.6% gibt eine grosse Gruppe von Befragten zu dieser Frage an, dies selten oder nie erlebt zu haben. Das Erleben angenehmer „Wir-Gefühle" verspüren 47.9% der Gesamtstichprobe überwiegend oder immer im theoretischen Teil der Berufsausbildung.

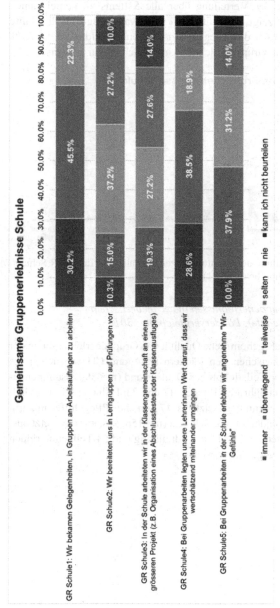

Abbildung 88: Prozentuale Verteilung der Beantwortungen der Items GR Schule 1 – 5 in der Gesamtstichprobe (n = 301). Ergebnisse unter < 10.0% sind nicht beschriftet

Die zusammenfassende Analyse der Verteilung über alle 5 Items zu gemeinsamen Gruppenerlebnissen in der Schule zeigt, dass mit 48.6% nur etwas weniger als die Hälfte der Befragten diese positiv und 21.6% diese negativ einschätzen (Abbildung 89). 27.4% der Befragten erleben gemeinsame Gruppenerlebnisse in der Schule nur teilweise.

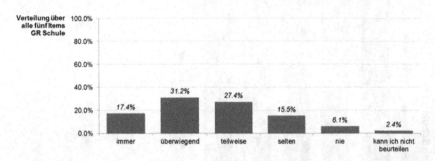

Abbildung 89:   Prozentuale Verteilung der Beantwortungen über alle fünf Items GR Schule in der Gesamtstichprobe (n = 301)

4.2.2.6.2   *Beurteilung von Gruppenerlebnissen in der theoretischen Berufausbildung (Schule), Ländervergleich (n = 301)*

Zur weiteren Analyse wird die wahrgenommene Qualität von Gruppenerlebnissen in der theoretischen Pflegeausbildung zwischen den Ländern D, A und CH verglichen. Es werden jeweils die Ergebnisse der Teilstichproben Deutschland (n = 39, zusammengesetzt aus: 6 Auszubildende der einjährigen Pflegehilfe und 33 Teilnehmerinnen GKP dreijährig), Österreich (n = 106, zusammengesetzt aus: 37 Lernende Pflegehilfe einjährig und 69 Teilnehmerinnen GKP dreijährig) und Schweiz (n = 156, zusammengesetzt aus: 18 Auszubildende der zweijährigen AGS, 84 FaGe, dreijährig und 54 Teilnehmerinnen der dreijährigen HF-Ausbildung) gegenübergestellt.

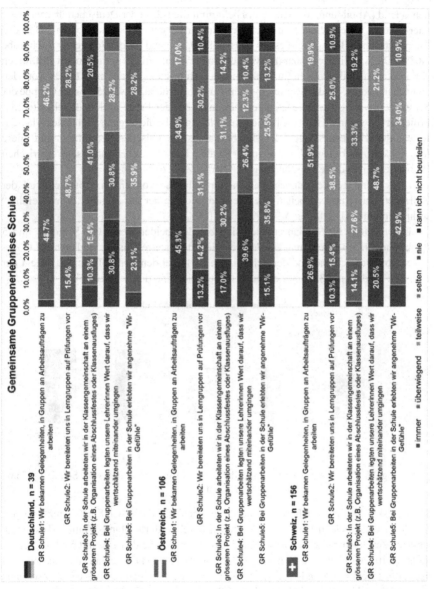

Abbildung 90: Prozentuale Verteilung der Beantwortungen der Items GR Schule 1 – 5 im Ländervergleich. n = 301. Ergebnisse unter < 10.0% sind nicht beschriftet

Bei den fünf Items zu wahrgenommenen Gruppenerlebnissen in der schulischen Ausbildung zeigt sich im Ländervergleich (D: n = 39, A: n = 106, CH: n = 156) ein uneinheitliches Bild (Abbildung 90). Mit 51.3% bekommt die Hälfte der Deutschen überwiegend oder immer Gelegenheiten, in Gruppen an Arbeitsaufträgen zu arbeiten. Bei den österreichischen Befragten ist es der Grossteil (80.2%) und bei der Schweizer Stichprobe 78.8%. Die Möglichkeit, sich überwiegend oder immer in Lerngruppen auf Prüfungen vorzubereiten, haben nach Einschätzung der Befragten jeweils nur 18.0% von den deutschen und 27.4% der österreichischen Auszubildenden, sowie 25.7% der Gruppe der Schweizerinnen. Unterschiede zeigen sich auch bei der Frage nach Möglichkeiten der Projektarbeit während der schulischen Ausbildung (z.B. die Organisation eines Klassenfestes oder Klassenausfluges). 27.4% von den österreichischen Befragten nimmt diese Möglichkeit überwiegend oder immer wahr. Die deutschen und schweizerischen Probanden teilen diese Einschätzung zu 18.0% bzw. 16.0%.

In den drei Ländergruppen werden nur teilweise von einem grösseren Teil der Befragten bei Gruppenarbeiten überwiegend oder immer angenehme „Wir-Gefühle" wahrgenommen (D: 28.2%, A: 40.9%, CH:50.6%).

Unterschiede im Median ergeben sich bei den beiden Items GR Schule 3 und 5 (Abbildung 91). Bei dem Item GR Schule 3 liegt der österreichische Median mit 3.0 über denen von Deutschland und der Schweiz (je 2.0). Bei den Item GR Schule 5 liegt der deutsche Median mit 3.0 unter denen aus Österreich und der Schweiz mit je 4.0.

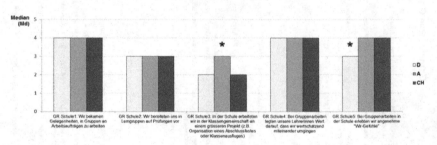

Abbildung 91:   Unterschiede im Median der Beantwortungen der Items GR Schule 1 – 5 im Ländervergleich. * = signifikant

Der Kruskal-Wallis-Test bestätigt diese Unterschiede mit einer Signifikanz von $p \leq$ 0.008 für diese beiden Items. Der zusätzlich durchgeführte Mann-Whitney-Test zeigt, dass im Vergleich zwischen Deutschland und Österreich beide Items mit $p \leq 0.005$ ebenfalls signifikant unterschiedlich ausgeprägt war. Zwischen Deutschland und der Schweiz ist nur das Item GR Schule 5 einen signifikanten Unterschied mit $p \leq 0.001$. Zwischen Österreich und der Schweiz ist das Item GR Schule 3 signifikant mit $p \leq 0.001$.

4.2.2.6.3   *Beurteilung von Gruppenerlebnissen in der theoretischen*
            Berufausbildung (Schule), Dreijährige Pflegeausbildung im
            Ländervergleich (n = 156)

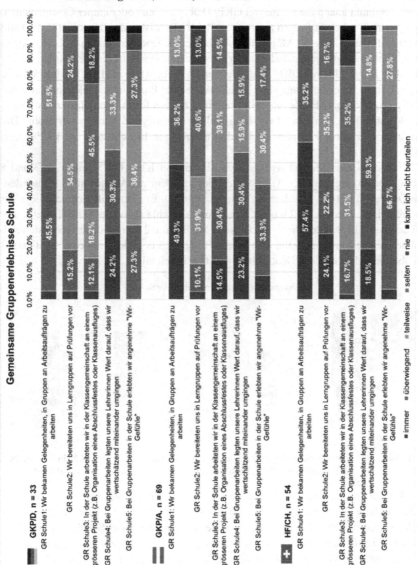

Abbildung 92:   Prozentuale Verteilung der Beantwortungen der Items GR Schule 1 – 5 in
                der dreijährigen Pflegeausbildung im Ländervergleich, n = 156. Ergebnisse
                unter < 10.0% sind nicht beschriftet

Bei den fünf Items zu wahrgenommenen Gruppenerlebnissen in der schulischen Ausbildung zeigt sich im Ländervergleich der dreijährigen Pflegeausbildung (GKP/ D, n = 33, GKP/ A, n = 69, HF/ CH, n = 54) ebenso ein uneinheitliches Bild (Abbildung 92). Mit 48.5% bekommt knapp die Hälfte von GKP/ D überwiegend oder immer Gelegenheiten, in Gruppen an Arbeitsaufträgen zu arbeiten. Bei GKP/ A ist es der Grossteil (85.5%) und bei HF/ CH gar 92.8%. Die Möglichkeit, sich überwiegend oder immer in Lerngruppen auf Prüfungen vorzubereiten, haben nach Einschätzung der Befragten jeweils nur 18.2% von GKP/ D und 13% von GKP/ A, gegenüber 46.3% der Gruppe HF/ CH. Unterschiede zeigen sich auch bei der Frage nach Möglichkeiten der Projektarbeit während der schulischen Ausbildung (z.B. die Organisation eines Klassenfestes oder Klassenausfluges). 44.9% von GKP/ A nimmt diese Möglichkeit überwiegend oder immer wahr. Die deutschen und schweizerischen Probanden teilen diese Einschätzung zu 15.2% bzw. 18.5%.

Unterschiede im Median ergaben sich bei den vier Items GR Schule 1, 2, 3 und 5 (Abbildung 93). Bei dem Item GR Schule 1 liegt der deutsche Median mit 3.0 unter dem von Österreich mit 4.0 und dem der Schweiz mit 5.0. Bei Item GR Schule 2 liegt der österreichische Median mit 2.0 unter denen von Deutschland und der Schweiz mit je 3.0. Bei den Item GR Schule 3 liegt der deutsche Median mit 2.0 unter denen aus Österreich und der Schweiz mit je 3.0. Bei dem Item GR Schule 5 liegt der Schweizer Median mit 4.0 über den Medianen aus Deutschland und Österreich mit je 3.0.

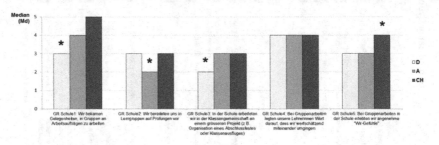

Abbildung 93:   Unterschiede im Median der Beantwortungen der Items GR Schule 1 – 5 bei der dreijährigen Pflegeausbildung im Ländervergleich. * = signifikant

Der Kruskal-Wallis-Test bestätigt diese Unterschiede mit einer Signifikanz von $p \leq 0.001$ für diese vier Items. Der zusätzlich durchgeführte Mann-Whitney-Test zeigt, dass im Vergleich zwischen Deutschland und Österreich die Items GR Schule 1, 2 und 3 mit $p \leq 0.017$ signifikant unterschiedlich ausgeprägt sind. Zwischen Deutschland und der Schweiz waren es die Items GR Schule 1, 2 und 5 einen signifikanten Unterschied mit $p \leq 0.012$. Zwischen Österreich und der Schweiz ist die Items GR Schule 2, 3 und 5 signifikant mit $p \leq 0.006$.

Die Resultate der dreijährigen Pflegeausbildung werden mit den Ergebnissen der Gesamtstichprobe im Ländervergleich (Abbildung 91) abgeglichen. Die signifikanten Unterschiede der Items GR Schule 1, GR Schule 2, GR Schule 3 und GR Schule 5 bei den dreijährigen Auszubildenden standen im Gegensatz zum Ländervergleich der Gesamtstichprobe.

4.2.2.7   Angeleitete Reflexionsprozesse in der theoretischen Berufsausbildung

4.2.2.7.1   Beurteilung von Reflexionsprozessen in der theoretischen Berufsausbildung (Schule), Gesamtstichprobe (n = 301)

Die Beurteilung angeleiteter Reflexionsprozesse (Abbildung 94) in der theoretischen Berufsausbildung erfolgt von den Teilnehmerinnen nicht mehrheitlich positiv (= Summe der Häufigkeiten der Antwortmöglichkeiten „immer" und „überwiegend"). So äussern nur 28.6% der Befragten, dass Schwierigkeiten mit der eigenen Rolle im Pflegeteam im Rahmen von Klassengesprächen überwiegend oder immer besprochen werden (Item Reflexion Schule 1). Ein grösserer Teil von 35.5% der Befragten erleben dies selten oder nie. Weitere 38.6% der Lernenden können nach eigenen Angaben nicht die Ressource nutzen, wertvolle Tipps der Klasse zur besseren Integration in die Pflegeteams zu erhalten (Item Reflexion Schule 2). 37.6% der Auszubildenden erleben überwiegend oder immer, dass Lehrerinnen ihre Teamfähigkeiten beispielsweise durch die Bearbeitung realitätsnaher Fallbeispiele trainierte (Imte Reflexion Schule 3).

20.6% der Befragten registrieren dies selten oder nie. Durch den Austausch im Klassenverband bekommen mit 28.9% deutlich weniger als die Hälfte aller Befragten eine andere Sichtweise auf das Pflegeteam. 34.9% erleben diese Möglichkeit des Austauschs selten oder nie. Einer weiteren kleinen Gruppe von 25.2% der Lernenden gelingt es nach Rücksprachen mit den Lehrpersonen, zwischenmenschliche Schwierigkeiten im Pflegeteam besser einordnen zu können (Item Reflexion Schule 5). Dem gegenüber bietet sich diese Möglichkeit 39.2% der Befragten selten oder nie.

Somit ergeben sich negative Beurteilungen von angeleiteten Reflexionsprozessen in der theoretischen Berufsausbildung (= Summe aus der Antwortmöglichkeiten „selten" oder „nie") über vier von fünf Fragen mit einer Häufigkeit von über 20.0%. Die Antwortmöglichkeit „kann ich nicht beurteilen" wird in diesem Fragenkomplex von keiner Befragten gewählt.

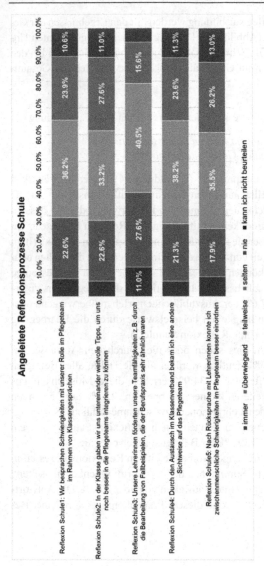

Abbildung 94:   Prozentuale Verteilung der Beantwortungen der Items Reflexion Schule 1 – 5
                in der Gesamtstichprobe (n = 301). Ergebnisse unter < 10.0% sind nicht
                beschriftet

Die zusammenfassende Analyse der Verteilung über alle 5 Items zu angeleiteten Reflexionsprozessen in der Schule zeigt, dass mit 29.6% nur etwas weniger als ein Drittel der
Befragten diese positiv und mit 33.6% ebenso ein Drittel diese negativ einschätzen

(Abbildung 95). Mit 36.7% erleben etwas mehr als ein Drittel der Befragten angeleitete Reflexionsprozesse in der Schule nur teilweise.

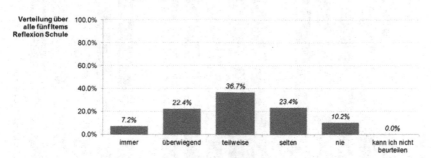

Angeleitete Reflexionsprozesse Schule

Abbildung 95:   Prozentuale Verteilung der Beantwortungen über alle fünf Items Reflexion Schule in der Gesamtstichprobe (n = 301)

4.2.2.7.2   Beurteilung von Reflexionsprozessen in der theoretischen Berufsausbildung (Schule), Ländervergleich (n = 301)

Zur weiteren Analyse wird die wahrgenommene Qualität von Reflexionsprozessen in der theoretischen Pflegeausbildung zwischen den Ländern D, A und CH verglichen. Es werden jeweils die Ergebnisse der Teilstichproben Deutschland (n = 39, zusammengesetzt aus: sechs Auszubildende der einjährigen Pflegehilfe und 33 Teilnehmerinnen GKP dreijährig), Österreich (n = 106, zusammengesetzt aus: 37 Lernende Pflegehilfe einjährig und 69 Teilnehmerinnen GKP dreijährig) und Schweiz (n = 156, zusammengesetzt aus: 18 Auszubildende der zweijährigen AGS, 84 FaGe, dreijährig und 54 Teilnehmerinnen der dreijährigen HF-Ausbildung) gegenübergestellt.

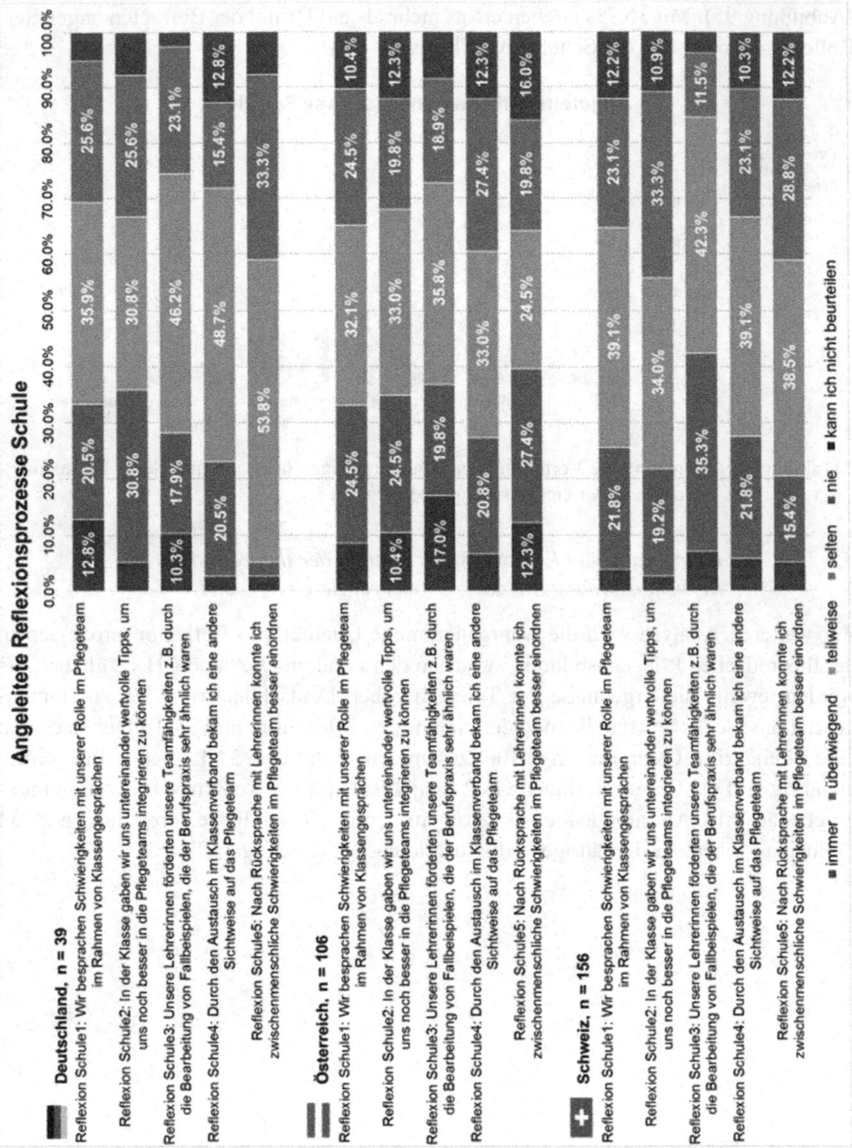

Angeleitete Reflexionsprozesse Schule

Deutschland, n = 39

Reflexion Schule1: Wir besprachen Schwierigkeiten mit unserer Rolle im Pflegeteam im Rahmen von Klassengesprächen — 12,8% | 20,5% | 35,9% | 25,6%

Reflexion Schule2: In der Klasse gaben wir uns untereinander wertvolle Tipps, um uns noch besser in die Pflegeteams integrieren zu können — 30,8% | 30,8% | 25,6%

Reflexion Schule3: Unsere Lehrerinnen förderten unsere Teamfähigkeiten z.B. durch die Bearbeitung von Fallbeispielen, die der Berufspraxis sehr ähnlich waren — 10,3% | 17,9% | 46,2% | 23,1%

Reflexion Schule4: Durch den Austausch im Klassenverband bekam ich eine andere Sichtweise auf das Pflegeteam — 20,5% | 48,7% | 15,4% | 12,8%

Reflexion Schule5: Nach Rücksprache mit Lehrerinnen konnte ich zwischenmenschliche Schwierigkeiten im Pflegeteam besser einordnen — 53,8% | 33,3%

Österreich, n = 106

Reflexion Schule1: Wir besprachen Schwierigkeiten mit unserer Rolle im Pflegeteam im Rahmen von Klassengesprächen — 24,5% | 32,1% | 24,5% | 10,4%

Reflexion Schule2: In der Klasse gaben wir uns untereinander wertvolle Tipps, um uns noch besser in die Pflegeteams integrieren zu können — 10,4% | 24,5% | 33,0% | 19,8% | 12,3%

Reflexion Schule3: Unsere Lehrerinnen förderten unsere Teamfähigkeiten z.B. durch die Bearbeitung von Fallbeispielen, die der Berufspraxis sehr ähnlich waren — 17,0% | 19,8% | 35,8% | 18,9%

Reflexion Schule4: Durch den Austausch im Klassenverband bekam ich eine andere Sichtweise auf das Pflegeteam — 20,8% | 33,0% | 27,4% | 12,3%

Reflexion Schule5: Nach Rücksprache mit Lehrerinnen konnte ich zwischenmenschliche Schwierigkeiten im Pflegeteam besser einordnen — 12,3% | 27,4% | 24,5% | 19,8% | 16,0%

Schweiz, n = 156

Reflexion Schule1: Wir besprachen Schwierigkeiten mit unserer Rolle im Pflegeteam im Rahmen von Klassengesprächen — 21,8% | 39,1% | 23,1% | 12,2%

Reflexion Schule2: In der Klasse gaben wir uns untereinander wertvolle Tipps, um uns noch besser in die Pflegeteams integrieren zu können — 19,2% | 34,0% | 33,3% | 10,9%

Reflexion Schule3: Unsere Lehrerinnen förderten unsere Teamfähigkeiten z.B. durch die Bearbeitung von Fallbeispielen, die der Berufspraxis sehr ähnlich waren — 35,3% | 42,3% | 11,5%

Reflexion Schule4: Durch den Austausch im Klassenverband bekam ich eine andere Sichtweise auf das Pflegeteam — 21,8% | 39,1% | 23,1% | 10,3%

Reflexion Schule5: Nach Rücksprache mit Lehrerinnen konnte ich zwischenmenschliche Schwierigkeiten im Pflegeteam besser einordnen — 15,4% | 38,5% | 28,8% | 12,2%

0,0% 10,0% 20,0% 30,0% 40,0% 50,0% 60,0% 70,0% 80,0% 90,0% 100,0%

■ immer ■ überwiegend ■ teilweise ■ selten ■ nie ■ kann ich nicht beurteilen

Abbildung 96: Prozentuale Verteilung der Beantwortungen der Items Reflexion Schule 1 – 5 im Ländervergleich. n = 301. Ergebnisse unter < 10.0% sind nicht beschriftet

Bei den fünf Items zu wahrgenommenen Reflexionsprozessen im Rahmen der schulischen Ausbildung zeigen sich im Ländervergleich (D: n = 39, A: n = 106, CH: n = 156) sowohl Gemeinsamkeiten als auch Unterschiede (Abbildung 96). Mit 35.9% empfindet über ein Drittel der deutschen Teilnehmerinnen, dass man sich in der Klasse überwiegend oder immer wichtige Tipps gab, um sich noch besser in das Pflegeteam integrieren zu können (Item Reflexion Schule 2). Dies wird von 34.9% der Österreicherinnen und von 21.8% der Schweizer Befragten so erlebt. Ein überwiegend oder immer positives Gefühl nach Rücksprache mit Lehrerinnen haben mit 5.2% nur wenige der der deutschen Befragten, im Vergleich zu 39.7% der österreichischen Lernenden und 20.5% der Schweizerinnen. Es ergeben sich negative Beurteilungen von angeleiteten Reflexionsprozessen in der theoretischen Berufsausbildung (= Summe aus der Antwortmöglichkeiten „selten" oder „nie") über alle fünf Fragen mit einer Häufigkeit von 15.3% (Item Reflexion Schule 4, Schweiz) bis zu 43.2% (Item Reflexion Schule 2, Schweiz). Die Antwortmöglichkeit „kann ich nicht beurteilen" wird in diesem Fragenkomplex von keiner Befragten gewählt.

Die Mediane sind über alle Länder und Items mit 3.0 gleich (Abbildung 97). Entsprechend ergibt der Kruskal-Wallis Test keinerlei Signifikanzen.

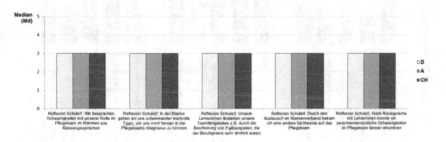

Abbildung 97:   Unterschiede im Median der Beantwortungen der Items Reflexion Schule 1 – 5 im Ländervergleich. * = signifikant

4.2.2.7.3 Beurteilung von Reflexionsprozessen in der theoretischen Berufsausbildung (Schule), Dreijährige Pflegeausbildung im Ländervergleich (n = 156)

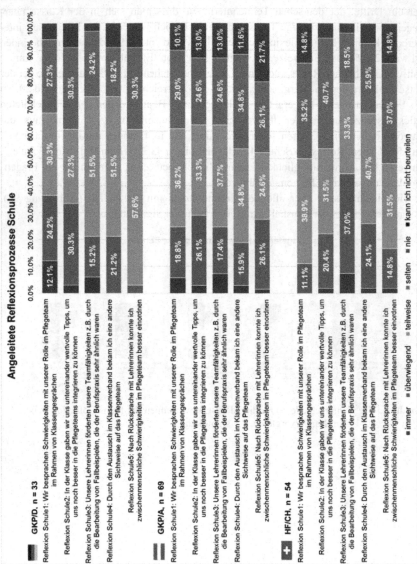

Abbildung 98:   Prozentuale Verteilung der Beantwortungen der Items Reflexion Schule 1 – 5 in der dreijährigen Pflegeausbildung im Ländervergleich, n = 156. Ergebnisse unter < 10.0% sind nicht beschriftet

Die Einschätzungen der der Befragten der dreijährigen Pflegeausbildung (GKP/ D, n = 33, GKP/ A, n = 69, HF/ CH, n = 54) sind sowohl dem Ländervergleich als auch den Ergebnissen der Gesamtauswertung sehr ähnlich (Abbildung 98). In den drei Teilstichproben gibt es über alle fünf Items höhere Werte bei der Aussage „selten", als in allen anderen Fragebogenkategorien (18.2% bei GKP/ D, Item Reflexion Schule 4 zu bis 40.7% bei HF/ CH, Item Reflexion Schule 2).

Unterschiede im Median ergeben sich bei den beiden Items Reflexion Schule 1 und 5 (Abbildung 99). Bei dem Item Reflexion Schule 1 liegt der Schweizer Median mit 2.5 unter dem von Deutschland und Österreich mit je 3.0. Bei den Item Reflexion Schule 5 ist der Schweizer Median mit 3.0 unter denen aus Deutschland und Österreich mit je 3.0.

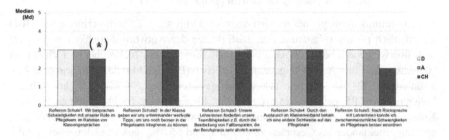

Abbildung 99:   Unterschiede im Median der Beantwortungen der Items Reflexion Schule 1 – 5 bei der dreijährigen Pflegeausbildung im Ländervergleich. * = signifikant

Während der Kruskal-Wallis-Test für das Item Reflexion Schule 5 keinerlei signifikannten Unterschied bestätigt, ergibt der Test für das Item Reflexion Schule 1 eine Signifikanz von p = 0.033. Nachdem dieser Test jedoch 3 Gruppen vergleicht und daher nach Bonferroni-Korrektor eine Signifikanz erst bei einem Wert von ≤ 0.0167 erreicht wird, ist hier keine Signifikanz gegeben. Der zusätzlich durchgeführte Mann-Whitney-Test zeigt allerdings, dass im Vergleich zwischen den dreijährigen Auszubildenden aus Deutschland und der Schweiz das Item Reflexion Schule 1 mit p = 0.012 sehr wohl signifikant unterschiedlich ausgeprägt war.

Die Resultate der dreijährigen Pflegeausbildung werden mit den Ergebnissen der Gesamtstichprobe im Ländervergleich (Abbildung 97) abgeglichen. Von der Abweichung im Item Reflexion Schule 1 abgesehen, sind alle anderen Unterschiede wie im Ländervergleich der Gesamtstichprobe nicht signifikant.

4.2.3 Beurteilungen der praktischen Berufsausbildung

Die folgende Ergebnisdarstellung hat das Ziel, sich der Beantwortung der forschungsleitenden Unterfrage: „Welche teamkompetenzfördernden Settings erleben pflegerische Auszubildende in ihren praktischen Lernsituationen in D, A und CH?" schrittweise anzunähern. Zunächst erfolgt die Darstellung der Ergebnisse für jeden Fragenkomplex in der Gesamtstichprobe deskriptiv. Anschliessend werden die ermittelten Daten im Ländervergleich Deutschland, Österreich und Schweiz gezeigt. Komplettiert wird die Ergebnisdarstellung durch eine Gegenüberstellung der Einschätzungen der Teilstichproben der Auszubildenden der dreijährigen Pflegeausbildungen der drei teilnehmenden Länder. Für die genannten Gruppenvergleiche werden statistische Testverfahren zur Berechnung von Unterschieden (Ritschl, Weigl, Stamm, 2016, S. 198) gewählt, welche in Kapitel 3.2.15 näher beschrieben sind.

4.2.3.1   Die Kommunikationsqualität der praktischen Berufsausbildung

4.2.3.1.1   Beurteilung der Kommunikationsqualität in der praktischen Berufsausbildung, Gesamtstichprobe (n = 301)

Die Kommunikationsqualität in der Praxis wird von allen Teilnehmerinnen (n = 301) mehrheitlich positiv (= Summe der Häufigkeiten der Antwortmöglichkeiten „immer" und „überwiegend") beurteilt (Abbildung 100). So sehen mit 76.1% über drei Viertel der Befragten, dass ihre Ausbildungsverantwortlichen (Berufsbildnerin, Mentorin oder Praxisanleiterin) für sie jederzeit ansprechbar gewesen seien, 70.8% dass ihre Arbeitskolleginnen im Pflegeteam „ein offenes Ohr" für sie haben. 65.5% geben an, dass die Kommunikation auf der Station partnerschaftlich war, 70.1% dass es Gelegenheiten gibt, spontan miteinander ins Gespräch zu kommen und 55.9%, dass es Gelegenheiten gibt, auch mit anderen Berufsgruppen ins Gespräch zu kommen. Eine negative Beurteilung der Kommunikation in der Praxis (= Summe aus der Antwortmöglichkeiten „selten" oder „nie") wird über alle Fragen mit einer Häufigkeit von deutlich unter 10.0% gewählt, lediglich die Frage nach den Gelegenheiten zur Kontaktaufnahme mit anderen Berufsgruppen ergibt den höchsten Anteil an negative Antworten von 18.0%. Der Anteil an Befragten, die die Antwortmöglichkeit „kann ich nicht beurteilen" wählten, liegt über alle 5 Fragen bei unter 2.0%.

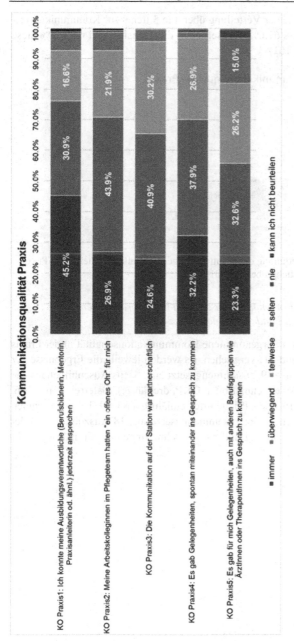

Abbildung 100: Prozentuale Verteilung der Beantwortungen der Items KO Praxis 1 – 5 in der Gesamtstichprobe (n = 301). Ergebnisse < 10.0% sind nicht beschriftet

Die zusammenfassende Analyse der Verteilung über alle 5 Items zur Kommunikationsqualität in der Praxis zeigt, dass 67.6% der Befragten diese positiv und nur 7.5% diese
negativ beurteilen (Abbildung 101).

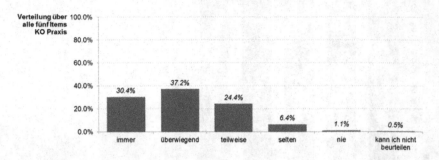

Kommunikationsqualität Praxis

Abbildung 101: Prozentuale Verteilung der Beantwortungen über alle fünf Items KO Praxis
in der Gesamtstichprobe (n = 301)

4.2.3.1.2   *Beurteilung der Kommunikationsqualität in der praktischen Berufsausbildung, Ländervergleich (n = 301)*

Zur weiteren Analyse wird die wahrgenommene Kommunikationsqualität in der Praxis
zwischen den Ländern D, A und CH verglichen. Es werden jeweils die Ergebnisse der
Teilstichproben Deutschland (n = 39, zusammengesetzt aus: Sechs Auszubildenden der
einjährigen Pflegehilfe und 33 Teilnehmerinnen GKP, dreijährig), Österreich (n = 106,
zusammengesetzt aus: 37 Lernenden Pflegehilfe, einjährig und 69 Teilnehmerinnen
GKP dreijährig) und Schweiz (n = 156, zusammengesetzt aus: 18 Auszubildenden der
zweijährigen AGS, 84 FaGe, dreijährig und 54 Teilnehmerinnen der dreijährigen HF-
Ausbildung) gegenübergestellt.

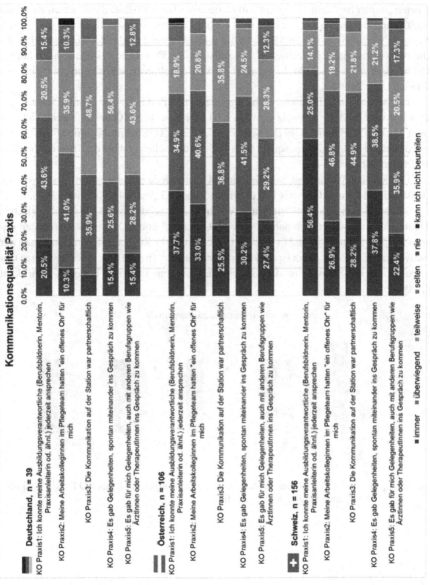

Abbildung 102: Prozentuale Verteilung der Beantwortungen der Items KO Praxis 1 – 5 im Ländervergleich (n = 301). Ergebnisse < 10.0% sind nicht beschriftet

Im Ländervergleich zeigt sich, dass die Beurteilung der Kommunikationsqualität in der Praxis differiert (Abbildung 102). So liegt die positive Beurteilung (Summe der Ant-

worten „immer bzw. „überwiegend") in Deutschland (n = 39) über die 5 Fragen zwischen
41.0% und 64.1%, in Österreich (n = 106) zwischen 56.6% und 73.6% und in der
Schweiz (n = 156) zwischen 58.3% und 81.4%. Während in der deutschen Stichprobe
die Antwortmöglichkeit „teilweise" mit zwischen 20.5% und 56.4% deutlich am höchsten ist, liegt in allen drei Ländern eine negative Beurteilung („selten" und „nie") in etwa
ähnlich unter 20.0%.

Der Median ist in Deutschland bei den Items KO Praxis 3, 4 und 5 mit 3.0 niedriger
als Österreich und der Schweiz (jeweils 4.0). Bei dem Item KO Praxis 1 zeigt sich mit
dem Median-Wert von 5.0 in der Schweiz bei dieser Teilstichprobe eine höhere wahrgenommene Kommunikationsqualität als bei den deutschen und bei den österreichischen
Befragten mit jeweils 4.0.

Der Kruskal-Wallis-Test bestätigt diese Unterschiede mit einer Signifikanz von p ≤
0.001 bei den Items KO Praxis 1, KO Praxis 3 und KO Praxis 4 (Abbildung 103).

Der zusätzlich durchgeführte Mann-Whitney-Test zeigt, dass im Vergleich zwischen
Deutschland und Österreich nur die Items KO Praxis 3 und KO Praxis 4 signifikant unterschiedlich ausgeprägt sind (p = 0.008 bzw. p = 0.004). Zwischen Deutschland und der
Schweiz sind alle drei Items signifikant unterschiedlich (p ≤ 0.001). Auch zwischen Österreich und der Schweiz ist der Unterschied bei dem Item KO Praxis 1 signifikant
(p=0.006).

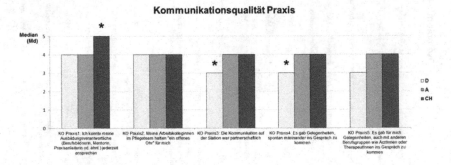

Abbildung 103:   Unterschiede im Median der Beantwortungen der Items KO Praxis 1 – 5 im
                 Ländervergleich. * = signifikant

4.2.3.1.3   *Beurteilung der Kommunikationsqualität in der praktischen*
             Berufsausbildung, Dreijährige Pflegeausbildung im Ländervergleich
             (n = 156)

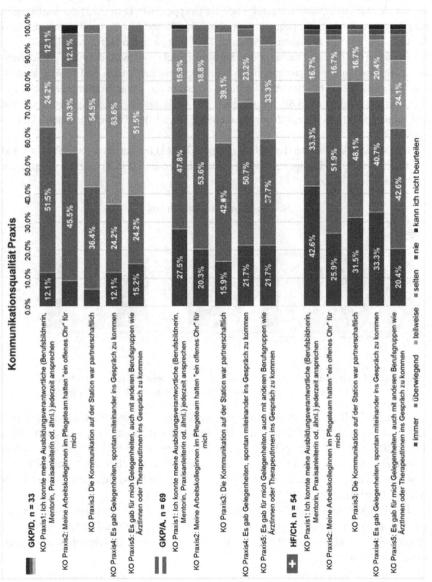

Abbildung 104:   Prozentuale Verteilung der Beantwortungen der Items KO Praxis 1 – 5 der 3-
                 jährigen Pflegeausbildung im Ländervergleich (n = 156)

Im Ländervergleich der dreijährigen Pflegeausbildung (GKP/ D: n = 33, GKP/ A: n = 69, HF/ CH: n = 54) zeigt sich, dass auch hier die Beurteilung der Kommunikations-qualität in der Praxis differiert (Abbildung 104). So liegt die positive Beurteilung (Ant-worten „immer" bzw. „überwiegend") bei der Gruppe GKP/ D (n = 33) der fünf Fragen zur erlebten Kommunikationsqualität zwischen 36.3% und 63.6%, bei Teilnehmerinnen der GKP/ A (n = 69) zwischen 57.9% und 75.3% und bei den Befragten HF/ CH (n = 54) zwischen 63.0% und 79.6%. In der deutschen Stichprobe wird die Antwortmöglich-keit „teilweise" mit einer protentualen Verteilung zwischen 24.2% und 63.6% deutlich häufiger gewählt, als bei den dreijährigen Lernenden aus Österreich und der Schweiz. Auch wird in der deutschen Stichprobe eine negative Beurteilung („selten" und „nie") in den Items KO Praxis 1 und 2 von fast einem Viertel der Teilnehmerinnen (12.1%) gewählt.

Der Median liegt bei der Teilnehmergruppe GKP/ D bei den Items KO Praxis 3 und KO Praxis 4 mit 3.0 niedriger als bei den Auszubildenden HF/ CH und der Gruppe der GKP/ A mit jeweils 4.0.

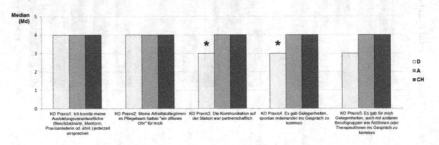

Abbildung 105: Unterschiede im Median der Beantwortungen der Items KO Praxis 1 – 5 bei der dreijährigen Pflegeausbildung im Ländervergleich. * = signifikant

Der Kruskal-Wallis-Test bestätigt diese Unterschiede mit einer Signifikanz von $p \leq 0.009$ bei den Items KO Praxis 3 und KO Praxis 4 (Abbildung 105). Der zusätzlich durchgeführte Mann-Whitney-Test zeigt, dass im Vergleich zwischen Deutschland und Österreich nur das Item KO Praxis 4 signifikant unterschiedlich ausgeprägt ist ($p = 0.005$). Zwischen Deutschland und der Schweiz sind beide Items signifikant unterschied-lich ($p \leq 0.001$ bzw. $p = 0.001$).

Die Resultate der dreijährigen Pflegeausbildung werden mit den Ergebnissen der Ge-samtstichprobe im Ländervergleich (Abbildung 103) abgeglichen. Die Ergebnisse sind gleich, lediglich bei Item KO Praxis 1 zeigte sich bei dieser Teilstichprobe kein signifi-kanter Unterschied.

4.2.3.2 Beurteilung der Zusammenarbeits- und Kooperationsqualität in der praktischen Berufsausbildung

4.2.3.2.1 Beurteilung der Zusammenarbeits- und Kooperationsqualität in der praktischen Berufsausbildung, Gesamtstichprobe (n = 301)

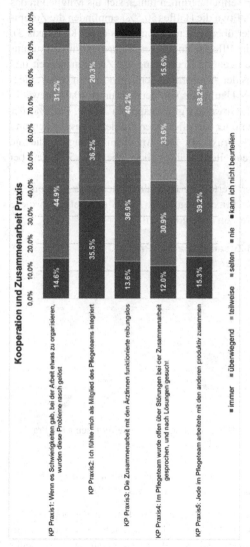

Abbildung 106: Prozentuale Verteilung der Beantwortungen der Items KP Praxis 1 – 5 in der Gesamtstichprobe (n = 301). Ergebnisse unter < 10.0% sind nicht beschriftet

Die Zusammenarbeits- und Kooperationsqualität in der Praxis wird von allen Teilnehmerinnen (n = 301) überwiegend positiv (= Summe der Häufigkeiten der Antwortmöglichkeiten „immer" und „überwiegend") beurteilt (Abbildung 106). So beurteilen 59.5%
der Befragten, dass Probleme bei der Arbeitsorganisation rasch gelöst werden (Item KP
Praxis 1). Über drei Viertel (78.2%) der Teilnehmerinnen fühlen sich als Mitglied in das
Pflegeteam integriert (Item KP Praxis 2). Etwa die Hälfte (50.5%) empfinden die Zusammenarbeit mit den Ärztinnen immer oder überwiegend reibungslos (Item KP Praxis 3).
54.4% der Befragten äussern, dass jede im Pflegeteam mit den anderen produktiv zusammen arbeitete (Item KP Praxis 5). Eine negative Beurteilung der Zusammenarbeit und
Kooperation in der Praxis (= Summe aus der Antwortmöglichkeiten „selten" oder „nie")
wird über vier von fünf Fragen mit einer Häufigkeit von deutlich unter 10.0% gewählt.
Mit dem höchsten Anteil an negativen Antworten gibt knapp ein Viertel (23.6%) der
Befragten an, dass im Pflegeteam selten oder nie offen über Probleme gesprochen und
nach Lösungen gesucht wird (Item KP Praxis 4). Der Anteil an Befragten, die die
Antwortmöglichkeit „kann ich nicht beurteilen" wählen, liegt über alle 5 Fragen bei
höchstens 5.0%.

Die zusammenfassende Analyse der Verteilung über alle 5 Items zur Zusammen-
arbeits- und Kooperationsqualität in der Praxis zeigt, dass 55.8% der Befragten diese
positiv und nur 9.0% diese negativ beurteilen (Abbildung 107).

Kooperation und Zusammenarbeit Praxis

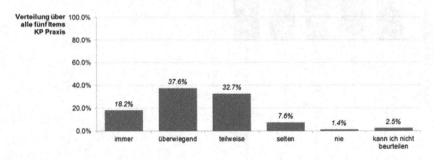

Abbildung 107:   Prozentuale Verteilung der Beantwortungen über alle fünf Items KP Praxis
in der Gesamtstichprobe (n = 301)

4.2.3.2.2   *Beurteilung der Zusammenarbeits- und Kooperationsqualität in der praktischen Berufsausbildung, Ländervergleich (n = 301)*

Zur weiteren Analyse wird die wahrgenommene Zusammenarbeits- und Kooperationsqualität in der Praxis zwischen den Ländern D, A und CH verglichen. Es werden jeweils
die Ergebnisse der Teilstichproben Deutschland (n = 39, zusammengesetzt aus: Sechs
Auszubildenden der einjährigen Pflegehilfe und 33 Teilnehmerinnen GKP dreijährig),
Österreich (n = 106, zusammengesetzt aus: 37 Lernenden Pflegehilfe, einjährig und 69

Teilnehmerinnen GKP, dreijährig) und Schweiz (n = 156, zusammengesetzt aus: 18 Auszubildenden der zweijährigen AGS, 84 FaGe, dreijährig und 54 Teilnehmerinnen der dreijährigen HF-Ausbildung) gegenübergestellt.

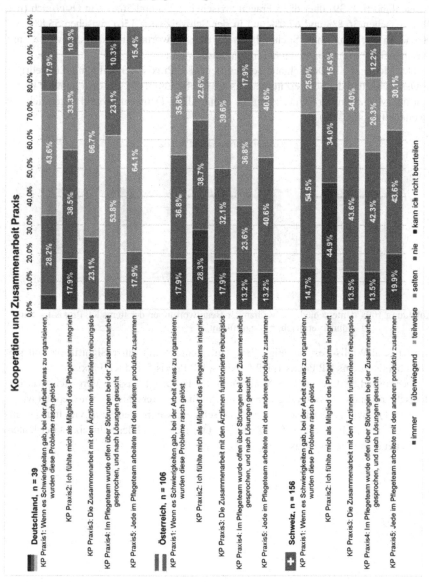

Abbildung 108:   Prozentuale Verteilung der Beantwortungen der Items KP Praxis 1 – 5 im Ländervergleich. Ergebnisse unter < 10.0% sind nicht beschriftet

Die Zusammenarbeits- und Kooperationssqualität in der Praxis stellt sich im Ländervergleich recht unterschiedlich dar (Abbildung 108). So liegt die positive Beurteilung (= Summe der Häufigkeiten der Antwortmöglichkeiten „immer" und „überwiegend") in Deutschland (n = 39) über die 5 Fragen zwischen 7.7% und 56.4%, in Österreich (n = 106) zwischen 36.8% und 67.0% und in der Schweiz (n = 156) zwischen 55.8% und 78.9%. In der deutschen Stichprobe wird die Antwortmöglichkeit „teilweise" mit zwischen 33.3% und 66.7% am häufigsten ausgewählt.

Der Median ist in Deutschland bei den Items KP Praxis 1, 3 und 5 mit 3.0 niedriger als Österreich und der Schweiz mit jeweils 4.0 (Abbildung 109). Bei dem Item KP Praxis 4 ist der Median in der Schweiz mit 4.0 höher als in Deutschland und Österreich mit jeweils 3.0 (A 4.2.2.2a).

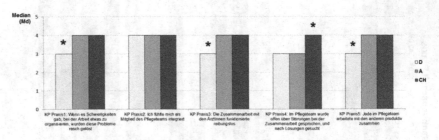

Abbildung 109:   Unterschiede im Median der Beantwortungen der Items KP Praxis 1 – 5 im Ländervergleich. * = signifikant

Der Kruskal-Wallis-Test bestätigt diese Unterschiede mit einer Signifikanz von p ≤ 0.003 bei den Items KP Praxis 1, KP Praxis 3, KP Praxis 5 und KP Praxis 5.

Der zusätzlich durchgeführte Mann-Whitney-Test zeigt, dass im Vergleich zwischen Deutschland und Österreich alle vier Items signifikant unterschiedlich ausgeprägt waren (p ≤ 0.021). Zwischen Deutschland und der Schweiz waren ebenso alle vier Items signifikant unterschiedlich (p ≤ 0.001). Zwischen Österreich und der Schweiz ist der Unterschied bei dem Item KO Praxis 4 signifikant (p = 0.019).

4.2.3.2.3 Beurteilung der Zusammenarbeits- und Kooperationsqualität in der praktischen Berufsausbildung, Dreijährige Pflegeausbildung im Ländervergleich (n = 156)

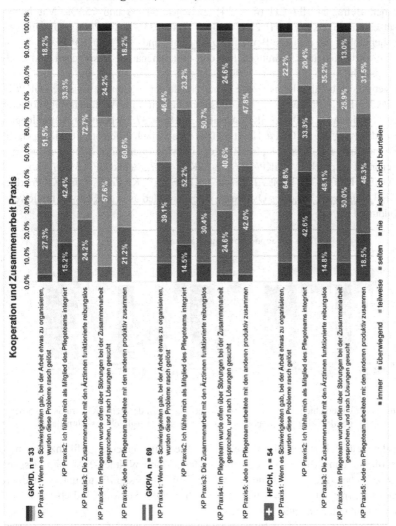

Abbildung 110: Prozentuale Verteilung der Beantwortungen der Items KP Praxis 1 – 5 in der dreijährigen Pflegeausbildung im Ländervergleich, n = 156). Ergebnisse unter < 10.0% sind nicht beschriftet

Im Ländervergleich der dreijährigen Pflegeausbildung (GKP/ D: n = 33, GKP/ A: n = 69, HF/ CH: n = 54) zeigt sich, dass die Ergebnisse zum Teil deutlich differieren (Abbildung

110). So liegt die positive Beurteilung (Antworten „immer" bzw. „überwiegend") bei der Gruppe GKP/ D (n = 33) der fünf Fragen zur erlebten Kommunikationsqualität zwischen 6.1% und 57.6%, bei Teilnehmerinnen der GKP/ A (n = 69) zwischen 27.5% und 66.7% und bei den Befragten HF/ CH (n = 54) zwischen 57.4% und 75.9%. Mit hohen Prozentsätzen von 13.0% (HF/ CH), 28.9% (GKP/ A) und 33.3% (GKP/ D) erfolgt in allen drei Teilstichproben die negative Beurteilung („selten" und „nie") für KP Praxis 4 „Im Pflegeteam wird offen über Störungen bei der Zusammenarbeit gesprochen und nach Lösungen gesucht."

Es ergeben sich bei drei Items grosse Unterschiede der Ergebnisse zwischen GKP/ D und GKP/CH. Bei KP Praxis 3 „Die Zusammenarbeit mit Ärztinnen funktionierte reibungslos" erzielen GKP/ D und GKP/ A mit 24.2% bzw. 37.7% positiver Beurteilungen deutlich niedrigere Werte als GKP/CH mit 63.0%. Eine ähnlich differente Verteilung ergibt sich bei dem Item KP Praxis 4 „Im Pflegeteam wird offen über Störungen bei der Zusammenarbeit gesprochen." (GKP/ D: 6.1%, GKP/ A: 27.5% und HF/ CH: 57.4%).

Der Median liegt bei den Items KP Praxis 1, KP Praxis 3, KP Praxis 4 und KP Praxis 5 mit jeweils 3.0 für Deutschland und Österreich unter dem Median in der Schweiz mit jeweils 4.0 (Abbildung 111).

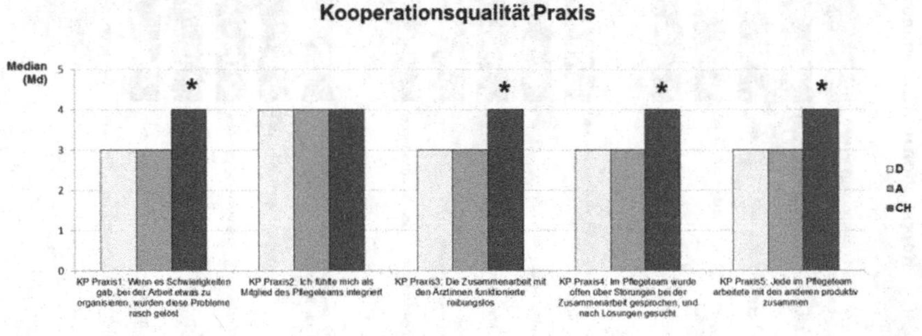

Kooperationsqualität Praxis

Abbildung 111:   Unterschiede im Median der Beantwortungen der Items KP Praxis 1 – 5 bei der dreijährigen Pflegeausbildung im Ländervergleich. * = signifikant

Der Kruskal-Wallis-Test bestätigt diese Unterschiede mit einer Signifikanz von p ≤ 0.001 bei diesen Items. Der zusätzlich durchgeführte Mann-Whitney-Test zeigt, dass im Vergleich zwischen Deutschland und der Schweiz alle Items signifikant unterschiedlich ausgeprägt sind (p ≤ 0.001). Zwischen Österreich und der Schweiz sind ebenfalls alle Items signifikant unterschiedlich (p ≤ 0.008).

Die Resultate der dreijährigen Pflegeausbildung werden mit den Ergebnissen der Gesamtstichprobe im Ländervergleich (Abbildung 109) abgeglichen. Die Ergebnisse sind dahingehend gleich, als dass bei den gleichen Items signifikante Unterschiede sichtbar sind. Bei Item KP Praxis 4 sind die Ergebnisse gleich. Bei den Items KP Praxis 1, 3 und 5 ist bei der dreijährigen Pflegeausbildung jedoch nicht Österreich signifikant niedriger als die anderen Länder sondern die Schweiz signifikant höher.

4.2.3.3 Beurteilung der Aufgaben- und Zielklarheit im Rahmen der praktischen Berufsausbildung

4.2.3.3.1 Beurteilung der Aufgaben- und Zielklarheit in der praktischen Berufsausbildung, Gesamtstichprobe (n = 301)

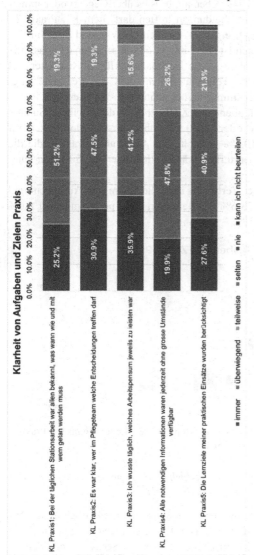

Abbildung 112: Prozentuale Verteilung der Beantwortungen der Items KL Praxis 1 – 5 in der Gesamtstichprobe (n = 301). Ergebnisse unter < 10.0% sind nicht beschriftet

Die Aufgaben- und Zielklarheit in der Praxis wird von allen Teilnehmerinnen (n = 301) mehrheitlich positiv (= Summe der Häufigkeiten der Antwortmöglichkeiten „immer" und „überwiegend") beurteilt (Abbildung 112). So beurteilen 76.4% der Befragten, dass bei der täglichen Stationsarbeit allen bekannt war, was, wann, wie und von wem getan werden musste (Item KL Praxis 1). 78.4% geben an, dass es überwiegend oder immer klar ist, wer im Pflegeteam welche Entscheidungen treffen darf (Item KL Praxis 2). 77.1% der Auszubildenden wissen nach eigenen Angaben überwiegend oder immer, welches Arbeitspensum täglich zu leisten ist (Item KL 3). 67.6% schätzen ein, dass alle notwendigen Informationen jederzeit ohne grosse Umstände verfügbar sind (Item Kl Praxis 4). Ebenfalls sehen 68.5% der Teilnehmerinnen, dass die Lernziele ihrer praktischen Einsätze überwiegend oder immer berücksichtigt werden (Item KL Praxis 5). Eine negative Beurteilung der Aufgaben- und Zielklarheit in der Praxis (= Summe aus der Antwortmöglichkeiten „selten" oder „nie") wird über vier von fünf Fragen mit einer Häufigkeit von deutlich unter 10.0% gewählt. Der Anteil an Befragten, die die Antwortmöglichkeit „kann ich nicht beurteilen" wählen, liegt über alle 5 Fragen unter 2.0%.

Die zusammenfassende Analyse der Verteilung über alle 5 Items zur Aufgaben- und Zielklarheit in der Praxis zeigt, dass 73.6% der Befragten diese positiv und nur 5.6% diese negativ beurteilen (Abbildung 113).

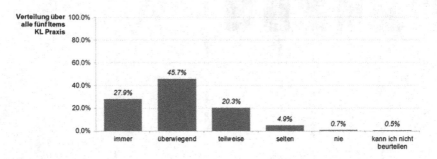

Abbildung 113:   Prozentuale Verteilung der Beantwortungen über alle fünf Items KL Praxis in der Gesamtstichprobe (n = 301)

4.2.3.3.2   *Beurteilung der Aufgaben- und Zielklarheit in der praktischen Berufsausbildung, Ländervergleich (n = 301)*

Zur weiteren Analyse wird die wahrgenommene Aufgaben- und Zielklarheit in der Praxis zwischen den Ländern D, A und CH verglichen. Es werden jeweils die Ergebnisse der Teilstichproben Deutschland (n = 39, zusammengesetzt aus: Sechs Auszubildenden der einjährigen Pflegehilfe und 33 Teilnehmerinnen GKP dreijährig), Österreich (n = 106, zusammengesetzt aus: 37 Lernenden Pflegehilfe, einjährig und 69 Teilnehmerinnen

GKP dreijährig) und Schweiz (n = 156, zusammengesetzt aus: 18 Auszubildenden der zweijährigen AGS, 84 FaGe, dreijährig und 54 Teilnehmerinnen der dreijährigen HF-Ausbildung) gegenübergestellt.

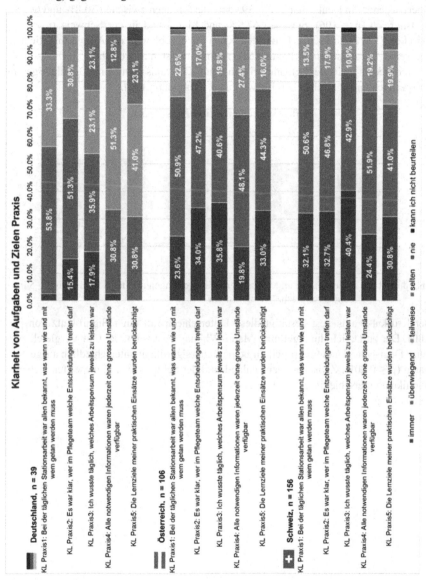

Abbildung 114: Prozentuale Verteilung der Beantwortungen der Items KL Praxis 1 – 5 im Ländervergleich. Ergebnisse unter < 10.0% sind nicht beschriftet

Die Beurteilung der Klarheit von Aufgaben und Zielen in der Praxis stellt sich im Ländervergleich recht unterschiedlich dar (Abbildung 114). So liegt die positive Beurteilung (= Summe der Häufigkeiten der Antwortmöglichkeiten „immer" und „überwiegend") in Deutschland (n = 39) über die 5 Fragen zwischen 30.8% und 66.7%, in Österreich (n = 106) zwischen 67.9% und 81.1% und in der Schweiz (n = 156) zwischen 71.8% und 83.3%. In der deutschen Stichprobe wird die Antwortmöglichkeit „teilweise" mit zwischen 23.1% und 51.3% am häufigsten ausgewählt.

Der Median ist in Deutschland bei den Items KL Praxis 4 und 5 mit 3.0 niedriger als in Österreich und der Schweiz mit jeweils 4.0. (Abbildung 115).

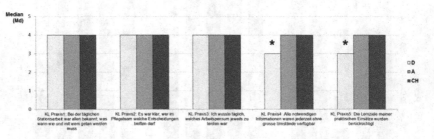

Abbildung 115:   Unterschiede im Median der Beantwortungen der Items KL Praxis 1 – 5 im Ländervergleich. * = signifikant

Der Kruskal-Wallis-Test bestätigt diese Unterschiede mit einer Signifikanz von p ≤ 0.001. Der zusätzlich durchgeführte Mann-Whitney-Test zeigt, dass im Vergleich zwischen Deutschland und Österreich für beide Items signifikant unterschiedlich ausgeprägt waren (p ≤ 0.001). Zwischen Deutschland und der Schweiz waren diese Items ebenso signifikant unterschiedlich (p ≤ 0.001).

4.2.3.3.3 *Beurteilung der Aufgaben- und Zielklarheit in der praktischen Berufsausbildung, Dreijährige Pflegeausbildung im Ländervergleich (n = 156)*

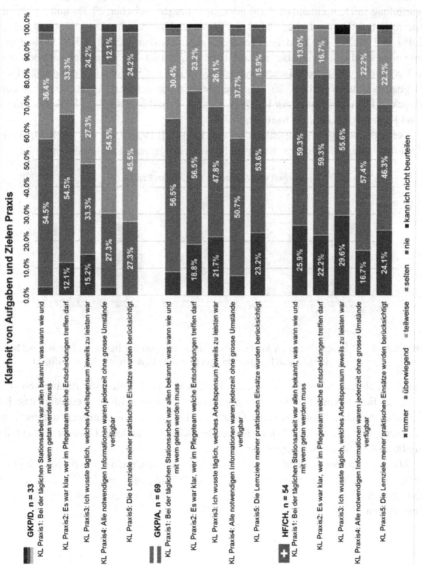

Abbildung 116: Prozentuale Verteilung der Beantwortungen der Items KL Praxis 1 – 5 in der dreijährigen Pflegeausbildung im Ländervergleich, n = 156). Ergebnisse unter < 10.0% sind nicht beschriftet

Bei den Teilnehmerinnen der dreijährigen Pflegeausbildung (GKP/ D: n = 33, GKP/ A: n = 69, HF/ CH: n = 54) zeigt sich im Ländervergleich, dass die Beurteilung der Aufgaben- und Zielklarheit in der Praxis differiert (Abbildung 116). So liegt die positive Beurteilung in Deutschland (n = 39) über die 5 Fragen zwischen 27.3% und 66.7%, in Österreich (n = 106) zwischen 58.0% und 76.8% und in der Schweiz (n = 156) zwischen 70.4% und 85.2%. In der deutschen dreijährigen Auszubildenden GKP/ D liegt die Antwortmöglichkeit „teilweise" mit zwischen 27.3% und 45.5% deutlich am höchsten. Im Vergleich zur österreichischen und schweizerischen Teilstichprobe der dreijährigen Pflegeausbildungen erfolgt die negative Beurteilung („selten" und „nie") bei den deutschen Teilnehmerinnen mit 15.2% (KL Praxis 4) und 24.2% bzw. 27.3% (Kl Praxis 3 und Kl Praxis 5) ebenfalls häufiger.

Der Median liegt in Deutschland bei den Items KL Praxis 3, 4 und 5 mit 3.0 signifikant niedriger als in Österreich und der Schweiz mit jeweils 4.0 (Abbildung 117).

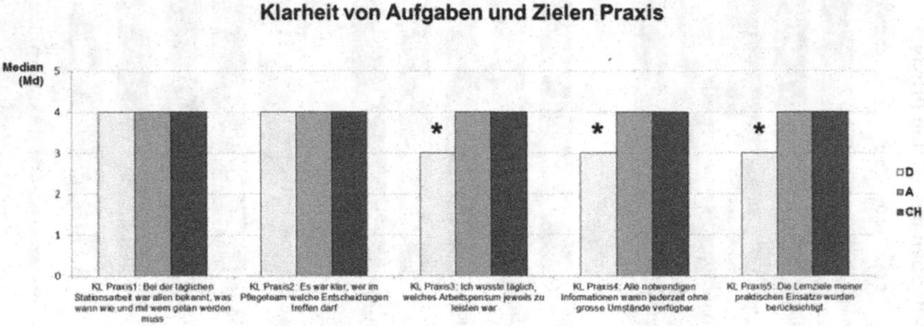

Abbildung 117:   Unterschiede im Median der Beantwortungen der Items KL Praxis 1 – 5 bei der dreijährigen Pflegeausbildung im Ländervergleich. * = signifikant

Der Kruskal-Wallis-Test bestätigt diese Unterschiede mit einer Signifikanz von $p \leq 0.001$ bei diesen Items. Der zusätzlich durchgeführte Mann-Whitney-Test zeigt, dass im Vergleich zwischen Deutschland und Österreich diese drei Items signifikant unterschiedlich ausgeprägt sind ($p \leq 0.024$). Zwischen Deutschland und der Schweiz sind ebenfalls alle Items signifikant unterschiedlich ($p \leq 0.001$).

Die Resultate der dreijährigen Pflegeausbildung werden mit den Ergebnissen der Gesamtstichprobe im Ländervergleich (Abbildung 115) abgeglichen. Die Ergebnisse sind bei den Items KL Praxis 4 und 5 gleich. Der signifikante Unterschied bei Item KL Praxis 3 besteht nur bei der dreijährigen Pflegeausbildung.

4.2.3.4 Beurteilung der Möglichkeiten der Selbstbestimmung im Rahmen der praktischen Berufsausbildung

4.2.3.4.1 Beurteilung der Möglichkeiten der Selbstbestimmung in der praktischen Berufsausbildung, Gesamtstichprobe (n = 301)

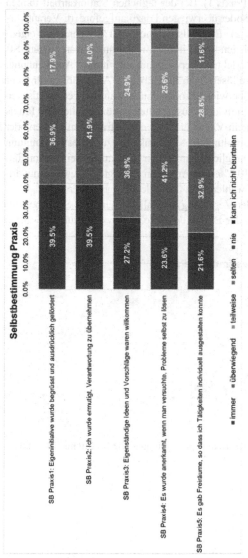

Abbildung 118: Prozentuale Verteilung der Beantwortungen der Items SB Praxis 1 – 5 in der Gesamtstichprobe (n = 301). Ergebnisse unter < 10.0% sind nicht beschriftet

Die Möglichkeiten der Selbstbestimmung in der praktischen Berufsausbildung wird von allen Teilnehmerinnen (n = 301) mehrheitlich positiv (= Summe der Häufigkeiten der Antwortmöglichkeiten „immer" und „überwiegend") beurteilt (Abbildung 118). So beurteilen über drei Viertel (76.4%) der Befragten, dass Eigeninitiative begrüsst und ausdrücklich gefördert wird (Item SB Praxis 1). Bei der täglichen Stationsarbeit fühlten sich 81.4% der Auszubildenden immer oder überwiegend dazu aufgefordert, Verantwortung zu übernehmen (Item SB Praxis 2). Ebenfalls nehmen 64.1% wahr, dass eigenständige Ideen und Vorschläge überwiegend oder immer willkommen waren (Item SB Praxis 3). 64.8% der Auszubildenden erlebten überwiegend oder immer Anerkennung, wenn sie versuchten, Probleme selbst zu lösen (Item SB Praxis 4). Auch gibt es für mehr als die Hälfte (54.5%) der Lernenden überwiegend oder immer während der praktischen Ausbildung Freiräume, um Tätigkeiten individuell ausgestalten zu können (Item SB Praxis 5). Diese Frage beantworten allerdings ein Viertel (15.3%) der Befragten mit selten oder nie. Somit ergibt sich eine negative Beurteilung der Möglichkeiten zur Selbstbestimmung in der Praxis (= Summe aus der Antwortmöglichkeiten „selten" oder „nie") bei vier von fünf Items mit einer Häufigkeit von unter 10.0%. Der Anteil an Befragten, die die Antwortmöglichkeit „kann ich nicht beurteilen" wählen, liegt über alle 5 Fragen unter 2.0%.

Die zusammenfassende Analyse der Verteilung über alle 5 Items zur Selbstbestimmung in der Praxis zeigt, dass 68.2% der Befragten diese positiv und nur 8.4% diese negativ beurteilen (Abbildung 119).

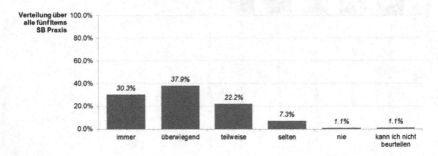

Abbildung 119:   Prozentuale Verteilung der Beantwortungen über alle fünf Items SB Praxis in der Gesamtstichprobe (n = 301)

4.2.3.4.2   Beurteilung der Möglichkeiten der Selbstbestimmung in der praktischen Berufsausbildung, Ländervergleich (n = 301)

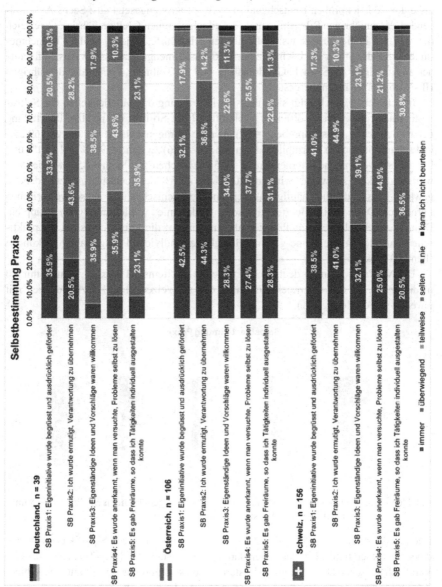

Abbildung 120:   Prozentuale Verteilung der Beantwortungen der Items SB Praxis 1 – 5 im Ländervergleich. Ergebnisse unter < 10.0% sind nicht beschriftet

Zur weiteren Analyse wird die wahrgenommen Möglichkeiten der Selbstbestimmung in der Praxis zwischen den Ländern D, A und CH verglichen. Es werden jeweils die Ergebnisse der Teilstichproben Deutschland (n = 39, zusammengesetzt aus: Sechs Auszubildenden der einjährigen Pflegehilfe und 33 Teilnehmerinnen GKP dreijährig), Österreich (n = 106, zusammengesetzt aus: 37 Lernenden Pflegehilfe, einjährig und 69 Teilnehmerinnen GKP dreijährig) und Schweiz (n = 156, zusammengesetzt aus: 18 Auszubildende der zweijährigen AGS, 84 FaGe, dreijährig und 54 Teilnehmerinnen der dreijährigen HF-Ausbildung) gegenübergestellt.

Im Ländervergleich zeigt sich, dass die Beurteilung der Möglichkeiten der Selbstbestimmung in der Praxis differiert (Abbildung 120). So liegt die positive Beurteilung bei der deutschen Teilstichprobe (n = 39) über die 5 Fragen zwischen 30.8% und 69.2%, in der österreichischen Auszubildendengruppe (n = 106) zwischen 59.4% und 81.1% und bei den schweizerischen Lernenden (n = 156) zwischen 57.1% und 85.9%. Die Antwortmöglichkeit „teilweise" wird von 20.5% bis 43.6% der deutschen Auszubildenden gewählt. Dies ist deutlich häufiger als bei den österreichischen und den schweizerischen Lernenden. Die negative Beurteilung „selten" oder „nie" wählen mit 30.8% knapp ein Drittel der deutschen Auszubildenden als Antwort auf die Frage, ob es bei der praktischen Ausbildung Freiräume gab, um Tätigkeiten individuell ausgestalten zu können (Item SB Praxis 5).

Der Median liegt in der deutschen Gruppe bei den Items SB Praxis 3, 4 und 5 mit 3.0 niedriger als bei den österreichischen und den schweizerischen Auszubildenden mit jeweils 4.0 (Abbildung 121).

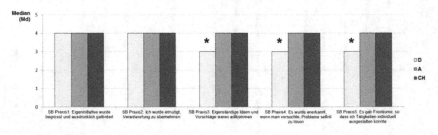

Abbildung 121:   Unterschiede im Median der Beantwortungen der Items SB Praxis 1 – 5 im Ländervergleich. * = signifikant

Der Kruskal-Wallis-Test bestätigt diese Unterschiede mit einer Signifikanz von p ≤ 0.007 bei diesen Items. Der zusätzlich durchgeführte Mann-Whitney-Test zeigt, dass im Vergleich zwischen Deutschland und Österreich diese drei Items signifikant unterschiedlich ausgeprägt waren (p ≤ 0.007). Zwischen Deutschland und der Schweiz sind ebenfalls diese drei Items signifikant unterschiedlich (p = 0.002).

4.2.3.4.3   *Beurteilung der Möglichkeiten der Selbstbestimmung in der praktischen Berufsausbildung, Dreijährige Pflegeausbildung im Ländervergleich (n = 156)*

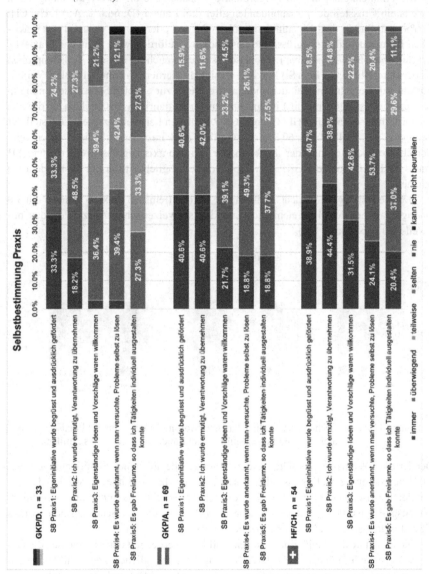

Abbildung 122:   Prozentuale Verteilung der Beantwortungen der Items SB Praxis 1 – 5 in der dreijährigen Pflegeausbildung im Ländervergleich, n = 156. Ergebnisse unter < 10.0% sind nicht beschriftet

Im Ländervergleich der dreijährigen Pflegeauszubildenden (GKP/ D: n = 33, GKP/ A: n = 69, HF/ CH: n = 54) sind in der Beurteilung der Möglichkeiten der Selbstbestimmung sowohl Ähnlichkeiten als auch signifikante Unterschiede sichtbar (Abbildung 122). Jeweils ein Grossteil der Auszubildenden aller drei Länder (D: 66.6%, A: 81.4%, CH: 79.6%) empfindet, dass Eigeninitiative überwiegend oder immer während der praktischen Berufsausbildung begrüsst und ausdrücklich gefördert wird (Item SB Praxis 1). Vergleichbare ähnlich positive Ergebnisse resultieren auch für alle drei Teilstichproben bei der Beurteilung von Item SB Praxis 2, ob sich die Lernenden ermutigt fühlen, Verantwortung zu übernehmen. Bei den anderen drei Items zur erlebten Selbstbestimmung in der Berufpraxis differieren die Einschätzungen der dreijährigen Auszubildenden der drei Länder teilweise stark. Bei HF/ CH und GKP/ A haben beispielsweise ein Grossteil der Befragten mit 74.4% bzw. 60.8% das Gefühl, dass ihre eigenständigen Ideen oder Vorschläge überwiegend oder immer in der Berufspraxis begrüsst werden (Item SB Praxis 3). Die Gruppe der GKP/ D verspürt diese Möglichkeit mit nur 39.4% deutlich seltener.

Der Median liegt in der deutschen Gruppe bei den Items SB Praxis 3, 4 und 5 mit 3.0 niedriger als bei den österreichischen und den schweizerischen Auszubildenden mit jeweils 4.0 (Abbildung 123).

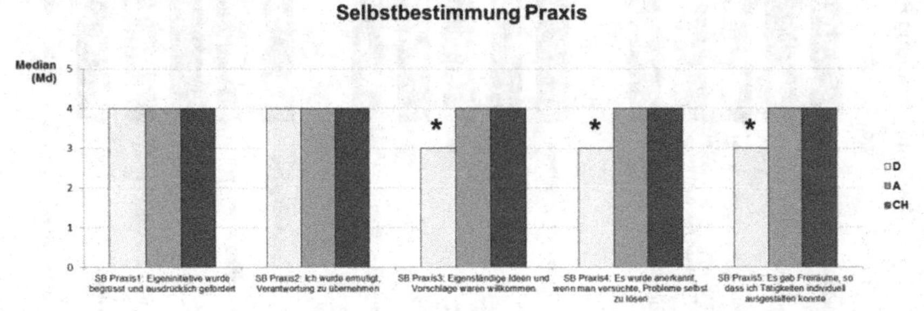

Abbildung 123: Unterschiede im Median der Beantwortungen der Items SB Praxis 1 – 5 bei der dreijährigen Pflegeausbildung im Ländervergleich. * = signifikant

Der Kruskal-Wallis-Test bestätigt diese Unterschiede mit einer Signifikanz von p ≤ 0.001 bei diesen Items. Der zusätzlich durchgeführte Mann-Whitney-Test zeigt, dass im Vergleich zwischen Deutschland und Österreich diese drei Items signifikant unterschiedlich ausgeprägt sind (p ≤ 0.016). Zwischen Deutschland und der Schweiz sind ebenfalls diese drei Items signifikant unterschiedlich (p = 0.001).

Die Resultate der dreijährigen Pflegeausbildung werden mit den Ergebnissen der Gesamtstichprobe im Ländervergleich (Abbildung 121) abgeglichen. Die signifikant niedrigeren Ergebnisse für Deutschland bei den Items SB 3, SB 4 und SB 5 bestehen auch bei der Teilstichprobe der dreijährigen Pflegeausbildung.

4.2.3.5 Beurteilung von Spass und Emotionen im Rahmen der praktischen Berufsausbildung

4.2.3.5.1 Beurteilung von Spass und Emotion in der praktischen Pflegeausbildung, Gesamtstichprobe (n = 301)

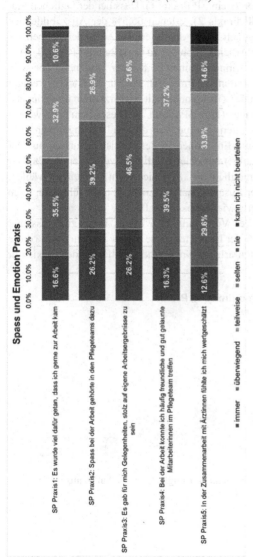

Abbildung 124: Prozentuale Verteilung der Beantwortungen der Items SP Praxis 1 – 5 in der Gesamtstichprobe (n = 301). Ergebnisse unter < 10.0% sind nicht beschriftet

Die Beurteilung von Spass und Emotionen in der praktischen Berufsausbildung (Abbildung 124) erfolgt von allen Teilnehmerinnen (n = 301) mehrheitlich positiv (= Summe der Häufigkeiten der Antwortmöglichkeiten „immer" und „überwiegend").

So äussern etwas mehr als die Hälfte (52.2%) der Befragten, dass viel dafür getan wird, dass sie gerne zur Arbeit kommen (Item SP Praxis 1). Dass bei der täglichen Stationsarbeit Spass dazugehört (Item SP Praxis 2), erleben 65.5% der Auszubildenden immer oder überwiegend. Auch bekommen knapp drei Viertel (72.7%) der Teilnehmerinnen Gelegenheiten, stolz auf eigene Arbeitserlebnisse zu sein (Item SP Praxis 3). Auf freundliche und gut gelaunte Mitarbeiterinnen können 55.8% der Lernenden überwiegend oder immer im Pflegeteam treffen (Item SP Praxis 4). Mit nur 42.4% gibt weniger als die Hälfte der Befragten an, sich in der Zusammenarbeit mit Ärztinnen überwiegend oder immer wertgeschätzt gefühlt zu haben (Item SP Praxis 5). Dieses Item beantworten entsprechend 17.3% der Befragten mit selten oder nie. Von diesem Item abgesehen, liegt die negative Beurteilung von Spass und Emotionen in der Praxis (= Summe aus der Antwortmöglichkeiten „selten" oder „nie") bei einer Häufigkeit von unter 10.0%. Der Anteil an Befragten, die die Antwortmöglichkeit „Kann ich nicht beurteilen" wählen, liegt bei dem Item SP Praxis 5 „In der Zusammenarbeit mit Ärztinnen fühlte ich mich wertgeschätzt" bei 6.6%, bei den anderen vier Items unter 1%.

Die zusammenfassende Analyse der Verteilung über alle 5 Items zu Spass und Emotion in der Praxis zeigt, dass 57.7% der Befragten diese positiv und nur 10.2% diese negativ beurteilen. 30.5% der Befragten erleben Spass und Emotion in der Praxis nur teilweise (Abbildung 125).

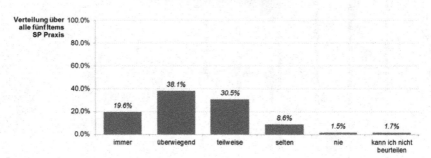

Abbildung 125:   Prozentuale Verteilung der Beantwortungen über alle fünf Items SB Praxis in der Gesamtstichprobe (n = 301)

4.2.3.5.2 Beurteilung von Spass und Emotionen in der praktischen Pflegeausbildung, Ländervergleich (n = 301)

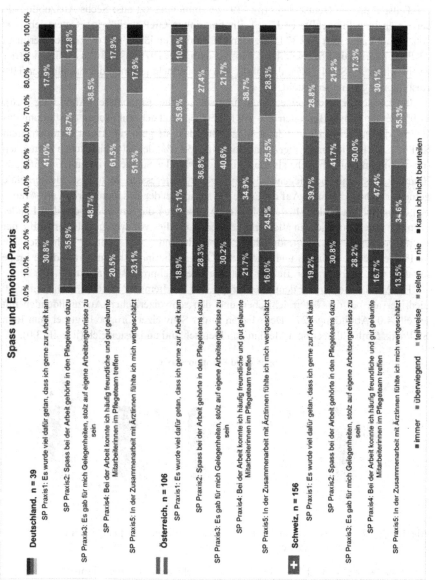

Abbildung 126: Prozentuale Verteilung der Beantwortungen der Items SP Praxis 1 – 5 im Ländervergleich. Ergebnisse unter < 10.0% sind nicht beschriftet

Zur weiteren Analyse wird die subjektive Beurteilung von Spass und Emotionen in der Praxis zwischen den Ländern D, A und CH verglichen. Es werden jeweils die Ergebnisse der Teilstichproben Deutschland (n = 39, zusammengesetzt aus: Sechs Auszubildende der einjährigen Pflegehilfe und 33 Teilnehmerinnen GKP dreijährig), Österreich (n = 106, zusammengesetzt aus: 37 Lernenden Pflegehilfe, einjährig und 69 Teilnehmerinnen GKP dreijährig) und Schweiz (n = 156, zusammengesetzt aus: 18 Auszubildende der zweijährigen AGS, 84 FaGe, dreijährig und 54 Teilnehmerinnen der dreijährigen HF-Ausbildung) gegenübergestellt.

Im Ländervergleich zeigen sich unterschiedliche Ergebnisse (Abbildung 126). 41.0% der deutschen Befragten (n = 39) haben während der praktischen Ausbildung das Gefühl, das nur teilweise viel dafür getan wird, dass sie gern zur Arbeit kommen (Item SP Praxis 1). Im Gegensatz hierzu hat die Hälfte (50.0%) der österreichischen Lernenden (n = 106) und deutlich mehr als die Hälfte (58.9%) der Schweizerinnen (n = 156) den Eindruck, dass man überwiegend oder immer daran interessiert ist, dass sie als Lernende gerne zur Arbeit kommen. Auf die Frage, ob sie sich in der Zusammenarbeit mit Ärztinnen wertgeschätzt fühlen (Item SP Praxis 5), reagieren die Lernenden der drei Länder ebenfalls unterschiedlich. In allen drei Ländern wird dies von weniger als der Hälfte der Befragten positiv (Antwortmöglichkeit „überwiegend" oder „immer") eingeschätzt. 48.1% der Schweizerinnen und 40.5% der Österreicherinnen beantworten diese Frage mit überwiegend bis immer. Bei der deutschen Teilstichprobe sind es nur 23.1%.

Der Median liegt in der deutschen Gruppe bei den Items SP Praxis 1, 2 und 4 mit 3.0 niedriger als bei den österreichischen und den schweizerischen Auszubildenden mit jeweils 4.0 (Abbildung 127). Der Median in der Schweizer Gruppe liegt bei dem Item SP Praxis 5 mit 4.0 über dem Median von Deutschland und Österreich (jeweils 3.0).

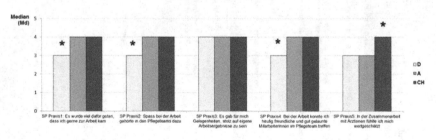

Abbildung 127:   Unterschiede im Median der Beantwortungen der Items SP Praxis 1 – 5 im Ländervergleich. * = signifikant

Der Kruskal-Wallis-Test bestätigt diese Unterschiede mit einer Signifikanz von p ≤ 0.003 bei diesen vier Items. Der zusätzlich durchgeführte Mann-Whitney-Test zeigt, dass im Vergleich zwischen Deutschland und Österreich bei diesen vier Items drei signifikant unterschiedlich ausgeprägt sind (Item KP Praxis 1, 2 und 4 mit einem p ≤ 0.01).

Zwischen Deutschland und der Schweiz sind alle vier Items signifikant unterschiedlich (p ≤ 0.001). Zwischen Österreich und der Schweiz ist das Item SP Praxis 5 jedoch nicht signifikant unterschiedlich.

4.2.3.5.3 Beurteilung von Spass und Emotionen in der praktischen Pflegeausbildung, Dreijährige Pflegeausbildung im Ländervergleich (n = 156)

Im Ländervergleich der dreijährigen Pflegeausbildung (GKP/ D: n = 33, GKP/ A: n = 69, HF/ CH: n = 54) zeigen sich bezüglich der Beurteilung von Spass und Emotionen in der Praxis grosse Unterschiede (Abbildung 128). Während 64.9% der Teilstichprobe HF/ CH überwiegend oder immer das Gefühl haben, dass überwiegend oder immer viel dafür getan wird, dass sie gern zur Arbeit kommen, teilen diese Einschätzung 42.1% der GKP/ A und nur 27.3% von GKP/ D. Mit Werten zwischen 42.4% und 60.6% beurteilt am häufigsten die deutsche Teilstichprobe GKP/ D die fünf Fragen zu Spass und Emotionen in der Berufspraxis mit der Aussage „teilweise". Grosse Unterschiede finden auch im Antwortverhalten bezüglich der Frage, ob es bei der Arbeit überwiegend oder immer möglich ist, auf freundliche und gut gelaunte Mitarbeiterinnen zu treffen (Item SP Praxis 4), erkennbar. Mit 68.6% empfinden dies ein Grossteil von HF/ CH, und etwas mehr als die Hälfte von GKP/ A (50.7%). Lediglich 18.2% von den GKP/ D beurteilen dies ebenso positiv. In der Zusammenarbeit mit Ärztinnen fühlt sich die Hälfte von den HF/ CH immer oder überwiegend gewertschätzt (Item SP Praxis 5). Bei den GKP/ A bewerten dies 33.3% der Befragten so positiv, während bei den GKP/ D nur etwas mehr als ein Viertel (18.2%) Wertschätzung seitens der Ärztinnen wahrnehmen.

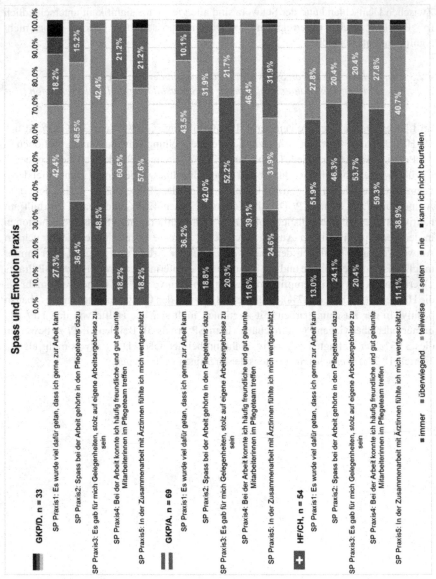

Abbildung 128: Prozentuale Verteilung der Beantwortungen der Items SP Praxis 1 – 5 in der dreijährigen Pflegeausbildung im Ländervergleich, n = 156. Ergebnisse unter < 10.0% sind nicht beschriftet

Der Median liegt in der deutschen Gruppe bei den Items SP Praxis 2 und 4 mit 3.0 niedriger als bei den österreichischen und den schweizerischen Auszubildenden mit jeweils 4.0 (Abbildung 129). Der Median in der Schweizer Gruppe liegt bei dem Items SP Praxis 1 und 5 mit 4.0 über dem Median von Deutschland und Österreich (jeweils 3.0).

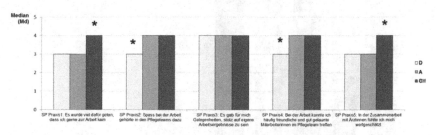

Abbildung 129: Unterschiede im Median der Beantwortungen der Items SP Praxis 1 – 5 bei der dreijährigen Pflegeausbildung im Ländervergleich. * = signifikant

Der Kruskal-Wallis-Test bestätigt diese Unterschiede mit einer Signifikanz von $p \leq 0.003$ bei diesen vier Items. Der zusätzlich durchgeführte Mann-Whitney-Test zeigt, dass im Vergleich zwischen Deutschland und Österreich bei diesen vier Items zwei signifikant unterschiedlich ausgeprägt sind (Item SP Praxis 2 und 4 mit einem $p \leq 0.005$). Zwischen Deutschland und der Schweiz sind alle vier Items signifikant unterschiedlich ($p \leq 0.001$). Zwischen Österreich und der Schweiz sind die Items SP Praxis 1 und 5 mit $p \leq 0.014$ signifikant unterschiedlich.

Die Resultate der dreijährigen Pflegeausbildung werden mit den Ergebnissen der Gesamtstichprobe im Ländervergleich (Abbildung 127) abgeglichen. Die signifikant niedrigeren Ergebnisse für Deutschland bei den Items SP Praxis 2 und 4 werden bestätigt. Bei Item SP Praxis 1 erzielte bei der Teilstichprobe der dreijährigen Pflegeausbildung die Schweiz einen signifikant höheren Wert.

4.2.3.6   Beurteilung der Beziehungs- und Teamqualität in der praktischen Berufsausbildung

4.2.3.6.1   *Beurteilung der Beziehungs- und Teamqualität in der praktischen Pflegeausbildung, Gesamtstichprobe (n = 301)*

Drei Fragen zur Einschätzung der Beziehungs- und Teamqualität in den Pflegeteams (Abbildung 130) beantworten die Teilnehmerinnen und Teilnehmer der Gesamtstichprobe (n = 301) mehrheitlich positiv (= Summe der Häufigkeiten der Antwortmöglichkeiten „immer" und „überwiegend"). So erleben 69.1% der Befragten ein angenehmes Klima zwischen Auszubildenden und dem Pflegeteam Item Bez Praxis 1). Auch fühen sich 69.8% der Lernenden überwiegend oder immer vom Pflegeteam anerkannt (Item

Bez Praxis 2). 66.5% der Befragten geben an, dass sie sich bei Teambesprechungen (Übergaben oder Ähnliches) willkommen gefühlt haben (Item Bez Praxis 4).

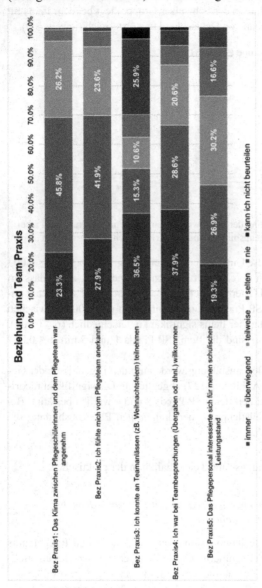

Abbildung 130:   Prozentuale Verteilung der Beantwortungen der Items Bez Praxis 1 – 5 in der Gesamtstichprobe (n = 301). Ergebnisse unter < 10.0% sind nicht beschriftet

Mit 51.8% gibt etwas mehr als die Hälfte der Probandinnen an, bei Teamanlässen eingeladen worden zu sein (Item Bez Praxis 3). Dieses Frage beantwortet mit 25.9% etwa ein Viertel der Befragten mit „nie". Mit nur 46.2% gibt weniger als die Hälfte der Befragten an, dass sich das Pflegepersonal für ihren schulischen Leistungsstand interessiere (Item Bez Praxis 5). Diese Frage beantworten 23.6% der Teilnehmerinnen der Gesamtstichprobe mit „selten" oder „nie". Somit ergibt sich eine negative Beurteilung des erlebten Gefühls der Dazugehörigkeit in der Praxis (= Summe aus der Antwortmöglichkeiten „selten" oder „nie") über drei von fünf Fragen mit einer Häufigkeit von deutlich unter 10.0%. Der Anteil an Befragten, die die Antwortmöglichkeit „Kann ich nicht beurteilen" wählen, liegt beim Item „Ich konnte bei Teamanlässen (z.B. Weihnachtsfeiern) teilnehmen" bei 4%, bei den anderen 4 Fragen unter 1%.

Die zusammenfassende Analyse der Verteilung über alle 5 Items der Beziehungs- und Teamqualität in der Praxis zeigt, dass 60.7% der Befragten diese positiv und 16.0% diese negativ beurteilen (Abbildung 131).

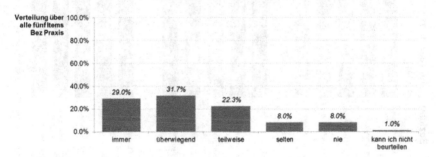

Abbildung 131: Prozentuale Verteilung der Beantwortungen über alle fünf Items Bez Praxis in der Gesamtstichprobe (n = 301)

4.2.3.6.2   *Beurteilung der Beziehungs- und Teamqualität in der praktischen*
             Pflegeausbildung, Ländervergleich (n = 301)

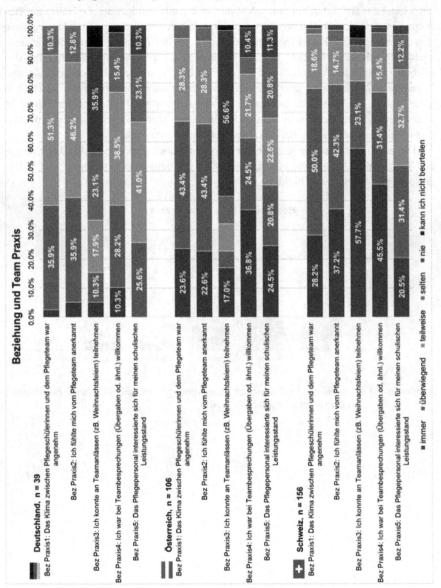

Abbildung 132:   Prozentuale Verteilung der Beantwortungen der Items Bez Praxis 1 – 5 im
                  Ländervergleich. Ergebnisse unter < 10.0% sind nicht beschriftet

Zur weiteren Analyse wird die subjektive Beurteilung der Beziehungs- und Teamqualität in der Praxis zwischen den Ländern D, A und CH verglichen. Es werden jeweils die Ergebnisse der Teilstichproben Deutschland (n = 39, zusammengesetzt aus: Sechs Auszubildende der einjährigen Pflegehilfe und 33 Teilnehmerinnen GKP dreijährig), Österreich (n = 106, zusammengesetzt aus: 37 Lernenden Pflegehilfe, einjährig und 69 Teilnehmerinnen GKP dreijährig) und Schweiz (n = 156, zusammengesetzt aus: 18 Auszubildende der zweijährigen AGS, 84 FaGe, dreijährig und 54 Teilnehmerinnen der dreijährigen HF-Ausbildung) gegenübergestellt.

Im Ländervergleich (D: n = 39, A: n = 106, CH: n = 156) zeigen sich grosse Unterschiede zur wahrgenommenen Beziehungsqualität in der Berufspraxis (Abbildung 132). So empfinden über drei Viertel (78.2%) der Schweizer Befragten das Klima zwischen Pflegeschülerinnen und dem Pflegeteam als immer oder überwiegend angenehm (Item Bez Praxis 1). Bei den österreichischen Teilnehmerinnen teilen diese Einschätzung 67.0%. Dahingegen verspüren weit mehr als die Hälfte (61.6%) der deutschen Teilstichprobe ein solches Gefühl der Dazugehörigkeit nur teilweise oder selten. Auffallend sind auch die Unterschiede der Möglichkeiten, an gemeinsamen Teamanlässen teilzunehmen (Item Bez Praxis 3). Nur 15.4% der deutschen Befragten und 22.7% der österreichischen Lernenden haben das Gefühl, überwiegend oder immer teilnehmen zu können. Bei der Schweizer Stichprobe schätzen dagegen mit 80.8% ein Grossteil der Auszubildenden diese Möglichkeit an Teamanlässen teilzunehmen mit „überwiegend" oder „immer" ein. Auch die Frage, ob sich das Pflegepersonal für den schulischen Leistungsstand des Lernenden interessiere, wird differenziert beantwortet (Item Bez Praxis 5). Etwas mehr als die Hälfte der Schweizerinnen (51.9%) hat überwiegend oder immer dieses Gefühl. Bei den Österreicherinnen empfinden dies 45.3%, und bei der deutschen Teilstichprobe der Befragten teilen diese positive Einschätzung mit 25.6% nur etwas mehr als ein Viertel.

Der Median liegt in der deutschen Gruppe bei den Items Bez Praxis 1, 2 und 4 mit 3.0 niedriger als bei den österreichischen und den schweizerischen Auszubildenden mit jeweils 4.0 (Abbildung 133). Der Median in der Schweizer Gruppe liegt bei dem Items Bez Praxis 3 und 5 mit 5.0 bzw. 4.0 über dem Median von Deutschland (2.0 bzw. 3.0) und Österreich (1.0 bez. 3.0).

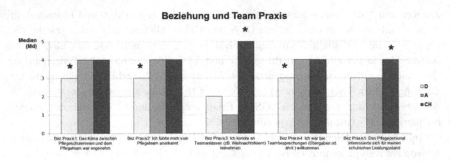

Abbildung 133:   Unterschiede im Median der Beantwortungen der Items Bez Praxis 1 – 5 im Ländervergleich. * = signifikant

Der Kruskal-Wallis-Test bestätigt diese Unterschiede mit einer Signifikanz von p ≤ 0.002 bei allen fünf Items. Der zusätzlich durchgeführte Mann-Whitney-Test zeigt, dass im Vergleich zwischen Deutschland und Österreich drei dieser fünf Items signifikant unterschiedlich ausgeprägt sind (Item Bez Praxis 1, 2 und 4 mit einem p ≤ 0.010). Zwischen Deutschland und der Schweiz sind alle fünf Items signifikant unterschiedlich (p ≤ 0.001). Zwischen Österreich und der Schweiz ist lediglich das Item SP Praxis 3 mit p ≤ 0.001 signifikant unterschiedlich.

4.2.3.6.3   Beurteilung der Beziehungs- und Teamqualität in der praktischen Pflegeausbildung, Dreijährige Pflegeausbildung im Ländervergleich (n = 156)

Im Vergleich der dreijährigen Pflegeausbildung (GKP/ D: n = 33, GKP/ A: n = 69, HF/ CH: n = 54) werden teilweise grosse Unterschiede zwischen den Ländern deutlich (Abbildung 134). Das Klima zwischen Pflegeschülerinnen und dem Pflegeteam empfindet der grösste Teil von HF/ CH (85.2%) und ein grosser Teil von GKP/ A (65.2%) überwiegend oder immer angenehm (Item Bez Praxis 1). Bei den Auszubildenden GKP/ D nimmt dieses positive Klima deutlich mehr als die Hälfte (60.6%) nur teilweise oder selten wahr. Der grösste Unterschied im Antwortverhalten ergibt sich bei der Frage „Ich konnte an Teamanlässen (z.B. Weihnachtsfeiern) teilnehmen" (Item Bez Praxis 3). Die Gruppe HF/ CH hatte mit 77.8% über drei Viertel der Befragten überwiegend oder immer dieses Gefühl. Ein Grossteil der Auszubildenden GKP/ A (65.2%) und mehr als ein Drittel (39.4%) von GKP/ D hat selten bis nie den Eindruck, an Teamanlässen teilnehmen zu können. In allen drei Ländergruppen ergeben sich recht deutliche negative Werte auf die Frage, ob sich das Pflegepersonal für den schulischen Leistungsstand interessiere (Item Bez Praxis 5). 20.4% der HF/ CH, 30.4% der Gruppe GKP/ A und mit 33.4% etwa ein Drittel der Auszubildenden GKP/ D hatten nur selten oder nie diese Einschätzung.

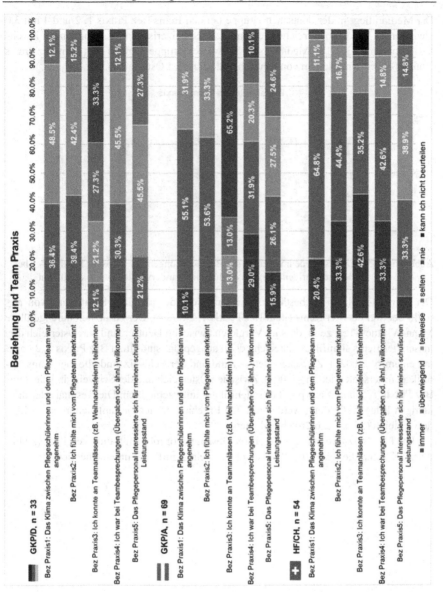

Abbildung 134:   Prozentuale Verteilung der Beantwortungen der Items Bez Praxis 1 – 5 in
der dreijährigen Pflegeausbildung im Ländervergleich. n = 156. Ergebnisse
unter < 10.0% sind nicht beschriftet

Der Median liegt in der deutschen Gruppe bei den Items Bez Praxis 1, 2 und 4 mit 3.0 niedriger als bei den österreichischen und den schweizerischen Auszubildenden jeweils 4.0 (Abbildung 135). Der Median in der Schweizer Gruppe liegt bei dem Item Bez Praxis 3 mit 4.0 über dem Median von Deutschland (2.0) und Österreich (1.0).

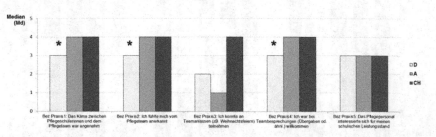

Abbildung 135:   Unterschiede im Median der Beantwortungen der Items SP Praxis 1 – 5 bei der dreijährigen Pflegeausbildung im Ländervergleich. * = signifikant

Der Kruskal-Wallis-Test bestätigt diese Unterschiede mit einer Signifikanz von p ≤ 0.013 bei drei der vier Items (Item Bez Praxis 1, 2 und 4). Der zusätzlich durchgeführte Mann-Whitney-Test zeigt, dass im Vergleich zwischen Deutschland und Österreich drei dieser vier Items signifikant unterschiedlich ausgeprägt sind (Item Bez Praxis 1, 2 und 3 mit einem p ≤ 0.026). Zwischen Deutschland und der Schweiz sind alle vier Items signifikant unterschiedlich (p ≤ 0.001). Zwischen Österreich und der Schweiz sind die Items Bez Praxis 1, 2 und 3 mit p ≤ 0.011 signifikant unterschiedlich. Die Resultate der dreijährigen Pflegeausbildung werden mit den Ergebnissen der Gesamtstichprobe im Ländervergleich (Abb. 4.2.6.2b) abgeglichen.

Im Gegensatz zu den Ergebnissen der Gesamtstichprobe im Ländervergleich (Abbildung 133) sind die Items Bez Praxis 3 und 5 nicht signifikant unterschiedlich.

4.2.3.7 Beurteilung der sozialen Reflexionsprozessqualität in der praktischen Pflegeausbildung

4.2.3.7.1 Beurteilung der sozialen Reflexionsprozesse in der praktischen Pflegeausbildung, Gesamtstichprobe (n = 301)

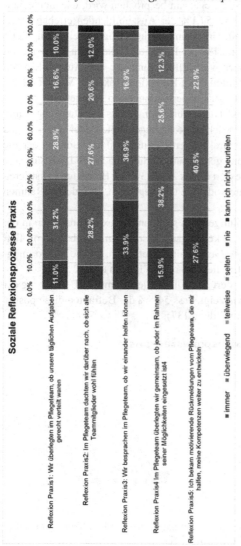

Abbildung 136: Prozentuale Verteilung der Beantwortungen der Items Reflexion Praxis 1 – 5 in der Gesamtstichprobe (n = 301). Ergebnisse unter < 10.0% sind nicht beschriftet

Die Beurteilung sozialer Reflexionsprozesse (Besprechungen über das „gemeinsame Tun") in der praktischen Berufsausbildung erfolgt von den Teilnehmerinnen der Gesamtstichprobe (n = 301) mehrheitlich positiv (= Summe der Häufigkeiten der Antwortmöglichkeiten „immer" und „überwiegend", Abbildung 136). So äussern 70.8% der Befragten, dass überwiegend oder immer im Pflegeteam besprochen wird, wie man einander helfen kann (Item Reflexion Praxis 3). 54.1% der Auszubildenden erleben regelmässig gemeinsame Überlegungen, ob jeder im Rahmen seiner Möglichkeiten eingesetzt sei (Item Reflexion Praxis 4). Weitere 68.1% der Befragten bekommen überwiegend oder immer motiverende Rückmeldungen vom Pflegeteam, die den Auszubildenden helfen, ihre Kompetenzen weiter zu entfalten (Item Reflexion Praxis 5). Mit nur 42.2% erlebt weniger als die Hälfte der Befragten Überlegungen im Pflegeteam, ob die täglichen Aufgaben gerecht verteilt sind (Item Relfexion Praxis 1). Dem gegenüber antworten 26.6% der Teilnehmerinnen, solche Überlegungen selten oder nie erlebt zu haben. Weitere 32.6% geben an, in der praktischen Berufsausbildung selten oder nie erlebt zu haben, das man im Pflegeteam gemeinsam darüber nachdenkt, ob sich alle Teammitglieder wohl fühlen (Item Reflexion Praxis 2). 18.3% der Befragten registrieren in der praktischen Berufsausbildung selten oder nie Überlegungen, ob jeder im Rahmen seiner Möglchkeiten eingesetzt wird.

Somit ergeben sich negative Beurteilungen von sozialen Reflexionsprozessen in der Praxis (= Summe aus der Antwortmöglichkeiten „selten" oder „nie") über 3 von fünf Fragen mit einer Häufigkeit von über 10%. Der Anteil an Befragten, die die Antwortmöglichkeit „kann ich nicht beurteilen" wählen, liegt bei allen 5 Fragen unter 2%.

Die zusammenfassende Analyse der Verteilung über alle 5 Items der Beurteilung der sozialen Reflexionsprozesse in der Praxis zeigt, dass 54.5% der Befragten diese positiv und 19.2% diese negativ einschätzen (Abbildung 137).

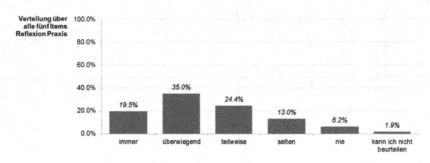

Abbildung 137:   Prozentuale Verteilung der Beantwortungen über alle fünf Items Reflexion Praxis in der Gesamtstichprobe (n = 301)

4.2.3.7.2   *Beurteilung der sozialen Reflexionsprozesse in der praktischen Pflegeausbildung, Ländervergleich (n = 301)*

Zur weiteren Analyse wird die subjektive Beurteilung von sozialen Reflexionsprozessen in der Praxis zwischen den Ländern D, A und CH verglichen. Es werden jeweils die Ergebnisse der Teilstichproben Deutschland (n = 39, zusammengesetzt aus: sechs Auszubildenden der einjährigen Pflegehilfe und 33 Teilnehmerinnen GKP dreijährig), Österreich (n = 106, zusammengesetzt aus: 37 Lernenden Pflegehilfe einjährig und 69 Teilnehmerinnen GKP dreijährig) und Schweiz (n = 156, zusammengesetzt aus: 18 Auszubildenden der zweijährigen AGS, 84 FaGe, dreijährig und 54 Teilnehmerinnen der dreijährigen HF-Ausbildung) gegenübergestellt.

Im Ländervergleich der drei Stichprobengruppen werden teilweise grosse Unterschiede im Antwortverhalten sichtbar (Abbildung 138). Das Gefühl, dass im Pflegeteam gemeinsam überlegt wird, ob die täg-lichen Aufgaben gerecht verteilt sind, hat fast die Hälfte (46.2%) der deutschen Auszubildenden selten oder nie (Item Reflexion Praxis 1). Die österreichischen Lernenden empfinden dies ebenfalls mit 38.7% als negativ. Bei den Schweizer Auszubildenden hat hingegen mehr als die Hälfte (55.2%) überwiegend oder immer den Eindruck einer gerechten Arbeitsverteilung. Auch auf die Frage, ob im Pflegeteam darüber nachgedacht wird, ob sich alle wohl fühlen, reagieren die Befragten unterschiedlich (Item Relfexion Praxis 2). Fast drei Viertel (69.4%) der deutschen Auszubildenden erleben selten oder nie, dass über das Wohlbefinden der Teammitglieder nachgedacht wird. Bei den österreichischen Befragten haben 40.6% diesen eher negativen Eindruck. Bei den Schweizer Lernenden ist diese Einschätzung mit 17.9% Nennungen deutlich weniger. Jedoch nehmen bei HF/ CH mit 48.7% auch nur knapp weniger als die Hälfte überwiegend oder immer wahr, dass über das Wohlbefinden der Teammitglieder nachgedacht wurde.

Gemeinsame Besprechungen, wer wem noch bei der Arbeit helfen könnte, werden bei den schweizerischen (82.0%) und den österreichischen (65.0%) Lernenden von einem Grossteil immer oder überwiegend erkannt (Item Reflexion Praxis 4). In der deutschen Auszubildendenstichprobe erleben deutlich weniger als die Hälfte (41.0%) solch partizipartorische Strukturen bewusst. Etwas weniger als die Hälfte (41.6%) der deutschen Teilnehmergruppe hat während der praktischen Ausbildungszeit selten oder nie das Erlebnis, dass gemeinsam überlegt wird, ob jeder im Rahmen seiner Möglichkeiten eingesetzt wird (Item Reflexion Praxis 4). Diesen eher negativen Eindruck teilen 21.7% der Österreicher und nur 8.4% der Schweizer Probanden. Motivierende Rückmeldungen zur individuellen Kompetenzweiterentwicklung erhalten 71.1% der Auszubildenden aus der Schweiz in den praktischen Stationseinsätzen überwiegend oder immer (Item Relfexion Praxis 5). Bei den österreichischen Befragten teilen diese positive Einschätzung auch fast drei Viertel (71.7%). Etwas weniger als die Hälfte (46.1%) der deutschen Teilnehmerinnen hat ebenfalls den gleichen positiven Eindruck.

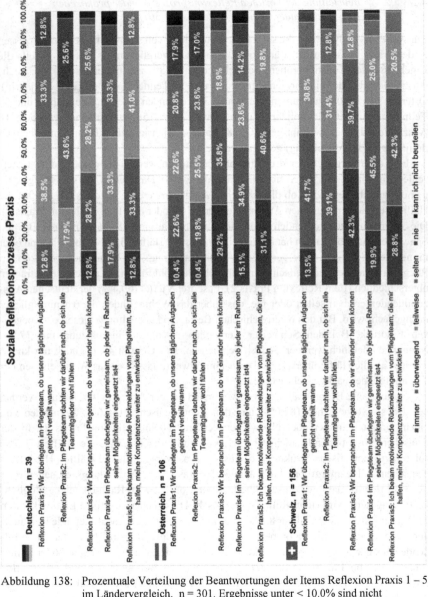

Abbildung 138: Prozentuale Verteilung der Beantwortungen der Items Reflexion Praxis 1 – 5
im Ländervergleich, n = 301. Ergebnisse unter < 10.0% sind nicht
beschriftet

Der Median liegt in der deutschen Gruppe bei den Items Reflexion Praxis 2, 3, 4 und 5 mit 2.0 bzw. 3.0 niedriger als bei den österreichischen und den schweizerischen Auszubildenden mit jeweils 3.0 bzw. 4.0 (Abbildung 139). Der Median in der Schweizer Gruppe liegt bei dem Item Reflexion Praxis 1 mit 4.0 über dem Median von Deutschland und Österreich mit je 3.0.

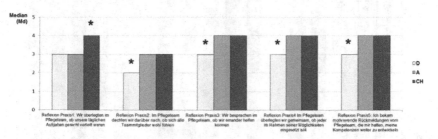

Abbildung 139:   Unterschiede im Median der Beantwortungen der Items Reflexion Praxis 1 – 5 im Ländervergleich. * = signifikant

Der Kruskal-Wallis-Test bestätigt diese Unterschiede mit einer Signifikanz von p ≤ 0.009 für alle fünf Items. Der zusätzlich durchgeführte Mann-Whitney-Test zeigt, dass im Vergleich zwischen Deutschland und Österreich vier dieser fünf Items signifikant unterschiedlich ausgeprägt sind (Item Reflexion Praxis 2, 3, 4 und 5 mit einem p ≤ 0.006). Zwischen Deutschland und der Schweiz sind die Unterschiede in allen fünf Items signifikant unterschiedlich (p ≤ 0.004). Zwischen Österreich und der Schweiz sind die Items SP Praxis 1, 2, 3 und 4 mit p ≤ 0.004 signifikant unterschiedlich.

4.2.3.7.3   Beurteilung der sozialen Reflexionsprozesse in der praktischen Pflegeausbildung, Dreijährige Pflegeausbildung im Ländervergleich (n = 156)

Im Ländervergleich der dreijährigen Pflegeausbildung (GKP/ D: n = 33, GKP/ A: n = 69, HF/ CH: n = 54) werden teilweise grosse Unterschiede sichtbar (Abbildung 140). Nur 15.2% von GKP/ D und 20.3% von GKP/ A geben an, dass sie während ihrer praktischen Ausbildungszeit überwiegend das Gefühl erlebt haben, dass man sich im Team überlegt hat, ob die Arbeit gerecht verteilt sei (Item Reflexion Praxis 1). Bei HF/ CH wird dies mit 61.1% von einem Grossteil sogar immer oder überwiegend erlebt. Auch nimmt die Hälfte der HF/ CH (50.6%) überwiegend oder immer wahr, dass man darüber nachdenkt, ob sich alle wohl fühlen. Bei GKP/ A (18.8%) und GKP/ D (9.1%) erleben dieses positive Gruppenphänomen nur ein kleiner Teil der Auszubildenden regelmässig. Gegenseitige Hilfsbereitschaft (Item Reflexion Praxis 3) wird ebenfalls recht oft von der deutschen (27.2%) und österreichischen (20.2%) Probandengruppe selten bis nie wahrgenommen. Diese negative Einschätzung der erlebten Zusammenarbeit teilen mit 3.8% nur ein sehr kleiner Teil der schweizerischen HF-Auszubildenden.

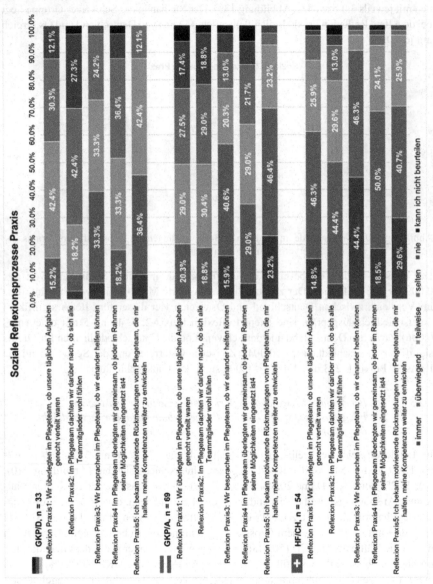

Abbildung 140: Prozentuale Verteilung der Beantwortungen der Items Reflexion Praxis 1 – 5 in der dreijährigen Pflegeausbildung im Ländervergleich. Ergebnisse unter < 10.0% sind nicht beschriftet

Der Median liegt in der deutschen Gruppe bei den Items Reflexion Praxis 2, 3, und 4 mit 2.0 bzw. 3.0 niedriger als bei den österreichischen und den schweizerischen Auszubildenden mit jeweils 3.0 bzw. 4.0 (Abbildung 141). Der Median in der Schweizer Gruppe liegt bei den Items Reflexion Praxis 1 und 4 mit 4.0 über dem Median von Deutschland und Österreich mit je 3.0.

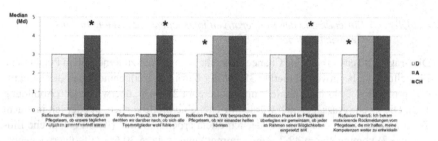

Abbildung 141: Unterschiede im Median der Beantwortungen der Items Reflexion Praxis 1 – 5 bei der dreijährigen Pflegeausbildung im Ländervergleich. * = signifikant

Der Kruskal-Wallis-Test bestätigt diese Unterschiede mit einer Signifikanz von p ≤ 0.016 für alle fünf Items. Der zusätzlich durchgeführte Mann-Whitney-Test zeigt, dass im Vergleich zwischen Deutschland und Österreich nur eines dieser fünf Items signifikant unterschiedlich ausgeprägt sind (Item Reflexion Praxis 5 mit einem p = 0.017). Zwischen Deutschland und der Schweiz sind die Unterschiede in allen fünf Items signifikant unterschiedlich (p ≤ 0.006). Zwischen Österreich und der Schweiz sind die Items Reflexion Praxis 1, 2, 3 und 4 mit p ≤ 0.001 signifikant unterschiedlich.

Die Resultate der dreijährigen Pflegeausbildung werden mit den Ergebnissen der Gesamtstichprobe im Ländervergleich (Abbildung 139) abgeglichen. Die signifikanten Unterschiede bei den Items Reflexion Praxis 1, Reflexion Praxis 3 und Reflexion Praxis 5 werden bestätigt. Bei Item Reflexion Praxis 2 und Reflexion Praxis 3 erzielt nur die Teilstichprobe der dreijährigen Pflegeausbildung der Schweiz einen signifikant höheren Wert.

4.2.4 Ergebnisse zur persönlichen Einstellung der Befragten zu Teamarbeit

Die folgende Ergebnisdarstellung hat das Ziel, sich der Beantwortung der forschungsleitenden Unterfrage: „Welche Ansätze anderer wissenschaftlicher Disziplinen eignen sich, um den Erwerb und die Entfaltung von Teamkompetenzen bei Lernenden pflegerischer Berufe zu fördern und zu messen?" schrittweise anzunähern.

Aus dem Basismodell TK-DACH (Abbildung 21) wird der Fragenkomplex „Persönliche Einstellung zu Teamarbeit " zur Selbsteinschätzung mit insgesamt 12 Items abgeleitet. Die 12 Items werden in sprachlich unveränderter Form aus dem ursprünglich 15

Items umfassenden arbeitspsychologischen Index „Fragebogen zum Erleben der Zusammenarbeit in Teams FEZT" (Launche, Verbeck, Weber, 1999) übernommen.

4.2.4.1   Einschätzung der Kooperativen Interdependenzneigung

Die Items Persönliche Einstellung 1, 2 und 10 ermitteln in dieser Studie die kooperative Interdependenzneigung.

4.2.4.1.1   Einschätzung der Kooperativen Interdependenzneigung in der Gesamtstichprobe (n = 301)

Die Frage, ob Teamarbeit eine Chance darstellt, von anderen zu lernen (Item Persönliche Einstellung 1), beantworten hierbei 38.5% der befragten Teilnehmerinnen der Gesamtstichprobe (n = 301) mit „immer" und weitere 44.2% mit „überwiegend" (Abbildung 142). Die zweite Aussage: „Ich würde mir eher eine Stelle suchen, bei der ich in einem Team arbeiten kann, als eine, bei der ich allein arbeiten muss" (Item Persönliche Einstellung 2) kommentieren 42.2% mit „immer" und weitere 30.6% mit „überwiegend".

Auch die Aussage, dass erst, wenn man mit anderen zusammen arbeitet, neue Ideen (Innovationen) entstehen können (Item Persönliche Einstellung 10), beurteilen 70.8% der Teilnehmerinnen positiv (= Summe der Häufigkeiten der Antwortmöglichkeiten „immer" und „überwiegend").

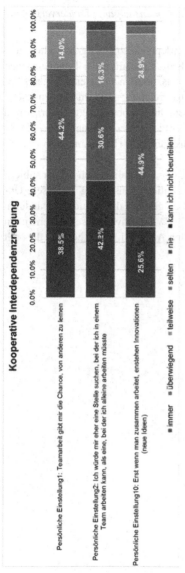

Abbildung 142: Prozentuale Verteilung der Beantwortungen der Items Persönliche Einstellung 1, 2 und 10 in der Gesamtstichprobe (n = 301). Ergebnisse unter < 10.0% sind nicht beschriftet

4.2.4.1.2   Einschätzung der kooperativen Interdependenzneigung, Ländervergleich
(n = 301)

Zur weiteren Analyse wird die kooperative Interdependenzneigung zwischen den Ländern D, A und CH verglichen. Es werden jeweils die Ergebnisse der Teilstichproben Deutschland (n = 39, zusammengesetzt aus: sechs Auszubildende der einjährigen Pflegehilfe und 33 Teilnehmerinnen GKP dreijährig), Österreich (n = 106, zusammengesetzt aus: 37 Lernende Pflegehilfe einjährig und 69 Teilnehmerinnen GKP dreijährig) und Schweiz (n = 156, zusammengesetzt aus: 18 Auszubildende der zweijährigen AGS, 84 FaGe, dreijährig und 54 Teilnehmerinnen der dreijährigen HF-Ausbildung) gegenübergestellt.

Im Ländervergleich (D: n = 39, A: n = 106, CH: n = 156) zeigen sich bei der subjektiven Einschätzung der Befragten nur bei Item Persönliche Einstellung 1 grössere Unterschiede (Abbildung 143). Der Aussage „Teamarbeit gibt mir die Chance, von anderen zu lernen" stimmen mit 33.3% der deutschen und 37.8% der schweizerischen Lernenden je ungefähr ein Drittel immer zu. Die österreichischen Auszubildenden bejahen dies mit 50.9%.

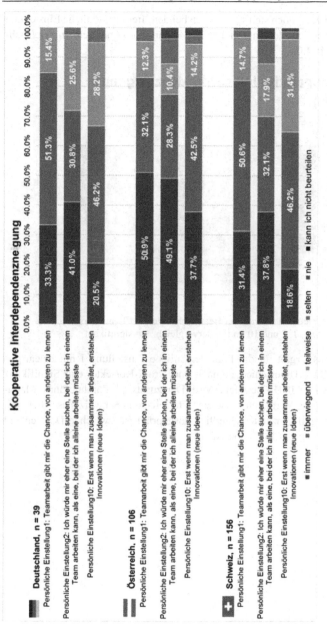

Abbildung 143:   Prozentuale Verteilung der Beantwortungen der Items Persönliche
Einstellung 1, 2 und 10 im Ländervergleich
(n = 301). Ergebnisse unter < 10.0% sind nicht beschriftet

Unterschiede im Median ergeben sich so lediglich bei dem Item Persönliche Einstellung 1 (Abbildung 144). Hier liegt der österreichische Median mit 5 über dem von Deutschland und Schweiz mit je 4.0.

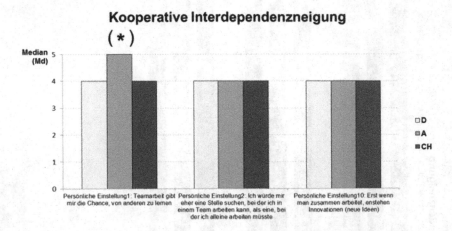

Abbildung 144:   Unterschiede im Median der Beantwortungen der Items Persönliche Einstellung 1, 2 und 10 im Ländervergleich. * = signifikant

Der Kruskal-Wallis-Test ergibt für das Item Persönliche Einstellung 1 mit einem p = 0.047 keinen signifikanten Unterschied, da nach Bonferroni-Korrektor eine Signifikanz erst bei einem Wert von ≤ 0.0167 erreicht wird. Der zusätzlich durchgeführte Mann-Whitney-Test zeigt, dass im Vergleich zwischen Österreich und Schweiz dieses Item mit p = 0.015 sehr wohl signifikant unterschiedlich ausgeprägt ist, zwischen Deutschland und Österreich mit einem p = 0.189 jedoch nicht.

4.2.4.1.3 Einschätzung der kooperativen Interdependenzneigung, Dreijährige Pflegeausbildung im Ländervergleich (n = 156)

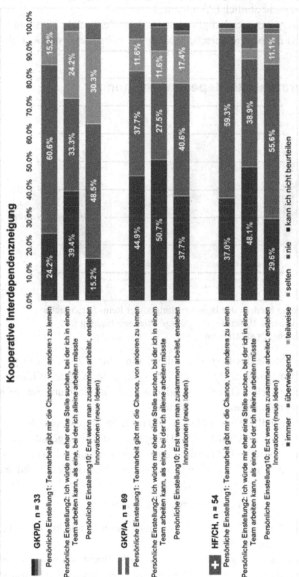

Abbildung 145: Prozentuale Verteilung der Beantwortungen der Items Persönliche Einstellung 1, 2 und 10 in der dreijährigen Pflegeausbildung im Ländervergleich, n = 156. Ergebnisse unter < 10.0% sind nicht beschriftet

Die Einschätzungen der Befragten der dreijährigen Pflegeausbildung (GKP/ D, n = 33, GKP/ A, n = 69, HF/ CH, n = 54) sind sowohl dem Ländervergleich als auch den Ergebnissen der Gesamtauswertung sehr ähnlich (Abbildung 145).

Unterschiede im Median ergeben sich lediglich bei dem Item Persönliche Einstellung 2 (Abbildung 146). Hier liegt der österreichische Median mit 5 über dem von Deutschland und Österreich mit je 4.0.

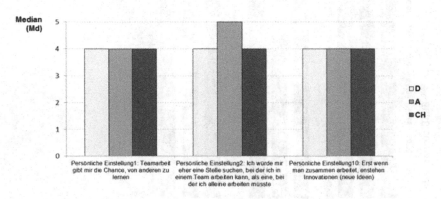

Kooperative Interdependenzneigung

Abbildung 146: Unterschiede im Median der Beantwortungen der Items Persönliche Einstellung 1, 2 und 10 für die dreijährige Pflegeausbildung im Ländervergleich. * = signifikant

Der Kruskal-Wallis-Test ergibt für das Item Persönliche Einstellung 2 mit einem p = 0.573 keinen signifikanten Unterschied. Der zusätzlich durchgeführte Mann-Whitney-Test zeigt, dass im Vergleich zwischen Österreich und jeweils Deutschland und Schweiz dieses Item ebenfalls nicht signifikant unterschiedlich ausgeprägt ist.

Die Resultate der dreijährigen Pflegeausbildung werden mit den Ergebnissen der Gesamtstichprobe im Ländervergleich (Abbildung 144) abgeglichen. Im Gegensatz zum Ländervergleich der Gesamtstichprobe sind bei der Teilstichprobe der dreijährigen Auszubildenden zu Item Persönliche Einstellung 1 keine bedeutenden Unterschiede sichtbar.

4.2.4.2   Einschätzung der Kompetitiven Interdependenzneigung

Die Items Persönliche Einstellung 4, 7, 8 und 11 ermitteln dieser Studie kompetetive Faktoren (Launche, Verbeck, Weber, 1999).

Zur besseren Darstellung und Lesbarkeit werden bei der kompetitiven und bei der individualistischen Interdependenzneigung im Gegensatz zu allen anderen Ergebnisabbildungen im quantitativen Teil hohe Zustimmungswerte mit roten Farben gekennzeichnet, da sie einen negativen Effekt auf Teamkompetenz aufzeigen (vgl. Kapitel 3.3.15).

4.2.4.2.1 Einschätzung der kompetitiven Interdependenzneigung in der Gesamtstichprobe (n = 301)

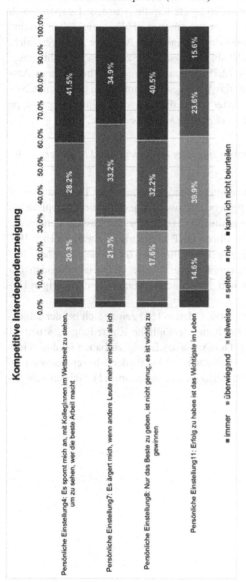

Abbildung 147: Prozentuale Verteilung der Beantwortungen der Items Persönliche Einstellung 4, 7, 8 und 11 in der Gesamtstichprobe (n = 301). Ergebnisse unter < 10.0% sind nicht beschriftet

Zur kompetitiven Interdependenzneigung werden vier Fragen gestellt. In diesem Fall sind die negativen Bewertungen „selten" und „nie" zu einer Ermittlung von Teamkompetenz positiv zu werten. 69.7% der Befragten beurteilen die Aussage „Es spornt mich an, mit Kollegen im Wettstreit zu stehen, um zu sehen, wer die beste Arbeit macht" negativ. Auch lehnt mit 65.1% ein Grossteil der Befragten die Aussage: „Es ärgert mich, wenn andere Leute mehr erreichen als ich" ab. „Nur das Beste zu geben, ist nicht genug, es ist wichtig zu gewinnen" empfinden 72.7% selten oder nie. Ein heterogenes Antwortmuster zeigt sich bei der Frage, ob es das Wichtigste sei, im Leben Erfolg zu haben. Hier antworten 21.9% der Teilnehmer „immer" oder „überwiegend", eine grosse Gruppe von 39.9% der Befragten mit „teilweise" und 34.1% „selten" oder „nie".

4.2.4.2.2   Einschätzung der kompetitiven Interdependenzneigung, Ländervergleich (n = 301)

Zur weiteren Analyse wird die kompetitive Interdependenzneigung der Teilnehmerinnen zwischen den Ländern D, A und CH verglichen. Es werden jeweils die Ergebnisse der Teilstichproben Deutschland (n = 39, zusammengesetzt aus: sechs Auszubildenden der einjährigen Pflegehilfe und 33 Teilnehmerinnen GKP dreijährig), Österreich (n = 106, zusammengesetzt aus: 37 Lernenden Pflegehilfe einjährig und 69 Teilnehmerinnen GKP dreijährig) und Schweiz (n = 156, zusammengesetzt aus: 18 Auszubildenden der zweijährigen AGS, 84 FaGe, dreijährig und 54 Teilnehmerinnen der dreijährigen HF-Ausbildung) gegenübergestellt.

Im Ländervergleich (D: n = 39, A: n = 106, CH: n = 156) zeigen sich bei der subjektiven Einschätzung der Befragten bei den Items Persönliche Einstellung 4, 8 und 11 grössere Unterschiede (Abbildung 148). Der Aussage „Erfolg zu haben ist das Wichtigste im Leben" stimmen mit 12.9% der deutschen und 18.9% der österreichischen Lernenden überwiegend oder immer zu (Item Persönliche Einstellung 11). Bei den Schweizer Befragten sehen dies 24.4% ebenso.

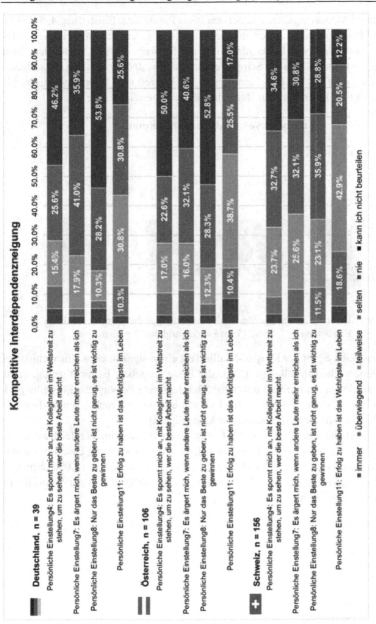

Abbildung 148: Prozentuale Verteilung der Beantwortungen der Items Persönliche Einstellung 4, 7, 8 und 11 im Ländervergleich (n = 301). Ergebnisse unter < 10.0% sind nicht beschriftet

Unterschiede im Median ergeben sich bei den Items Persönliche Einstellung 4, 8 und 11 (Abbildung 149). Bei dem Item Persönliche Einstellung 4 liegt der österreichische Median mit 1.5 unter dem von Deutschland und der Schweiz mit je 2.0. Bei dem Item Persönliche Einstellung 8 liegt der Schweizer Median mit 2.0 über dem von Deutschland und Österreich mit je 1.0. Bei dem Item Persönliche Einstellung 11 liegt der österreichische Median mit 2.0 unter dem von Deutschland und Österreich mit je 3.0.

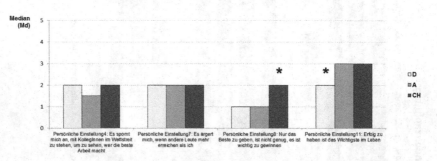

Abbildung 149:   Unterschiede im Median der Beantwortungen der Items Persönliche Einstellung 4, 7, 8 und 11 im Ländervergleich. * = signifikant

Im Ländervergleich ergibt der Kruskal-Wallis-Test einen signifikanten Unterschied bei dem Item Persönliche Einstellung 8 („Nur das Beste zu geben, ist nicht genug, es ist wichtig, zu gewinnen") mit einem $p \leq 0.001$. Bei dem Item Persönliche Einstellung 11 („Erfolg zu haben ist das Wichtigste im Leben") ergibt der Kruskal-Wallis-Test mit einem $p = 0.017$ nach Bonferroni Korrektur keine Signifikanz.

Der zusätzlich durchgeführte Mann-Whitney-Test zeigt, dass im Vergleich zwischen Deutschland und der Schweiz das Item Persönliche Einstellung 8 mit einem $p = 0.006$ signifikant ist, und zwischen Österreich und der Schweiz mit einem $p = 0.000$ ebenfalls. Das Item Persönliche Einstellung 11 ist zwischen Deutschlkand und der Schweiz mit einem $p = 0.006$ signifikant.

4.2.4.2.3 Einschätzung der kompetitiven Interdependenzneigung, Dreijährige Pflegeausbildung im Ländervergleich (n = 156)

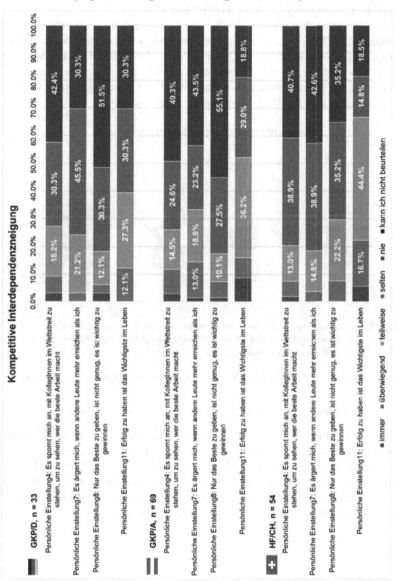

Abbildung 150: Prozentuale Verteilung der Beantwortungen der Items Persönliche Einstellung 4, 7, 8 und 11 in der dreijährigen Pflegeausbildung im Ländervergleich, n = 156. Ergebnisse unter < 10.0% sind nicht beschriftet

Die Einschätzungen der Befragten der dreijährigen Pflegeausbildung (GKP/ D, n = 33, GKP/ A, n = 69, HF/ CH, n = 54) waren sowohl dem Ländervergleich als auch den Ergebnissen der Gesamtauswertung sehr ähnlich (Abbildung 150).

Unterschiede im Median ergeben sich bei den Items Persönliche Einstellung 8 und 11 (Abbildung 151). Bei dem Item Persönliche Einstellung 4 liegt der Schweizer Median mit 2.0 über dem von Deutschland und Österreich mit je 1.0. Bei dem Item Persönliche Einstellung 8 liegt der Schweizer Median mit 2.0 über dem von Deutschland und Österreich mit je 1.0. Bei dem Item Persönliche Einstellung 11 liegt der österreichische Median mit 2.0 unter dem von Deutschland und Österreich mit je 3.0.

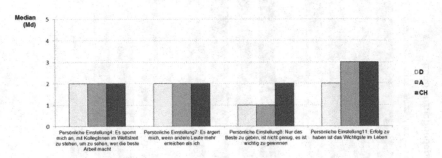

Abbildung 151: Unterschiede im Median der Beantwortungen der Items Persönliche Einstellung 4, 7, 8 und 11 für die dreijährige Pflegeausbildung im Ländervergleich. * = signifikant

Im Ländervergleich ergibt der Kruskal-Wallis-Test keine signifikanten Unterschiede.

4.2.4.3   Einschätzung der individualistischen Interdependenzneigung

Rückschlüsse auf individualistische Verhaltensmuster lassen in dieser Studie die Items Persönliche Einstellung 3, 5, 6, 9 und 12 zu (Launche, Verbeck, Weber, 1999).

Zur besseren Darstellung und Lesbarkeit werden bei der kompetitiven und bei der individualistischen Interdependenzneigung im Gegensatz zu allen anderen Ergebnisabbildungen im quantitativen Teil hohe Zustimmungswerte mit roten Farben gekennzeichnet, da sie einen negativen Effekt auf Teamkompetenz aufzeigen.

4.2.4.3.1   Einschätzung der individualistischen Interdependenzneigung in der Gesamtstichprobe (n = 301)

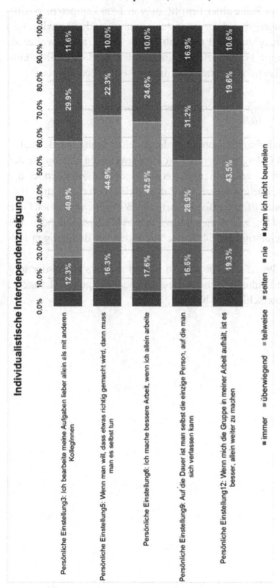

Abbildung 152:   Prozentuale Verteilung der Beantwortungen der Items Persönliche Einstellung 3, 5, 6, 9 und 12 in der Gesamtstichprobe (n = 301). Ergebnisse unter < 10.0% sind nicht beschriftet

Die individualistische Interdependenzneigung wird mit fünf Fragen des Fragenkomplexes „Persönliche Einstellung zu Teamarbeit" ermittelt. Auch in diesem Fall sind die Bewertungen „selten" und „nie" im Sinne einer Ermittlung von Teamkompetenz positiv zu werten. Bei vier von fünf Fragen sind die Antworten „immer" und „überwiegend" unter 20% (Abbildung 152). Einzig auf die Frage, ob es besser sei, allein weiter zu machen, wenn man in der Gruppe bei der Arbeit aufgehalten wird, antwortet eine grössere Gruppe von 26.3% der Teilnehmerinnen mit „immer" oder „überwiegend".

4.2.4.3.2 Einschätzung der individualistischen Interdependenzneigung, Ländervergleich (n = 301)

Zur weiteren Analyse wird die individualistische Interdependenzneigung der Befragten zwischen den Ländern D, A und CH verglichen. Es werden jeweils die Ergebnisse der Teilstichproben Deutschland (n = 39, zusammengesetzt aus: sechs Auszubildenden der einjährigen Pflegehilfe und 33 Teilnehmerinnen GKP dreijährig), Österreich (n = 106, zusammengesetzt aus: 37 Lernenden Pflegehilfe einjährig und 69 Teilnehmerinnen GKP dreijährig) und Schweiz (n = 156, zusammengesetzt aus: 18 Auszubildenden der zweijährigen AGS, 84 FaGe, dreijährig und 54 Teilnehmerinnen der dreijährigen HF-Ausbildung) gegenübergestellt.

Im Ländervergleich (D: n = 39, A: n = 106, CH: n = 156) zeigen sich bei der subjektiven Einschätzung der individualistischen Interdependenzneigung (Launche, Verbeck, Weber, 1999) kaum Unterschiede (Abbildung 153).

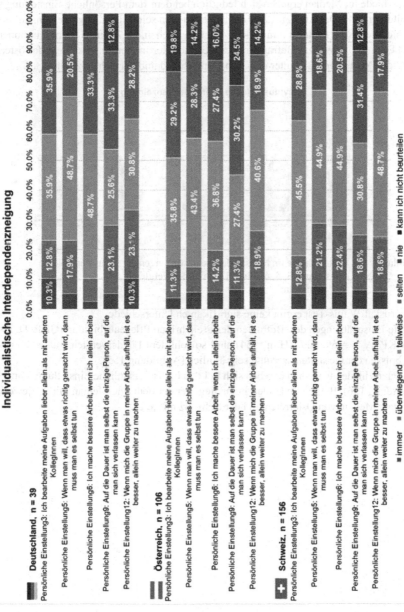

Abbildung 153: Prozentuale Verteilung der Beantwortungen der Items Persönliche Einstellung 3, 5, 6, 9 und 12 im Ländervergleich (n = 301). Ergebnisse unter < 10.0% sind nicht beschriftet

Unterschiede im Median ergeben sich lediglich bei dem Item Persönliche Einstellung 9 (Abbildung 154). Der Aussage „Auf die Dauer ist man selbst die einzige Person, auf die man sich verlassen kann" stimmen 46.1% der Deutschen, 54.7% der Österreicherinnen und 44.2% der Schweizer Befragten überwiegend oder immer zu. Hier liegt der österreichische Median mit 2.0 unter dem von Deutschland und der Schweiz mit je 3.0.

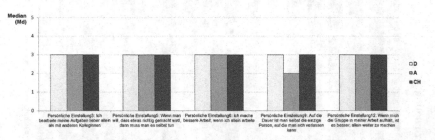

Abbildung 154:   Unterschiede im Median der Beantwortungen der Items Persönliche Einstellung 3, 5, 6, 9 und 12 im Ländervergleich.
                 * = signifikant

Der Kruskal-Wallis-Test ergibt keine signifikanten Unterschiede.

Die Einschätzungen der Befragten der dreijährigen Pflegeausbildung (GKP/ D, n = 33, GKP/ A, n = 69, HF/ CH, n = 54) sind sowohl dem Ländervergleich als auch den Ergebnissen der Gesamtauswertung sehr ähnlich (Abbildung 155).

Unterschiede im Median ergeben sich bei den Items Persönliche Einstellung 3 und 9 (Abbildung 156). Bei diesen beiden Items liegt der der deutsche Median mit 3.0 jeweils über dem Median von Österreich und der Schweiz mit je 2.0.

4.2.4.3.3   Einschätzung der individualistischen Interdependenzneigung, Dreijährige
             Pflegeausbildung im Ländervergleich (n = 156)

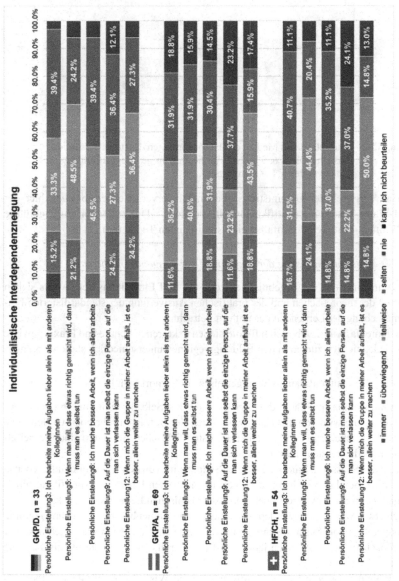

Abbildung 155:   Prozentuale Verteilung der Beantwortungen der Items Persönliche
                  Einstellung 3, 5, 6, 9 und 12 in der dreijährigen Pflegeausbildung im
                  Ländervergleich. Ergebnisse unter < 10.0% sind nicht beschriftet

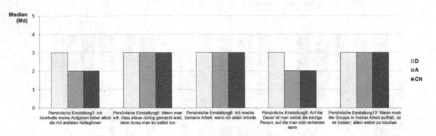

Abbildung 156:   Unterschiede im Median der Beantwortungen der Items Persönliche
                 Einstellung 3, 5, 6, 9 und 12 für die dreijährige Pflegeausbildung im
                 Ländervergleich. * = signifikant

Wie beim Vergleich der Gesamtstichprobe im Ländervergleich ergibt auch hier der
Kruskal-Wallis-Test keine signifikanten Unterschiede. Der zusätzlich durchgeführte
Mann-Whitney-Test ergibt ebenfalls keine signifikanten Tendenzen.

4.2.5   *Zusammenfassung der Ergebnisse der Fragebogenerhebung*

Zur Zusammenfassung der Ergebnisse werden die fünf Einzelitems der jeweils sieben
Kategorien der theoretischen und der praktischen Auswertung der standardisierten Fragebogenerhebung der Lernenden gesamthaft betrachtet.

Zusammenfassend ergeben sich für die sieben Faktoren in Schule und Praxis gewisse
Unterschiede, die sich zudem in den Bildungsregionen unterschiedlich stark ausprägen.

4.2.5.1   Zusammenfassung der Ergebnisse am Lernort Schule

Die Kommunikationsqualität und die Möglichkeit zur Selbstbestimmung in der schulischen Ausbildung wird von mehr als zwei Drittel der Befragten sehr positiv erlebt. Die
Ergebnisse der scheizerischen und auch der österreichischen Befragten sind hierbei etwas besser als die der deutschen Lernenden.

Der Faktor Spass und Emotionen in der Schule wird von den Auszubildenden ebenso
als relativ gut beschrieben, bleibt aber bei den deutschen Lernenden signifikant hinter
den Ergebnissen der schweizerischen und österreichischen Lernenden zurück.

Noch etwas weniger gut werden die schulischen Rahmenbedingungen zum Training
von Kooperation und Zusammenarbeit bewertet. Auch hier liegen die Ergebnisse der
schweizerischen Auszubildenden jedoch etwas höher als jene der österreichischen und
deutschen Lernenden.

Gesamthaft am wenigsten gut beurteilt wird die Wissensvermittlung von theoretischen Inhalten zu Teamarbeit sowie das Erleben von Reflexionsprozessen im schuli-

schen Setting. Bei diesen beiden Faktoren sind die Einschätzungen der Lernenden in allen drei Ländern in etwa gleich.

4.2.5.2   Zusammenfassung der Ergebnisse am Lernort Praxis

In der praktischen Berufsausbildung werden teamkompetenzfördernde Qualitätsfaktoren in sechs von sieben erfragten Kategorien von einem Großteil sowohl der schweizerischen als auch der österreichischen Befragten überwiegend oder immer wahrgenommen. Die Qualität sozialer Reflexionsprozesse im Stationsalltag wird von den Schweizer Befragten höher als in den anderen Ländern beurteilt.

Die deutschen Befragten beurteilen in einer Gesamtschau über alle sieben Kategorien ihre praktische Ausbildungsqualität signifikant schwächer. Insbesondere wird die Zusammenarbeits- und Kooperationsqualität, die Beziehungsqualität im Pflegeteam und die Qualität sozialer Reflexionsprozesse in der praktischen Berufsausbildung von dieser Stichprobe deutlich schwächer beurteilt.

4.2.5.3   Einschätzung der persönlichen Einstellungen

Die Selbsteinschätzung von Teamkompetenz ergibt bei den Auszubildenden der drei Teilnehmerländer und Bildungsregionen ein eher homogenes Bild. Der überwiegende Teil alle Befragten bewertet die eigene Teamfähigkeit als sehr gut.

Dieses einheitliche Bild steht in einem gewissen Kontrast zu den ermittelten statistisch signifikant differierenden Rahmenbedingungen sowohl in der theoretischen als auch in der praktischen Berufsausbildung.

4.3   Ergebnisse der Experteninterviews (QUAL)

4.3.1   Darstellung der Ergebnisse

Die Darstellung der Ergebnisse des qualitativen Forschungsabschnittes beginnt mit einer Präsentation von Fallzusammenfassungen der Experteninterviews (n = 6). Anschliessend werden die qualitativen Ergebnisse anhand ihrer Zuordnung zu den entwickelten Subkategorien der qualitativen Inhaltsanalyse (Abbildung 157) zusammenfassend dargestellt (Lauber, 2017, S.86). Die sprachlichen Ausformulierungen und Zuordnungen basieren hierbei auf den im Software-Tool „MAXQDA 12" extrahierten Inhalten der „Summary-Tabellen". Zum Vergleich wird die zahlenmässige Verteilung der Nennungen in den einzelnen Kategorien angezeigt. Zur besseren Lesbarkeit befinden sich nur wenige, relevante Originalzitate im Text (Kuckartz, 2014, S.172). Diese Zitate werden von der Forscherin bewusst und möglichst kontrastierend ausgewählt. Die vollständige Transkription der Experteninterviews ist im Anhang zu finden.

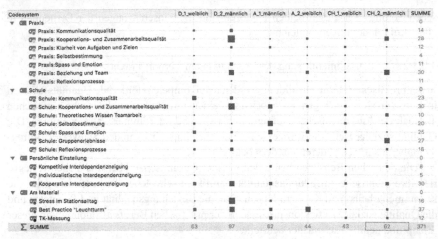

Abbildung 157:   Darstellung des Code-Matrix Browsers TK-D-A-CH, eigene Darstellung

4.3.2   Kurzzusammenfassung der jeweiligen Experteninterviews

Die Einzelgespräche werden im Zeitraum April bis September des Jahres 2017 jeweils in den Einzelbüros der Befragten durchgeführt. Die Dauer der Interviews beträgt im Durchschnitt 28 Minuten, wobei das kürzeste Gespräch 22 Minuten und das längste Interview 39 Minuten dauert. Alle sechs Gespräche finden in ruhiger Atmosphäre ohne jegliche Störungen statt.

4.3.2.1   Bildungsexpertin D1w: „...dass sie rasch ihr Sprachdefizit überwinden, und auch wirklich sprachkompetent auftreten."

Die erste Interviewpartnerin aus Baden-Württemberg/ Deutschland (D1w) schloss im Jahre 1996 ihre Berufsausbildung zur Kinderkrankenschwester in der Bundesrepublik ab. Seit 23 Jahren ist sie im Bereich der Berufsausbildung von Gesundheits- und Krankenpflegepersonen tätig. Die Rolle der Direktorin des an dieser Studie teilnehmenden Bildungszentrums für Gesundheitsberufe in Baden-Württemberg/ Deutschland hat D1w zum Zeitpunkt der Befragung seit zweieinhalb Jahren inne.

Als Schulleitung sieht D1w die Förderung der Kommunikationsfähigkeit der Auszubildenden als klaren Bildungsaspekt. Hierfür stehe für sie die Kursleitung bzw. die Klassenlehrperson als erste Ansprechpartnerin. Da die Sprachkompetenz (Sprachmöglichkeit und auch Sprachverständnis) bei Lernenden der Baden-Württembergischen Bildungseinrichtung bei Ausbildungsstart oft problematisch sei, muss diese im Rahmen der Ausbildung gefördert werden. D1w sieht einen hohen Unsicherheitsfaktor bezüglich der Zunahme nichtdeutschsprachlicher Auszubildender. Die Bildungsexpertin D1w ist der Meinung, dass die Zusammenarbeits- und Kooperationsfähigkeit der Lernenden ausgebildet werden solle. Derzeit „schwinge" dies in den Unterrichtskonzepten mit. Die

Vermittlung theoretischen Wissens zur Entwicklung von Teamkompetenzen würde im Kommunikationsunterricht gelehrt. D1w ist es wichtig, dass Lernende auch „andere" Aufgaben übernehmen können, z.B. zu Tagen der offenen Tür, auf Ausbildungsmessen, als Ausbildungsbotschafter, denn das motiviert und macht sie stolz. Sie berichtet, dass die baden-württembergischen Lernenden selbstständig kleine Feste (beispielsweise mit Willkommensritual für die „Neuen", oder als Abschiedsfest zum Examen), auch kursübergreifend organisieren. Ein grosses Schulfest, auch unter aktiver Beteiligung der Auszubildenden, sei derzeit geplant, habe aber noch nicht stattgefunden. Für Spass und Emotionen während des theoretischen Unterrichtes würden auch „Lachyoga"-Einheiten sorgen. Bei der Methode „Gruppenarbeit" wären die Auszubildenden derzeit etwas „starr" in fixen Kleingruppen. An den regelmässig stattfindenden „Organisationstagen" des deutschen Bildungszentrums würde das erlernte Wissen des Kommunikationsunterrichtes dann praktisch angewandt und zur Reflexion der Praxiserfahrungen umgesetzt.

Im Hinblick auf die praktische Ausbildung ist D1w der Meinung, dass bei schwacher Kommunikationsqualität und wenig Teamorientierung die Lernenden schwerlich Fortschritte machen können. Ohne Unterstützung seien insbesondere sprachliche Defizite mancher Auszubildenden fast unmöglich aufzuholen. Diese Lernenden könnten dann gar nicht in einen Austausch, in eine gelingende Multiprofessionalität kommen. Nach Aussage von D1w würden die Praxiseinsätze von einigen Auszubildenden als belastend erlebt. Die Stärkeren würden selbst einen Weg finden, sich einzubringen bzw. die Situation zu verbessern. Allerdings befürchtet die Schulleitung, dass die meisten Auszubildenden und in späterer Folge Mitarbeiter sich der bestehenden (unzureichenden?) Stationsphilosophie unterordnen würden. D1w ist der Meinung, dass Fähigkeiten zur Selbstbestimmung durch die Auszubildenden frühzeitig trainiert werden müssten. Dies sehe auch die Praxis so, dort würde erwartet, dass die Schülerinnen Verantwortung übernehmen. Manchmal würde nach Meinung von D1w sogar zu viel Verantwortung übertragen, das solle sich die Waage halten. Ein „wir wollen helfen" sei ihrer Einschätzung nach ein starker Motivator bei der Wahl des Pflegeberufes. Emotionale oder freudvolle Prozesse in der Berufspraxis entstünden nach Einschätzung von D1w durch enge Bindungen, zum Teil zu Stationen, zum Teil zu Personen. D1w ist der Meinung, dass das gesamte Team auf die Lernenden wirke. Die Anleitenden hätten deshalb eine starke Vorbildwirkung. Von grosser Wichtigkeit ist es der Schuldirektorin D1w, dass das theoretisch Erlernte der praktischen Vorgehensweise gegenüber gestellt wird. Die Kommunikations- und Kooperationsfähigkeiten könnten nach ihrer Meinung idealerweise im praktischen Einsatz trainiert werden. Die angespannte, verdichtete Arbeitsweise liesse nach Aussage von D1w allerdings wenig Spielraum zur Förderung von Auszubildenden mit sprachlichen Defiziten. Da die Lernenden häufig nicht mit idealen Bildungsvoraussetzungen in die pflegerische Berufsausbildung starten, empfiehlt D1w, neue Ansätze zu entwickeln, um diese Auszubildenden zu fördern. Insbesondere müssten Sprachdefizite erkannt und abgebaut werden, auch im Sinne der Patientensicherheit. Beispielsweise könne ansonsten der Ausdruck aus dem pflegerischen Jargon „den Patienten nüchtern lassen", falsch interpretiert werden. Man müsse wohlwollendes Nachfragen wie „Hast du mich richtig verstanden?" oder „Weisst du, was ich meine?" in die täglichen Anleitungssituationen integrieren. Im Rahmen einer vertrauensvollen schülerfreundlichen Umgebung könne die Sprachkompetenz durchaus gefördert werden.

Eine Beurteilung oder Messung der Teamkompetenz finde nach Aussage von D1w derzeit nicht am teilnehmenden baden-württembergischen Bildungszentrum statt.

Die häufigsten Nennungen der Bildungsexpertin D1w werden im Kodierprozess den drei Kategorien Schule Kommunikationsqualität, Praxis Reflexionsprozesse und Best Practice Leuchtturm zugeordnet. Die Nennungen können nach Häufigkeit angeordnet dargestellt werden (Abbildung 158).

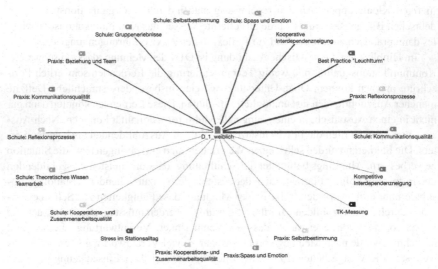

Abbildung 158:   Ausprägung der Nennungen von D1w, Anordnung nach Häufigkeit der Nennungen, eigene Abbildung

4.3.2.2   Bildungsexperte D2m: „,, sie gehen ja vollmotiviert da rüber, und dann kommen sie zurück und sagen: „Um Gottes Willen, was war das denn?"

Der zweite deutsche Interviewpartner aus Baden-Württemberg (D2m) schloss 1984 seine Berufsausbildung zum Krankenpfleger in der Bundesrepublik ab. Er ist mittlerweile seit 30 Jahren als Lehrer für Pflegeberufe tätig. D2m verfüge über eine langjährige Berufserfahrung als Klassenlehrer und fördere „häufige Präsentationsübungen" seiner Auszubildenden. Er liesse die Lernenden bewusst oft „reden". In sogenannten Gruppencoachings könne der Klassenlehrer die Heterogenität seiner Lernenden bewusst erkennen. Der Lernort Schule müsse „stimmen", auch um dort das berufliche Rollenverständnis theoretisch üben zu können. Spass ist dem langjährigen Klassenlehrer D2m sehr wichtig. Er schmücke seine theoretischen Fallbeispiele gerne mit Anekdoten seiner früheren praktischen Berufstätigkeit, da habe er oft die Lacher auf seiner Seite. So versuche der erfahrene Ausbildner, den Fällen „Leben einzuhauchen". D2m erkenne eine zunehmende Individualisierung der Auszubildenden. Während früher häufig drei Jahre lang in einem Wohnheim zusammengelebt und gelernt worden wäre, kämen die Lernenden heute eher mit einer Art „Konsumhaltung" an die Schule und gingen nach dem Unterricht ihrer Wege. Die gemeinsame Sozialisation im Wohnheim habe sehr positiv auf die Entwicklung von Teamkompetenz gewirkt und müsse nun in anderen Settings trainiert werden. D2m plane bei jedem theoretischen Blockbeginn Reflexionsphasen ein. Mit einem gemeinsamen Frühstück möchte er den Lernenden bewusst eine Plattform bieten, um sich im geschützten Rahmen „auch einmal auskotzen zu können". Inhalte dieser Reflexions-Runden seien beispielsweise Berichte darüber, wie die einzelne Auszubildende auf der Station aufgenommen wurde, wie sie die praktischen Anleitungen empfindet, oder welche Erlebnisse sie besonders berührt habe. Diese Reflexionen müssten aber durch die Lehrperson gut gesteuert werden, da sie sonst nicht nur konstruktiv verlaufen würden, und manche Praxiseinsatzorte sonst „einen Stempel aufgedrückt bekämen". D2m versuche den Auszubildenden ein Rüstzeug mitzugeben, da „einen in der Praxis immer irgendeiner ärgern würde". D2m sei zur Qualitätssicherung der praktischen Ausbildung in einer sogenannten Fokusgruppe Praxis zu 50% auf den Stationen eingesetzt. Er versuche, in vertrauensvoller Umgebung regelmässige Schüleranleitungen durchzuführen. Hier dürften die Lernenden auch mal „rumexperimentieren". Sie lernen ja, nach Meinung von D2m, hauptsächlich durch das „Gucken".

Das erste Praktikum sei „prägend" und könne im negativen Fall ein „Kulturschock" sein. D2m äussert grosse Sorgen bezüglich der Personalverknappung in der Berufspraxis. Der Laden müsse „halt laufen" und das Personal sei oft „sauknapp" eingeteilt. Seiner Meinung nach bliebe im Berufsalltag immer weniger Zeit für bewusste Anleitungssituationen bei den Auszubildenden. Das Stationspersonal sei häufig wirklich ausgebrannt. Die Schülerinnen und Schüler würden häufig „verheizt", und so würde die Freude am Pflegeberuf oft nach kurzer Zeit versiegen. Man müsse schnell lernen, unter Zeitdruck zu arbeiten. Die Station könne bereits etwas zum Wohlbefinden der Lernenden beitragen, wenn die Auszubildenden beim Namen angesprochen würden. D2m sieht es zunehmend als Aufgabe der Schule, die Praxiseinsätze gut zu begleiten. Man dürfe die Lernenden da „nicht allein lassen".

D2m lobt das kürzlich eingeführte Stationsprojekt, in dem Auszubildende 14 Tage lang die Verantwortung für den Stationsablauf und die Patientenversorgung übernehmen. Dieses Projekt trainiere die Organisationsskills enorm. Auch fördere die gemeinsam gespürte Verantwortung die Kollegialität stark. Während des Projektes habe D2 ein Stationstagebuch geschrieben. Die Schülergruppe habe sich bewusst als Team wahrgenommen und Einzelne in Schutz genommen.

Die häufigsten Nennungen des Bildungsexperten D2m werden im Kodierprozess den drei Kategorien Praxis: Kooperations- und Zusammenarbeitsqualität, Schule: Kooperations- und Zusammenarbeitsqualität und Stress zugeordnet. Die Nennungen können nach Häufigkeit angeordnet dargestellt werden (Abbildung 159).

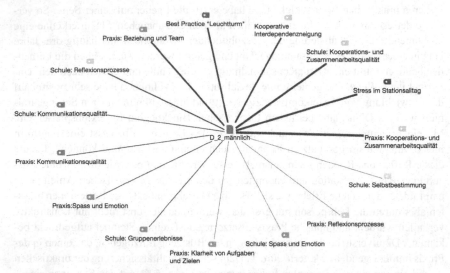

Abbildung 159:   Ausprägung der Nennungen von D2m, Anordnung nach Häufigkeit der
                 Nennungen, eigene Abbildung

4.3.2.3   Bildungsexperte A1m: „Sag den Menschen nur, was zu tun ist, und sag ihnen nicht, wie es zu tun ist, und du hast Erfolg ohne Ende."

Der erste österreichische Interviewpartner (A1m) schloss im Jahre 1980 seine dreijährige
Pflegeausbildung in Vorarlberg ab. Nach siebenjähriger Tätigkeit als Lehrassistent arbeitete er fünf Jahre als „Lehrpfleger". Mittlerweile ist er seit 25 Jahren Direktor des an
dieser Studie teilnehmenden Bildungszentrums für Pflegeberufe in Vorarlberg / Österreich.

A1m spricht von seinem Arbeitsort als „Begegnungsschule". Er fördere bewusst den
persönlichen Austausch zwischen Lehrpersonen und Auszubildenden. Zur Prävention
von Missverständnissen wünscht sich A1m das häufige Nutzen von kommunikativen
Gelegenheiten. A1m sei deshalb die Anwesenheit der Lehrpersonen auch ausserhalb der
klassischen Unterrichtszeit sehr wichtig (im Gegensatz zum Home-Office-Prinzip anderer Bildungseinrichtungen). Er formuliere Ziele und Rahmen von Aufgaben sehr klar
und führe routinemässig Jahresauswertungen im Lehrerteam durch. Der Bildungsexperte
A1m möchte die Selbstbestimmung der Auszubildenden aktiv fördern. Hierfür erhielten
sie während der gesamten Lehrzeit zahlreiche verantwortungsvolle Aufgaben (Klassensprecherin, Klassenkopiererin, Klassenkassiererin..). Auch erwartete A1m von den Auszubildenden, dass sie sowohl den Abschlussball, als auch die gemeinsame Abschlussreise selbstständig planen. A1m ist es wichtig zu betonen, dass grosse Leistungen immer
Gruppenleistungen seien und die Lernenden nicht verwöhnt oder bemuttert, sondern ge-
coacht werden sollten. Reflexionsphasen und das Training einer „Feed-Back-Kultur"

plane A1m sowohl auf informeller, als auch auf institutioneller Basis in die Ausbildungs-
struktur ein. Fröhliches Gelächter im Schulgebäude empfinde A1m als absolut positives
Zeichen. Er fördere und unterstütze Spass und Emotion sehr.
Die Praxis sieht A1m derzeit unter „erhöhtem Druck". Er ist der Meinung, dass Ausbildung aber nur erfolgreich ist, wenn entsprechende Ressourcen vorhanden seien. Seiner Ansicht nach wäre es lohnenswert, eigene Dienstposten für die Berufsausbildung in
der Berufspraxis zu etablieren. Das Prägendste sei nach Meinung des österreichischen
Bildungsexperten die tägliche Arbeit. „Learning by doing" - zu sehen, so funktioniert es,
oder eben auch nicht. Die Praxis habe nach A1m den klaren Auftrag, die Patienten in
den Vordergrund zu stellen.

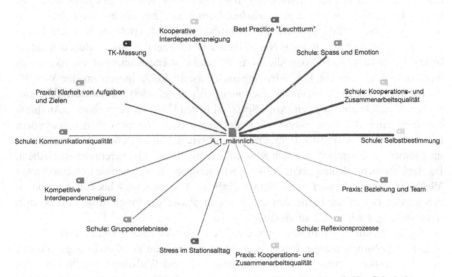

Abbildung 160:   Ausprägung der Nennungen von A1m, Anordnung nach Häufigkeit der
                 Nennungen, eigene Abbildung

Ideale Auszubildende bringen für A1m ein Bündel von Eigenschaften mit, und sollten
keine Einzelkämpfer oder Spezialisten sein. Solche Persönlichkeiten seien eher ungeeig-
net als Teamplayer und auch als spätere Führungspersonen. A1m möchte für den Pflegeberuf im Idealfall Menschen mit einer prosozialen und altruistischen Einstellung auswählen. Die jetzige Jugendkultur mache A1m Hoffnung, als Schule habe man aber die
Aufgabe, entsprechende Leistungen zu fordern und zu fördern. Bei der Auswahl der geeigneten Bewerberinnen lege A1m neben der Sichtung der Bewerbungsunterlagen grossen Wert auf ein strukturiertes Aufnahmeassessment. In diesen drei- bis vierstündigen
Gruppensequenzen mit unterschiedlichen Aufgabenstellungen könne man sich nicht ver-
stellen. A1m betont, dass sein Bildungszentrum aus der Praxis häufig ein positives Echo
bezüglich sozialkompetenter Auszubildender erhielte. Unklar sei nach Aussage von

A1m, ob die Bewerberdichte in Zukunft ein solches Auswahlverfahren weiterhin möglich mache.

Die häufigsten Nennungen des Bildungsexperten A1m werden im Kodierprozess den
drei Kategorien Schule: Selbstbestimmung, Schule: Kooperations- und Zusammenarbeitsqualität und Schule: Spass und Emotion zugeordnet. Die Nennungen können nach
Häufigkeit angeordnet dargestellt werden (Abbildung 160).

4.3.2.4   Bildungsexpertin A2w: „Ich denke, dass unser Team Vorbildwirkung hat."

Die zweite österreichische Interviewpartnerin (A2w) schloss im Jahre 1987 ihre dreijährige Berufsausbildung zur diplomierten Gesundheits- und Krankenpflegerin ab. Sie ist
seit 17 Jahren als Lehrerin in pflegerischen Berufsausbildungen und Weiterbildungen
am teilnehmenden Bildungszentrum in Vorarlberg tätig. Als erfahrene Klassenlehrperson sei es A2w wichtig, ein gutes Nähe-Distanz-Gefühl bei den Auszubildenden aufzubauen. Sie schätzte und fördere die wertschätzende, offene Kommunikationskultur an
ihrer Bildungseinrichtung. Ihrer Meinung nach habe das Lehrerinnenteam eine Vorbildwirkung, und Pädagoginnen und Schülerinnen seien aufgefordert, miteinander Teamkultur zu entwickeln und zu leben. Auch Spass sei in den Unterricht einzubauen. An ihrem
österreichischen Bildungszentrum würde eine gegenseitige Verantwortung eingefordert,
auch im Rahmen vieler „aussertourlicher Dinge" wie Exkursionen oder Schulfeste, bzw.
im Rahmen von „Ämtern" wie dem Klassenkassierer, Klassenkopierer oder Ähnlichem.
Bei der Unterrichtsplanung setzte A2w auf Kleingruppen, in welchen sie in methodischer
Vielfalt häufige Diskussionen im Plenum einbaue. A2w sieht als Klassenlehrperson einen grossen Bedarf der Lernenden an Reflexionsphasen der Praxiseinsätze, dies seien
ihrer Meinung nach noch „ausbaufähig".

Für die praktischen Einsätze benötigten die Lernenden nach Meinung von A2w ein
fundiertes Selbstbewusstsein. Das gesamte Stationsteam habe Vorbildwirkung. So könne
man beispielsweise durch „VIP-Stationsführungen" und Willkommensfrühstücke den
Auszubildenden Wertschätzung entgegenbringen. Die Lernenden sollten Spass an interdisziplinärer Zusammenarbeit entwickeln, auch im Rahmen interdisziplinärer Visiten
und auch gemeinsamer Essenspausen. Ungünstig zur Entwicklung eines gemeinsamen
Teamgedankens empfindet A2w die Benachteiligung von Auszubildenden im Dienstplan (z.B. durch „geteilte" Dienste). In der Praxis sei es nach Auffassung von A2w notwendig, Reflexionsprozesse einzubauen, um ungünstige gruppendynamische Prozesse
auflösen zu können. Auch die Auszubildenden müssten lernen, Dinge anzusprechen, es
sei nicht automatisch „alles klar". Die erfahrene Lehrperson berichtet hierzu auch aus
ihrer eigenen praktischen Beruftätigkeit. Sie habe trotz Stress auch viele lustige und
schöne Erinnerungen an das damalige Team. Die Pflegedienstleitung habe immer hinter
ihnen gestanden, man habe interdisziplinäre Feste gefeiert, oder beispielsweise in der
Ambulanz Ostereier versteckt. Wertschätzung und Humor seien unter Kolleginnen und
unter Auszubildenden sehr wichtig. A2w trifft sich heute noch mit ihren früheren Team-
kolleginnen und lacht gern über die vergangenen Zeiten. Nach ihrer Meinung fördere

auch das „aussertourliche Dinge im Arbeitsteam tun" die Entwicklung von Teamkompetenz. Die häufigsten Nennungen der Bildungsexpertin A2w werden im Kodierprozess den drei Kategorien Best Practice Leuchtturm, Praxis: Beziehung und Team und Schule: Spass und Emotion zugeordnet. Die Nennungen können nach Häufigkeit angeordnet dargestellt werden (Abbildung 161).

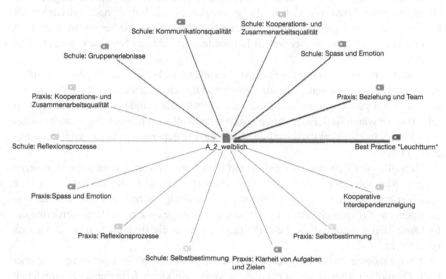

Abbildung 161: Ausprägung der Nennungen von A2w, Anordnung nach Häufigkeit der Nennungen, eigene Abbildung

4.3.2.5   Bildungsexpertin CH1w: „…wenn sie eine kommunikative Lehrperson ist, getraut sie sich auch mehr Experimente zu machen…"

Die erste Schweizer Interviewpartnerin (CH1w) schloss im Jahre 1980 ihre dreijährige Berufsausbildung in der psychiatrischen Krankenpflege ab. Nach mehreren Jahren beruflicher Tätigkeit mit Leitungs- und Projektentwicklungsaufgaben in Gesundheitseinrichtungen wird sie seit 1991 als Schulleitung eingesetzt. Zum Zeitpunkt der Befragung leitet sie seit zehn Jahren das an dieser Studie teilnehmende Bildungszentrum für Gesundheitsberufe in Graubünden/ Schweiz.

CH1w sieht die Vorbildfunktion der Klassenlehrerin zentral. In dieser Rolle solle man seine kommunikativen Fähigkeiten möglichst „wirken" lassen und den roten Faden zeigen. Die Bildungsexpertin CH1w empfindet es als anspruchsvoll, Teamprozesse in der schulischen Ausbildung zu entwickeln, wenn das Lernen an einzelnen Schultagen erfolgt. Diese einzelnen Schultage seien allerdings in der grössten Gruppe der Auszubildenden, den angehenden Fachpersonen Gesundheit (FaGe), so vorgesehen. CH1w fördere die Vermittlung von theoretischem Wissen zu Teamarbeit, um den Lernenden die Möglichkeit zu geben, die Schwierigkeiten in der Praxis analysieren zu können. Dieses Wissen solle auch einen „Wert" haben, es sollte auch geprüft werden. CH1w bemühe sich bei der Personalauswahl um Personen mit einer positiven Lehrerhaltung, dies sei aber nicht immer einfach. Sie wünsche sich freudvolle Unterrichte und Klassenevents, ist aber auch der Meinung, dass man Spass nicht verordnen kann. Die Lehrenden am Schweizer Bildungszentrum haben den Auftrag, organisatorische Aspekte möglichst in einem positiven Sinne vorzuleben. Reflexionsphasen zur Berufspraxis müssten nach Meinung von CH1w gut strukturiert sein und beispielsweise in Rollenspielen analysiert werden können. Immer wieder sollten Lernende zum „aktiven Sprechen" aufgefordert werden.

In der Berufspraxis kommt es nach Auffassung von CH1w darauf an, dass Auszubildende die Chance erhielten, sich „als Teil eines Ganzen verstehen zu können". Idealerweise dienten gute Organisationsformen als Vorbild, die Aufgaben sollten klar verteilt sein. Hierbei wären Reflexionsphasen äusserst sinnvoll, besonders, wenn es nicht so gut liefe. Eine Schnittstellenklärung würde häufig die Entstehung von Ärger verhindern, findet CH1w.

Bezüglich der Bewerberauswahl vertritt CH1w die Meinung, jeder solle „probieren dürfen". Man solle „nicht allzu fest zurückschauen", denn in der Jugend passierten noch viele Veränderungen. Man müsse sich nicht „wahnsinnig" Sorgen machen, und die Auszubildenden dürften auch „etwas frech" sein. Dies bringe eben neue Herausforderungen. Es käme hierbei auch auf die Lehrerhaltung an, auch die Beurteilerinnen sollten sich reflektieren.

CH1w möchte im Rahmen der theoretischen Ausbildung die Teamkompetenz eher nicht überprüfen. Hierzu müsse nämlich zunächst ein klares Kriterienraster entwickelt werden, sonst sei ihrer Meinung nach keine objektive Messung möglich.

Die häufigsten Nennungen der Bildungsexpertin CH1w werden im Kodierprozess der Kategorien Schule: Gruppenerlebnisse zugeordnet. Die Nennungen können nach Häufigkeit angeordnet dargestellt werden (Abbildung 162).

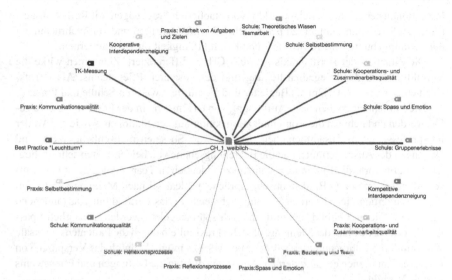

Abbildung 162:   Ausprägung der Nennungen von CH1w, Anordnung nach Häufigkeit der
Nennungen, eigene Abbildung

4.3.2.6   Bildungsexperte CH2m: „Das soziale Lernen ist ein wesentlicher Bestandteil des Problem Based Learning (PBL)"

Der zweite Schweizer Interviewpartner (CH2m) schloss 2003 seine vierjährige Pflegeausbildung mit dem Abschluss „Pflegefachmann Diplom Niveau 2 - DN 2" erfolgreich
ab. Bereits mit dem Beginn seiner Berufstätigkeit übernahm CH2m in der Berufspraxis
Lehraufgaben. Seit 2011 ist er am an dieser Studie teilnehmenden Schweizer Bildungszentrum in Graubünden als Berufsschullehrer angestellt. Der Abteilungsleiter der dreijährigen Pflegeausbildung „HF" verfügt zudem über eine mehrjährige Berufserfahrung
als Klassenlehrer. CH2m führt aus, dass die in der HF-Pflegeausbildung etablierte Lehrmethode „Problem Based Learning - PBL", eine engmaschige Kommunikation geradezu
„erzwinge". In den Tutoratsphasen seien Feedbackrunden wesentlich. Hierzu würden in
der Pflege-HF zu Beginn der Ausbildung Kommunikationstechniken und die metakognitive Reflexion konsequent eingefordert und trainiert. Das „Verstecken" von Einzelnen
sei aufgrund der kleinen Gruppengrössen nicht möglich. Während der Berufsausbildung
erhalten die Lernenden zudem die Möglichkeit, an einem Erlebniswochenende in einer
Waldhütte viele gemeinsame Aufgaben und Herausforderungen zu bewältigen. Der Bildungsexperte CH2m beschreibt routinemässige Selbstlernphasen in der dreijährigen
Pflegeausbildung HF. Spassvolle und emotionale Sequenzen seien nach Auffassung von
CH2m nicht ideal planbar im PBL-Setting. Präsentationen von Auszubildenden seien oft
freudvoll, ansonsten käme das Thema Spass möglicherweise etwas zu kurz. Reflexionsphasen seien im Rahmen einer Lern- und Ausbildungsberatung in der HF-Ausbildung

institutionalisiert. Auch berichtet CH2m von etablierten Fragebögen mit Reflexionsaufträgen zu Stressmanagement, zu persönlichen Lernfortschritten und zur Wahrnehmung der Lernumgebung. Eine Reflexions- und Konfliktfähigkeit müsse man lernen.

Die Situation der Berufspraxis beurteilt CH2m differenziert. Zum einen wirke die Vorbildfunktion der Pflegedienstleitung und des gesamten Pflegeteams. Als Berufsschullehrer sehe sich CH2m als Begleiter und Vermittler zwischen Schule und Praxis.

Die Lernenden erleben nach Auffassung von CH2m, wie in der Praxis Probleme gelöst werden und nehmen die Kommunikationskultur auf den Stationen, sowie die Art der interprofessionellen Zusammenarbeit bewusst war. So seien menschliche Werte und Haltungen der Ausbilderinnen und die Beziehungsebene von beiden Seiten sehr wichtig. CH2m befürworte die Einbindung von Auszubildenden ïn Teamsitzungen und bei Entscheidungsprozessen (z.b. „Rundtischgespräche"). Ideal sei nach Meinung von CH2m die Formulierung eines „Lernenden Unternehmens" in das Leitbild einer ausbildenden Institution. Dieses Leitbild müsse dann auch spürbar gelebt werden. Bezüglich Spass und Emotion ist CH2m der Meinung, dass die Praxis allein durch die Patientenschicksale sehr emotional wahrgenommen würde. Auch wäre es möglich, durch das Verspüren von negativen Emotionen etwas zu lernen. Ansonsten dienten die Leitungen und Pflegeteams hier als Vorbild.

Abschliessend betont CH2m, dass die Lernende aber auch „lernen wollen" müsse, sonst wäre es auch bei idealen Bedingungen schwierig. Eine Grundmotivation, mit anderen arbeiten zu wollen, müsse ebenfalls vorhanden sein. Diese Motivation solle man sich immer vor Augen halten, dann könne man auch aus Schwierigkeiten, beispielsweise, sich einzuordnen, lernen.

Eine Beurteilung von Teamkompetenz durch Lehrende sieht CH2m schwierig. Auszubildende könnten sich auch je nach Situation unterschiedlich verhalten. Der Versuch einer objektiven Messung sei da fast anmassend, am ehesten in Form einer Selbstbeurteilung vorstellbar.

Die häufigsten Nennungen des Bildungsexperten CH2m werden im Kodierprozess den drei Kategorien Praxis: Beziehung und Team, Schule: Gruppenerlebnisse und Praxis: Kooperations- und Zusammenarbeitsqualität zugeordnet. Die Nennungen können nach Häufigkeit angeordnet dargestellt werden (Abbildung 163).

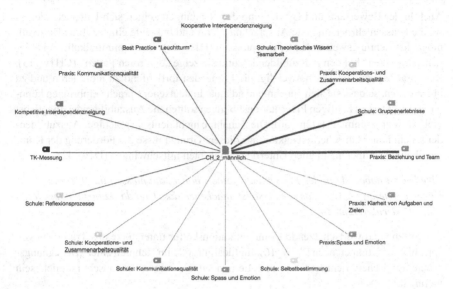

Abbildung 163:   Ausprägung der Nennungen von CH2m, Anordnung nach Häufigkeit der Nennungen, eigene Abbildung

4.3.3   *Zuordnung der qualitativen Ergebnisse: Lernort Schule*

4.3.3.1   Die Kommunikationsqualität in der theoretischen Berufsausbildung

Die Kommunikationsqualität in der theoretischen Berufsausbildung wird von allen Befragten mit insgesamt 23 von 371 Kodierungen als wichtig beschrieben. Die Verteilung der Nennungen auf die verschiedenen Experten und Länder zeigt Unterschiede. So wird diese Kategorie von den deutschen Experten mit insgesamt 13 Nennungen am häufigsten benannt (Abbildung 164).

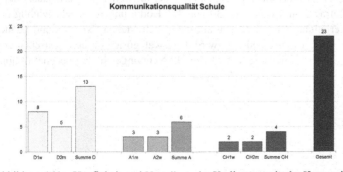

Abbildung 164:   Häufigkeit und Verteilung der Kodierungen in der Kategorie Kommunikation Schule im Ländervergleich, eigene Abbildung

Auch in der Bewertung und Gewichtung der Nennungen zeigen sich Unterschiede. So sei die Klassenlehrperson erste Ansprechpartnerin und bekleide eine zentrale Rolle mit möglichst richtungsweisenden Schwerpunkten (D1w_26). Ihre kommunikativen Fähigkeiten „wirkten" bei den Auszubildenden und sie zeige „den roten Faden" (CH1w_13). Bei Sprachdefiziten sei es notwendig, die Lernenden fortlaufend zu motivieren und zu unterstützen, so dass sie sich zunehmend adäquat in deutscher Sprache einbringen könnten (D1w_159). In häufigen Präsentationsübungen sollten die Auszubildenden möglichst viel „zu Wort kommen" (D2m_50). Die Zunahme nicht deutschsprachiger Auszubildender sei ein hoher Unsicherheitsfaktor, aus diesem Grund müsse die Förderung der Kommunikationskompetenz in allen Unterrichtskonzepten mitschwingen (D1w_42).

„Weil sonst haben sie in der Praxis auch keine Chance, die müssen ihr Wissen und ihr Können verteidigen. Weil das so und so ist, mache ich das. Und das kann man nur durch reden fördern" (D2m_50)

Eine offene und wertschätzende Kommunikationskultur unterstütze das Trainieren von sprachlichen Kompetenzen (A2w_16). Im Idealfall solle im Rahmen einer „Begegnungsschule" zwischen Lehrpersonen und Lernenden ein enger Austausch möglich sein (A1m_20).

„Und was wir auch öfter von externen Besuchern hören, dass an dieser Schule gegrüsst wird, das sei relativ auffallend" (A2w_18).

Die Methode „Problem Based Learning - PBL" biete sich an, um Kommunikationsfähigkeiten konsequent zu entwickeln. PBL erzwinge zudem eine engmaschige Art der Kommunikation, und durch die kleinen Gruppengrössen fiele keine Auszubildende durch das Netz (CH2m_11).

4.3.3.2 Die Zusammenarbeits- und Kooperationsqualität in der theoretischen Berufsausbildung

Die Zusammenarbeits- und Kooperationsqualität in der theoretischen Berufsausbildung wird von allen Befragten mit insgesamt 30 von 371 Kodierungen als sehr wichtig beschrieben. Die Verteilung der Nennungen auf die verschiedenen Experten und Länder zeigt ebenfalls gewisse Unterschiede. So wird diese Kategorie von den deutschen und österreichischen Experten mit insgesamt 13 bzw. 12 Nennungen häufig benannt (Abbildung 165).

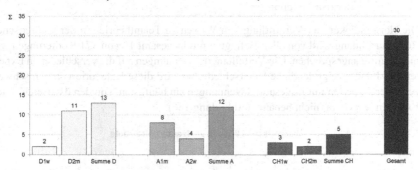

Abbildung 165: Häufigkeit und Verteilung der Kodierungen in der Kategorie Kooperations- und Zusammenarbeit Schule im Ländervergleich, eigene Abbildung

Wieder zeigen sich in der Bewertung und Gewichtung der Nennungen Unterschiede. Zur Entwicklung von Zusammenarbeits- und Kooperationsfähigkeiten müsse der Lernort Schule „stimmen". Es sollen Sequenzen eingebaut werden, in welchen die Auszubildenden ihr Rollenverständnis praktisch üben könnten. In Gruppencoachings könne so die Heterogenität der Personen positiv wahrgenommen werden (D2m_60). Durch die Übernahme von zahlreichen Ämtern im Schulalltag (z.B.: Klassensprecherin, Klassenkopiererin, Klassenkassiererin, Obstkorbverantwortliche, Wäscheverantwortliche...) könne die gegenseitige Verantwortung trainiert und Konsequenzen in einem geschützten Rahmen erlebt werden (A2w_8).

„Also in meiner Klasse gibt es beispielsweise Chronistinnen, die immer wieder von Exkursionen berichten oder von Besichtigungen. Es gibt den „Obstler", das sind die, die den Obstkorb entsprechend platzieren, damit alle zu ihren Vitaminen kommen. Es gibt den Kopierdienst, der die Skripten für alle kopiert". (A2w_8)

Im Rahmen der Methodik PBL seien die selbstorganisierten Gruppenlernphasen ideal zur Ausbildung von Zusammenarbeits- und Kooperationsqualität (CH2m_13). Beim klassischen Berufsschulunterricht an einzelnen Schultagen (FaGe-Berufsausbildung CH) sei ein prozesshaftes gemeinsames Lernen anspruchsvoller (CH1w_17).

„Ja, die individualisieren sich sehr. Und dann hat die Schule einen eigenen Standort, wo sie dann hinkommen, da ihre acht Stunden sind und dann wieder weggehen. Und das war früher eben durch das Wohnheim, man kann darüber denken wie man will, war das dann, die sind dann morgens zusammen hierher „getigert" (...)" (D2_m_7)

4.3.3.3   Theoretisches Wissen zu Teamarbeit in der theoretischen
             Berufsausbildung

Die Notwendigkeit der Vermittlung von Wissen zu Teamtheorien in der theoretischen
Berufsausbildung wird von allen Befragten mit insgesamt 10 von 371 Kodierungen weniger häufig angesprochen. Die Verteilung der Nennungen auf die verschiedenen Experten und Länder zeigt deutliche Unterschiede. So wird diese Kategorie von den schweizerischen Experten mit insgesamt 8 Nennungen am häufigsten, von den österreichischen
Experten jedoch gar nicht benannt (Abbildung 166).

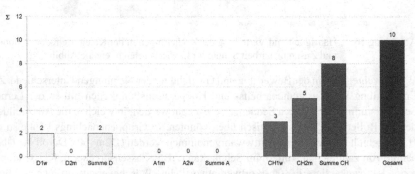

Abbildung 166:   Häufigkeit und Verteilung der Kodierungen in der Kategorie Theoretisches
                 Wissen zu Teamarbeit Schule im Ländervergleich, eigene Abbildung

Auch hier zeigen sich in der Bewertung und Gewichtung der Nennungen Unterschiede.
So sollten die theoretischen Grundlagen der Kommunikation bereits zu Beginn der Ausbildung erlernt und trainiert werden (CH2m_24). In den Kommunikationsunterricht
könnten Organisationstage etabliert werden. In diesem Rahmen sollten in Rollenspielen
theoretisches Wissen trainiert werden, um Kommunikationsschwierigkeiten aus der Berufspraxis professioneller begegnen zu können. Diese Rollenspiele bedürften einer professionellen Strukturierung (D2m_28).

„(...) es geht über Feedback geben, Feedback empfangen und so weiter das ist wie das
Fundament am Anfang und was wir auch mit drin haben ist die metakognitive Reflexion,
das ist auch noch theoretische Basis, die wir legen, also, was ist das, für was ist das
hilfreich, wie wende ich das an. Dort leiten und ein Stück weit auch zwingen wir sie
auch, das zu machen." (CH2m_24)

Das theoretisch erlernte Wissen zu Teamarbeit sollte nach Möglichkeit einen „Wert"
haben, es sollte auch benotet werden (CH1w_44).

„Indem man vielleicht bei den Prüfungen auch den Fokus darauf legt, indem man diese
Theorie eben auch abfragt. Also, dass man diesen Kompetenzen Gewicht gibt, indem

man sie, in den Prüfungen die man machen muss, auch Bestandteil sind, also dass sie nachher ein einfaches Kommunikationsmodell kennen. (CH1w_44)

Zur Vorbereitung auf die neue Berufsrolle sollten vor Ausbildungsabschluss im Rahmen des Kommunikationsunterrichtes Führungsinhalte vermittelt werden (CH2m_51).

4.3.3.4 Selbstbestimmung in der theoretischen Berufsausbildung

Die Förderung der Selbstbestimmung der Auszubildenden in der theoretischen Berufsausbildung wird von allen Befragten mit insgesamt 20 von 371 Kodierungen als wichtig beschrieben. Die Verteilung der Nennungen auf die verschiedenen Experten und Länder zeigt gewisse Unterschiede. So wird diese Kategorie von den österreichischen Experten mit insgesamt 11 Nennungen am häufigsten benannt (Abbildung 167).

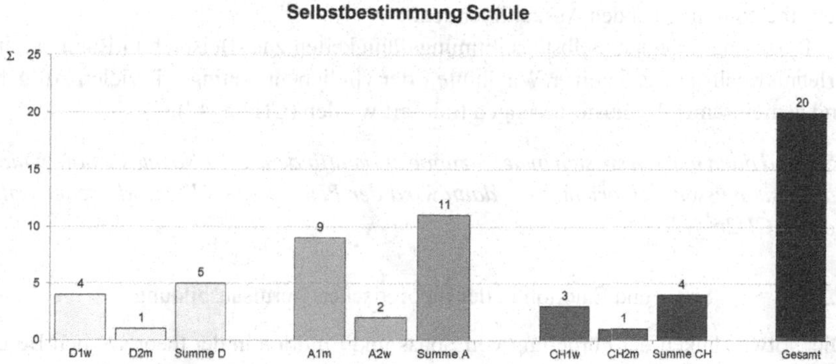

Selbstbestimmung Schule

Abbildung 167: Häufigkeit und Verteilung der Kodierungen in der Kategorie Selbstbestimmung Schule im Ländervergleich, eigene Abbildung

Auch hier zeigen sich in der Bewertung und Gewichtung der Nennungen Unterschiede. So solle der Anspruch der Ausbildung zur Selbstbestimmung in allen Unterrichtskonzepten „mitschwingen" (D1w_42).

„Es ist ja nicht ein klassisches Unterrichtssetting, sondern sie werden ja nach dem 5. Schritt (in der Lehrmethode PBL) entlassen, und dann tun sie sich selber organisieren. Manche arbeiten hier, manche arbeiten zu Hause, andere arbeiten in dieser Zeit auch in der Praxis." (CH2m_13)

Um die Heterogenität der Auszubildenden erkennen zu können, könnte in Gruppencoachings das Rollenverständnis praktisch geübt werden. Hierzu müsse der vertrauensvolle Lernort Schule stimmig sein. Den Auszubildenden könnten viele Ämter, wie beispielsweise die Rolle der Klassensprecherin, Klassenkopiererin oder Klassenkassiererin übertragen werden. Auch die eigenverantwortliche Planung einer Abschlussreise, eines

Abschlussballes oder die Verantwortung für die Klassenkasse fördere die Fähigkeit der Selbstbestimmung bei den Lernenden (A2w_8).

„ Wir überlassen es prinzipiell der Klasse, ob sie überhaupt ein Sommerfest machen wollen. Wir sagen ihnen die Rahmenbedingungen, wir sagen ihnen, was wir finanzieren und alles andere können sie dann selber machen. " (A1m_12)

Das Lehrerteam habe Vorbildwirkung und die Begegnung zwischen Lehrerinnen und Schülerinnen sei wichtig. Ein Modell hierfür wäre die Lehreranwesenheit auch ausserhalb der klassischen Unterrichtszeiten.

Pädagoginnen und Lernende sollten sich aufgefordert fühlen, miteinander Teamkultur zu entwickeln und zu leben. Auch eine gegenseitige Verantwortung solle eingefordert werden (A2m_20). An einzelnen Schultagen sei dies schwierig umzusetzen (CH1w_17). Ideal eigneten sich jedoch auch selbstorganisierte Gruppenlernphasen zur Förderung der Selbstbestimmung bei den Auszubildenden.

Prozesshaft könnten Selbstbestimmungsfähigkeiten zum Beispiel im Rahmen eines Erlebniswochenendes in einer Waldhütte oder ähnlichem Setting mit vielen Aufgaben und gemeinsamen Herausforderungen trainiert werden (CH2m_47).

„ So, und dann müssen sie sich in der Gruppe zurechtfinden, es ist Nacht, sie haben nichts dabei, sie müssen sich orientieren, dann wird der Prozess anschliessend wieder reflektiert. " (CH2m_47)

4.3.3.5   Spass und Emotion in der theoretischen Berufsausbildung

Die Notwendigkeit der Förderung von Spass und Emotion in der theoretischen Berufsausbildung wird von allen Befragten mit insgesamt 25 von 371 Kodierungen angesprochen. Die Verteilung der Nennungen auf die verschiedenen Experten und Länder zeigt Unterschiede. So wird diese Kategorie von den österreichischen Experten mit insgesamt 12 Nennungen am häufigsten benannt (Abbildung 168).

Spass und Emotion Schule

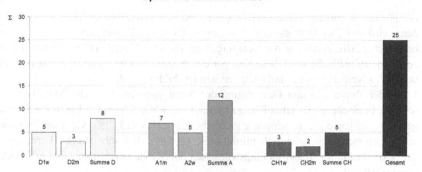

Abbildung 168: Häufigkeit und Verteilung der Kodierungen in der Kategorie Spass und Emotion Schule im Ländervergleich, eigene Abbildung

Auch in der Bewertung und Gewichtung der Nennungen zeigen sich Unterschiede. Rituale kamen bei Auszubildenden sehr gut an. Beginnend mit einem Anfängerfest könnten die Berufsanfängerinnen quasi willkommen geheissen werden.

„Wir möchten unbedingt ein Schulfest planen, unter Beteiligung, also des Programmes unserer Auszubildenden. Da sind wir aber leider noch nicht so weit fortgeschritten. Das wollen wir jetzt für 2018." (D1w_59)

Auch „aussertourliche Dinge" wie Sommerfeste, Bälle, Abschiedspartys, Ausflüge, Hospitationen etc. förderten das Miteinander. Grundsätzlich sei ein fröhliches Gelächter im Schulgebäude ein positives Zeichen für ein angenehmes Schulklima.

„Das ist eine Grundqualität, Humor ist eine Grundqualität. In allen Kulturen der Welt gibt es eine verbindende Sache, nämlich Lachen!" (A1m_24)

In einem freudvollen Unterricht sollten Fallbeispielen „Leben eingehaucht werden". Ein erfahrener Pflegepädagoge fördere lustige Lernphasen, indem er Anekdoten der eigenen Berufspraxis zum Besten geben könne (D2m_24). Spass könne man zwar nicht verordnen, aber beispielsweise auch durch Sequenzen wie „Lachyoga" - Einheiten fördern (D1w_68). Bei der Personalauswahl solle nach Möglichkeit auf eine positive Lehrerhaltung geachtet werden.

„Und ich denke, wenn man lachen kann, oder Fehler machen kann, und das auch weiss, dass das möglich ist, dann ist das viel lockerer und man getraut auch, selber zu sprechen und sich einzubringen." (CH1w_30)

Durch die Lehrmethode „PBL" könne spassvoller Unterricht nicht ideal gesteuert werden. Hierbei sei eine motivierende, coachende Rolle der Tutorin von Vorteil. Gemeinsame Präsentationen seien jedoch oft freudvoll und förderten so den Teamgedanken der Teilnehmenden (CH2m_31).

4.3.3.6   Gemeinsame Gruppenerlebnisse in der theoretischen Berufsausbildung

Die Förderung von gemeinsamen Gruppenerlebnissen in der theoretischen Berufsausbildung wird von allen Befragten mit insgesamt 27 von 371 Kodierungen als sehr wichtig beschrieben. Die Verteilung der Nennungen auf die verschiedenen Experten und Länder zeigt Unterschiede. So wird diese Kategorie von den schweizerischen Experten mit insgesamt 13 Nennungen am häufigsten benannt (Abbildung 169).

In der Bewertung und Gewichtung der Nennungen zeigen sich ebenfalls Unterschiede. In einem reflektierten Einsatz methodischer Vielfalt sollten Lernende dazu angehalten werden, etwas miteinander zu erarbeiten (CH1w_13). Die Methode der klassischen Gruppenarbeit habe sich mittlerweile etabliert. Bei sehr starren Lerngruppen stosse die Pädagogin bei Änderungswünschen bei Schülerinnen manchmal auf Widerstand (D1w_80).

„Mittlerweile muss man ja wirklich sagen, der und der und der geht zusammen. Man muss die manchmal auch zwingen, diese Gruppen zu ändern. Also da gibt es ja verschiedene Methoden, der Haufen wird bunt gewürfelt, und dann merkt man dann auch, die sind nicht sofort arbeitsfähig (...)" (D2m_14)

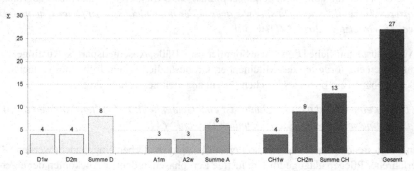

Abbildung 169:   Häufigkeit und Verteilung der Kodierungen in der Kategorie
                  Gruppenerlebnisse Schule im Ländervergleich, eigene Abbildung

Grundsätzlich fände das Lernen heute individualisierter statt. Auch aus diesem Grund sollten häufige Diskussionen im Plenum möglich sein. Das traditionelle Wohnheim für pflegerische Auszubildenden erzeuge automatisch mehr Gruppendynamik (D2m_7). Zunehmend seien die Bildungszentren aller drei teilnehmenden Länder mit sehr heterogenen Lernenden-Gruppen konfrontiert.

*„Das ist heute alles etwas verschüttet. Und ich denke, dass die das lernen müssen für ihren weiteren Beruf, das man guckt, dass die zusammenarbeiten. Also nicht dass die einzeln arbeiten, sondern wirklich zusammen arbeiten, etwas zusammen produzieren. "
(D2m_18)*

Auch aus diesem Grund sollten Gruppenergebnisse im Klassenzimmer sichtbar gemacht werden (D2m_14). Auch das selbstständige und gemeinsame Planen der Abschlussreise, oder von Exkursionen fördere den Gruppenzusammenhalt. Die Auszubildenden sollten hierbei nicht nicht verwöhnt und bemuttert werden. Die Lernende sollte erkennen, dass grosse Leistung immer Gruppenleistungen z.B. wie beim Fussball sind. So könne sich die Einzelne zu einem wertvollen Teil des Gesundheitswesens entwickeln (A1m_36).

„Und das muss man ihnen klarmachen, wir sind nicht nur die übertollen und wichtigen Pflegepersonen, sondern wir sind ein Teil des Gesundheitswesens und in der Gruppe werden wir im Team erfolgreich sein." (A1m_36)

Das theoretische Wissen zu Teamarbeit sollte in den Lerngruppen in der gesamten Ausbildungszeit geübt und angewendet werden können. Im Curriculum „Problem Based Learning" sei dieses soziale Lernen fest verankert. Die kleine Gruppengrösse verhindere zudem das "Verstecken" von Einzelnen. Immer wieder müsse man sich absprechen, so würde die Selbstorganisation der Gruppen kontinuierlich trainiert (CH2_m_11).

4.3.3.7 Angeleitete Reflexionsprozesse in der theoretischen Berufsausbildung

Die Förderung angeleiteter Reflexionsprozesse in der theoretischen Berufsausbildung wird von allen Befragten mit insgesamt 18 von 371 Kodierungen als wichtig beschrieben. Die Verteilung der Nennungen auf die verschiedenen Experten und Länder zeigt nur geringe Unterschiede. Diese Kategorie von den deutschen Experten mit insgesamt 9 Nennungen am häufigsten benannt (Abbildung 170).

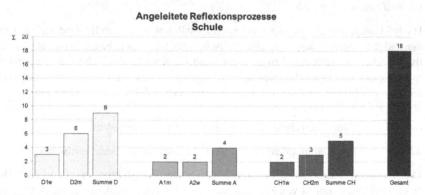

Abbildung 170:   Häufigkeit und Verteilung der Kodierungen in der Kategorie Angeleitete Reflexionsprozesse Schule im Ländervergleich, eigene Abbildung

In der Bewertung und Gewichtung der Nennungen zeigen sich Unterschiede. Zu Reflexionszwecken hätten sich im Baden-Württembergischen Bildungszentrum sogenannte "Organisationstage" etabliert. In diesen frei verfügbaren Stunden, könnten gemeinsam Praxiserfahrungen reflektiert werden. Idealerweise würden diese Organisationstage bei

Blockbeginn fest eingeplant und starteten beispielsweise mit einem gemeinsamen Frühstück. Innerhalb des geschützten Platzes Schule müsse es erlaubt sein, sich auch einmal "auskotzen" zu dürfen. Fragen wie „Wie werde ich aufgenommen?", „Wie empfinde ich die Anleitungen?" oder „Welche Erlebnisse haben mich besonders berührt?" könnten hierbei ideale Einstiegsfragen sein (D2m_38).

„ Und eine dieser Organisationsstunden wird eben gleich nach den Praxiseinheiten dafür genutzt, diese Erfahrungen zu reflektieren. " (D1w_16)

Diese Reflexionsphasen sollten jedoch immer aufmerksam von der Lehrperson gesteuert werden, da sie ansonsten nicht immer konstruktiv verlaufen würden (D2m_40). Des Weiteren sollte in regelmässigen Reflexionseinheiten geübt werden können, Feedback zu empfangen und Feedback zu geben Erlebnisse aus der Praxis könnten in Rollenspielen analysiert werden (CH2m_22).

„Genau, die Unterrichtsmethode ist sicher ganz wichtig, die man einsetzt, andererseits aber auch, dass sie, mhm, theoretisches Wissen über Teamkompetenzen und über sich selber, also selbstreflexive Fähigkeiten üben können. " CH1w_9)

Ideal sei die Etablierung einer institutionalisierten „Lern- und Ausbildungsberatung", mit beispielsweise geplanten fünf Gespräche während der dreijährigen Ausbildung.

„Auch im theoretischen Bereich, bei uns an der Schule, nicht nur in der Praxis, wir haben Gespräche institutionalisiert, die wir am Anfang der Ausbildung mit dem Tutor, also nicht mit dem, der den Unterricht durchführt, sondern das ist irgendein Tutor, dieser wird zugeteilt. " (CH2m_27)

Hierbei könnten zwei Gespräche im ersten Ausbildungsjahr verpflichtend geplant werden und die weiteren Gespräche einen freiwilligen Charakter haben. Die Umsetzung des theoretischen Wissens zum Erwerb metakognitiver Kompetenzen könne in Fragebögen mit Reflexionsaufträgen, beispielsweise zu Stressmanagement, zur Lernumgebung oder zu Lernfortschritten erfolgen und anschliessend auch reflektiert werden (CH2m_27).

4.3.4   Zuordnung der qualitativen Ergebnisse: Lernort Praxis

4.3.4.1   Die Kommunikationsqualität in der praktischen Berufsausbildung

Die Kommunikationsqualität in der praktischen Berufsausbildung wird von allen Befragten mit insgesamt 14 von 371 Kodierungen als wichtig beschrieben. Die Verteilung der Nennungen auf die verschiedenen Experten und Länder zeigt erhebliche Unterschiede. So wird diese Kategorie von den deutschen und schweizerischen Experten mit 8 bzw. 6 Nennungen benannt, von den österreichischen Experten jedoch nicht (Abbildung 111).

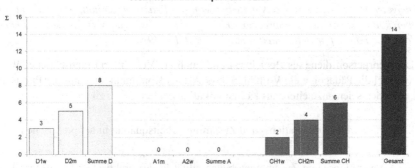

Abbildung 171: Häufigkeit und Verteilung der Kodierungen in der Kategorie
Kommunikationsqualität Praxis im Ländervergleich, eigene Abbildung

In der Bewertung und Gewichtung der Nennungen zeigen sich deutliche Unterschiede. Zur aktuellen Praxissituation werden insbesondere von den beiden deutschen Befragten Bedenken geäussert.

Bei schwacher Kommunikationsqualität und wenig Teamorientierung im Stationsalltag würden die Lernenden schwerlich Fortschritte machen. Und ohne Unterstützung seien insbesondere sprachliche Defizite mancher Auszubildenden fast unmöglich aufzuholen.

„Wenn die Auszubildenden dort überhaupt nicht herangeführt werden, keine Unterstützung erhalten, ja, dass Kommunikation, Teamorientierung eigentlich auf der Station nicht gelebt wird, da werden sie glaube ich, schwerlich auch Fortschritte machen." (D1w_113)

Die Personen könnten dann gar nicht in einen Austausch, in eine gelingende Multiprofessionalität kommen. Eine gute Möglichkeit eines Kommunikationstrainings sei ein beispielsweise 14 Tage dauerndes „Stationsprojekt". Wenn alle Mitarbeiterinnen im Unternehmen vorab informiert würden, könne in der echten Situation (z.B. auch Telefonate mit dem OP) von Auszubildenden trainiert werden. So seien die Lernenden immer wieder zum aktiven Sprechen animiert. In der Interaktion „passiere" viel mehr.

„Und das war wirklich fantastisch zu sehen, wie die Schüler Sicherheit bekommen haben, im Rahmen des Stationsprogrammes. Am Anfang, als das Stationsprogramm anfing, am ersten Tag, war alles so lustig und toptoptop, und dann haben sie gemerkt, oh Gott, das ist ja doch anstrengend." (D2m_74)

Es käme auf die Vorbildfunktion der Pflegedienstleitung und des gesamten Pflegeteams an. Wie würden Probleme im Team gelöst? Wie würde die Sprache im Team von den Lernenden wahrgenommen?

„Ja, und dann kommt es darauf an, wie kommunikativ die Lernenden sind. Ob sie sich etwas trauen, also das man das natürlich von der Praxis hereinholt. Also das sie sprechen können, oder sie zum Sprechen animiert, dass sie sich äussern können, das kommt dann auch darauf an, wie man das macht." (CH1w_49)

Die Lehrperson diene als Begleiterin und auch als Vermittlerin menschlicher Werte. Auch sei die Pädagogin ein Vorbild in ihrer Art der Kommunikation mit der Praxis. Die Lernenden seien anzuleiten, aus Kommunikationsfehlern etwas zu lernen.

4.3.4.2   Die Kooperations- und Zusammenarbeitsqualität in der praktischen Berufsausbildung

Die Kooperations- und Zusammenarbeitsqualität in der praktischen Berufsausbildung wird von allen Befragten mit insgesamt 28 von 371 Kodierungen als sehr wichtig beschrieben. Die Verteilung der Nennungen auf die verschiedenen Experten und Länder zeigt jedoch Unterschiede. So wird diese Kategorie von den deutschen Experten mit 15 Nennungen am häufigsten benannt (Abbildung 172).

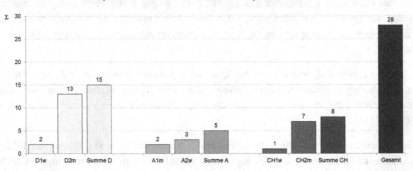

Kooperations- und Zusammenarbeitsqualität Praxis

Abbildung 172: Häufigkeit und Verteilung der Kodierungen in der Kategorie Kooperations-
und Zusammenarbeitsqualität Praxis im Ländervergleich, eigene Abbildung

In der Bewertung und Gewichtung der Nennungen zeigen sich wiederum Unterschiede. Zur aktuellen Praxissituation werden erneut von beiden deutschen Befragten Bedenken geäussert.

Die dortigen Praxiseinsätze würden manche Lernenden als belastend erleben. Die Stärkeren würden selbst einen Weg finden, sich einzubringen, bzw. die Situation zu verbessern. Leider würden sich die meisten Auszubildenden und in späterer Folge Mitarbeiterinnen der bestehenden, teilweise nicht mitarbeiterfreundlichen Stationsphilosophie unterordnen (D1w_117).

„Die sind ausgebrannt die Leute, die sind wirklich ausgebrannt, und sind eigentlich an dem, was sie einmal gewollt haben, „ich will eine gute Pflege machen", das kriegen sie nicht mehr hin." *(D2m_151)*

Die Praxis sei "das harte Leben", dort sei immer einer, über den man sich ärgere. Die Lernenden würden aber vor allem "durch Gucken" lernen. Von Vorteil sei es unter diesen Bedingungen, als Lehrperson viel in "der Praxis" zu sein, (beispielsweise ein Einsatz zu 50% Praxis und zu 50% in der theoretischen Ausbildung). In einer „Fokusgruppe Praxis" käme es zu regelmässigen Anleitungen und die Lehrperson sei in der Praxis „sichtbar". Mit dieser Unterstützung könnten die Schülerinnen eine „Macherrolle" entwickeln und man dürfe auch einmal "rumexperimentieren". Das Vertrauen gegenüber den Lernenden sei sehr wichtig. In einem Stationsprojekt könne die gemeinsame Verantwortung spürbar werden. Dies fördere die Kollegialität enorm (D2m_68). Das Prägendste sei die tägliche Arbeit. Aus diesem Grund sollten die Praktika nicht zu lang sein, um die Möglichkeit zu haben, viele Teams zu sehen. Je nach Einsatzort herrsche eine unterschiedliche Teamkultur. Durch ein Erkennen von: wie funktioniert es gut, wie weniger gut, und auch durch „learning by doing" könne man erkennen: So funktioniert es! (A1m_42). Es sei wichtig, Auszubildenden die Teilnahme an Visiten, Teamsitzungen, gar an gemeinsamen Rauchpausen zu ermöglichen (A2w_71). Die Leitungen und Teams dienten als Vorbild und es seien organisatorische Aspekte vorzuleben.

„Dürfen sie auch mal ausserhalb der Station Erfahrungen sammeln, dürfen sie auch den OP besuchen, dürfen sie eine Ambulanz besuchen, werden sie auch von den Ärzten wahrgenommen?" *(A2w_67)*

Professionelle Teamarbeit solle spürbar werden, beispielsweise auch in Form von Sitzungen, welche anhand von Traktandenlisten geführt und in welchen Notizen und Protokolle angefertigt würden (CHw_47).

4.3.4.3 Die Klarheit von Aufgaben und Zielen in der praktischen Berufsausbildung

Die Wichtigkeit der Klarheit von Aufgaben und Zielen in der praktischen Berufsausbildung wird von allen Befragten mit insgesamt 12 von 371 Kodierungen weniger häufig betont. Die Verteilung der Nennungen auf die verschiedenen Experten und Länder zeigt nur geringe Unterschiede. So wird diese Kategorie von den Experten mit 3-5 Nennungen ähnlich häufig benannt (Abbildung 173).

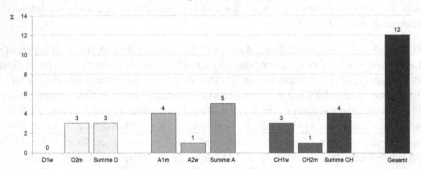

Abbildung 173: Häufigkeit und Verteilung der Kodierungen in der Kategorie Klarheit von
                Aufgaben und Zielen Praxis im Ländervergleich, eigene Abbildung

In der Bewertung und Gewichtung der Nennungen zeigen sich ebenfalls nur geringe Unterschiede. Die Aufgaben müssten möglichst klar sein, sonst käme es zu Schwierigkeiten.

„Die Praxis hat den konkreten Auftrag, Ergebnisse zu liefern. Und da müssen einfach die Patienten behandelt werden, die Klienten, die Bewohner, wie auch immer, und das steht im Vordergrund!" (A1m_39)

Die Führungspersonen seien gefordert, auch pädagogische Ziele, beispielsweise praktische Anleitungen von Auszubildenden, zu integrieren (A2w_53). Das erste Praktikum hinterlasse eine starke Prägung, deshalb sei der Einsatzort entscheidend. Gute Organisationsformen seien hierbei wichtig (D2m_143). Da ein gutes Schnittstellenmanagement entscheidend sei, trainiere ein Stationsprojekt wichtige „Organisationsskills".

„Das war eine chirurgische Station, die Leute mussten morgens um halb sieben fertig sein, das muss sein, ...das muss sein. Und dann haben die zusammengearbeitet, da oben, und sie sind wirklich zusammengewachsen, als Team. Die haben sich nachher auch im Sinne von Kollegialität unterstützt." (D2m_75)

Idealerweise sei ein Leitbild im Sinne eines „Lernenden Unternehmens" vorhanden, welches auch gelebt würde (CH2m_72).

4.3.4.4   Die Möglichkeit der Selbstbestimmung in der praktischen Berufsausbildung

Die Möglichkeit der Selbstbestimmung in der praktischen Berufsausbildung wird von allen Befragten mit insgesamt 4 von 371 Kodierungen nur kurz angesprochen. Die Verteilung der Nennungen auf die verschiedenen Experten und Länder zeigt somit auch geringe Unterschiede. So wird diese Kategorie von den Experten mit 1-2 Nennungen ähnlich selten benannt (Abbildung 174).

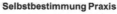

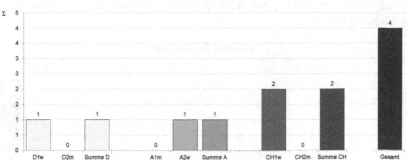

Abbildung 174:   Häufigkeit und Verteilung der Kodierungen in der Kategorie Selbstbestimmung Praxis im Ländervergleich, eigene Abbildung

In der Bewertung und Gewichtung der Nennungen zeigen sich ebenfalls nur geringe Unterschiede. Die Selbstbestimmung von Auszubildenden müsse frühzeitig trainiert werden. Dies sehe auch die Praxis so, es würde erwartet, dass die Auszubildende Verantwortung übernehme.

„Also es wird auch immer wieder kommuniziert, auch mir gegenüber, dass die Schüler eben Verantwortung übernehmen sollen, manchmal eher ein bisschen zu viel Verantwortung, also das ist auch nicht immer unbedingt in der Waage, dass das in einem gesunden Verhältnis steht.“ (D1w_119)

Es sei auch ein schwieriges Thema und käme sehr auf die Stationskultur an. In Vorarlberg gäbe es ein neues Projekt, in welchem angeleitete Praktika von Praxismitarbeiterinnen durchgeführt würden. Dies käme sehr gut bei den Schülerinnen an. Solche Projekte zur Förderung der Selbstbestimmung der Lernenden sollten von Seiten der Klinikleitung gefördert und mitgetragen werden.

„Und da sieht man wirklich, das ist nur möglich im Rahmen eines Teams, das trägt die Stationsleitung mit, das trägt die Pflegedirektion mit, dass tragen die Kollegen mit, ist nicht ganz einfach, weil es ein neues Projekt ist, aber es kommt bei unseren Auszubildenden enorm gut an. (A2w_48)

Lernende sollten zudem auch an Teamsitzungen oder beispielsweise auch an Entscheidungsprozessen am runden Tisch teilnehmen.

4.3.4.5   Spass und Emotion in der praktischen Berufsausbildung

Die Wichtigkeit von Spass und Emotion in der praktischen Berufsausbildung wird von allen Befragten mit insgesamt 11 von 371 Kodierungen als weniger wichtig beschrieben. Die Verteilung der Nennungen auf die verschiedenen Experten und Länder zeigt Unterschiede. So wird diese Kategorie von den deutschen Experten mit 7 Nennungen am häufigsten, von den anderen Experten mit je 2 Nennungen jedoch deutlich seltener benannt (Abbildung 175).

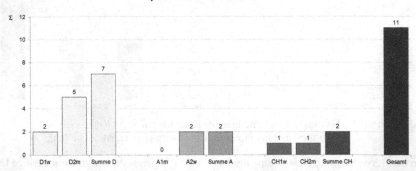

Abbildung 175:   Häufigkeit und Verteilung der Kodierungen in der Kategorie Spass und
                 Emotion Praxis im Ländervergleich, eigene Abbildung

In der Bewertung und Gewichtung der Nennungen zeigen sich jedoch nur geringe Unterschiede. Allein die pflegetypische Motivation des "Wir wollen helfen" erzeuge erlebte Emotionen.

„(...) beziehungsweise vielleicht einfach wenn ein Gespräch einen humorvollen Inhalt hat, es so wahrgenommen wird. Wenn man den Patienten aufheitert, und dass eben selber auch wahrnimmt, dass es guttut, der Person, so in diese Richtung." (D1w_124)

Es könnten im täglichen Umgang mit kranken Menschen „Hocherlebnisse" empfunden werden, mit einem grossen Stolz über die eigene Arbeit. Diese Arbeitsfreude sollte nicht auf der Strecke bleiben, sonst würde der Pflegeberuf nicht lange ausgeübt (D2m_145). Die Praxis sei aufgrund der Vielzahl an Patientenschicksalen immer emotional und man könne auch durch das Verspüren negativer Emotionen etwas lernen.

„Also es bietet auch eine Chance, schlechte Erfahrungen, wenn man sie aufarbeitet, dass man etwas davon lernt, sogar gut davon lernt, lernen kann, denke ich." (CH1w_49)

Im baden-württembergischen Ausbildungsbetrieb sei die Stimmung momentan „am Boden" (D2m_149). Aus eigener Praxiserfahrung wisse man jedoch, dass trotz Stress viele lustige und schöne Erinnerungen an das Team, z.B. durch gemeinsames Ostereierverstecken, entstehen könnten. Damals habe die Pflegedienstleitung stets hinter dem Team gestanden, und über interdisziplinäre Feste würde heute noch herzlich gelacht. Die Wertschätzung unter Kollegen sei wichtig und besonders unter Schülerinnen auch der Humor. Im Team fördere das gemeinsame Erleben „aussertourlicher Dinge" das Entwickeln von Teamkompetenz (A2w_51).

4.3.4.6 Beziehung und Team in der praktischen Berufsausbildung

Das Wichtigkeit des Erlebens von gelungener Beziehungs- und Teamqualität in der praktischen Berufsausbildung wird von allen Befragten mit insgesamt 30 von 371 Kodierungen sehr oft betont. Die Verteilung der Nennungen auf die verschiedenen Experten und Länder zeigt nur geringe Unterschiede. So wird diese Kategorie von den deutschen und schweizerischen Experten mit 13 bzw. 11 Nennungen ähnlich häufig angesprochen, und auch die österreichischen Experten benannten diese Kategorie mit 6 Nennungen recht häufig (Abbildung 176).

In der Bewertung und Gewichtung der Nennungen zeigen sich jedoch gewisse Unterschiede. Zur aktuellen Praxissituation werden insbesondere vom deutschen Befragten des baden- württembergischen Bildungszentrums Bedenken geäussert. Der erste Praxiseinsatz sei oft ein "Kulturschock", es sei momentan „ganz schlimm" und dies sei nicht positiv für die Ausbildung (D2m_141). Eine Praxisanleiterinnen - Schülerinnen Beziehung könne derzeit wegen viel zu knapper Zeitressourcen gar nicht wirklich entstehen. In den „Fokusgruppen Praxis" würden die Lehrpersonen aus diesem Grund die Schülerinnen versuchen aufzufangen, damit sie nicht "allein" dastehen müssten (D2m_109). Das gesamte Team "wirke" auf den Lernenden und die Anleitenden hätten eine starke Vorbildwirkung.

„Also dass er nicht irgendwo als letztes Rädchen irgendwo läuft, sondern dazugehört, ich denke, das ist für ihn ganz wichtig, und an dem orientiert er sich, also es ist ja für ihn wie eine Peergroup, das Team." (CH2m_55)

Beziehung und Team Praxis

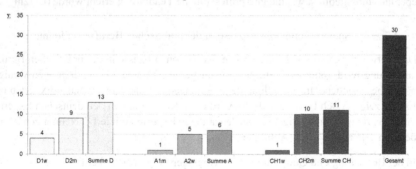

Abbildung 176: Häufigkeit und Verteilung der Kodierungen in der Kategorie Beziehung und Team Praxis im Ländervergleich, eigene Abbildung

Man könne allerdings auch teamkompetent werden, wenn man nicht 100% vom Team angenommen wird. Positiv wäre, dass viele Ausbilderinnen in der Praxis von Schülerinnen auch als "Kolleginnen" sprechen würden. Ein Stationsprojekt schweisse zusammen, darüber wäre auch im gemeinsam geführten Stationstagebuch geschrieben worden. In diesem Rahmen habe sich die Schülerinnengruppe als Team wahrgenommen und Einzelne in Schutz genommen (D2m_105). Die Station könne vieles beitragen, beispielsweise fördere es bereits das Zugehörigkeitsgefühl, wenn das Team den Namen der Schülerin kenne. Mit einem Willkommensfrühstück und einer anschliessenden „VIP-Stationsführung" für Auszubildende fühle man sich wertgeschätzt als Teil des Teams. Ideal sei das Erleben von Spass an interdisziplinärer Zusammenarbeit (A2w_46).

„Das ist, glaube ich so eine grundlegende Haltung, Schüler wollen nicht als minderwertige Mitarbeiter gesehen werden, sondern als gleichwertig oder vollwertig, auch wenn sie noch nicht alles können." (A2w_46)

Häufig würden sich in kleineren Häusern Lernende eher wertgeschätzt fühlen, als in grossen Zentrumsspitälern. Die Schülerinnen seien dort nicht solch eine „Selbstverständlichkeit". Ein gemeinsames Frühstück mit den Kolleginnen, die Möglichkeit von Besuchen des OPs oder von diagnostischen Einheiten, sowie keine Benachteiligung im Dienstplan, beispielsweise durch geteilte Dienste, sei förderlich (A2w_62). Mit dem Erleben des Teams als Peergroup sollten die Auszubildenden die Möglichkeit bekommen, sich als Teil eines Ganzen zu verstehen. Die Praxis sei immer eine Art der Einbindung in Teams, da sei Beziehungsebene von beiden Seiten sehr wichtig.

„Also, da gibt es ja verschiedene Auslegungen, ist es, wir Pflege, oder ist das Team wir Pflege und Ärzte, oder ist das Team vielleicht sogar wir Pflege, Ärzte, Verwaltung und Reinigungspersonal?" (CH2m_92)

Allerdings müssten die Lernenden auch „wollen". Wichtig seien menschliche Werte seitens der Ausbilderinnen. Eine Matrixstruktur sei eher nicht teamförderlich, und es sei ebenfalls massgeblich, wie die interprofessionelle Teamarbeit erlebt würde (CH2m_98).

4.3.4.7   Soziale Reflexionsprozesse in der praktischen Berufsausbildung

Das Notwendigkeit des Erlebens sozialer Reflexionsprozesse in der praktischen Berufsausbildung wird von allen Befragten mit insgesamt 11 von 371 Kodierungen weniger häufig beschrieben. Die Verteilung der Nennungen auf die verschiedenen Experten und Länder zeigt jedoch Unterschiede. So wird diese Kategorie von den deutschen Experten mit 8 Nennungen am häufigsten, von den anderen Experten mit je 1-2 Nennungen jedoch deutlich seltener benannt (Abbildung 177).

In der Bewertung und Gewichtung der Nennungen zeigen sich ebenfalls gewisse Unterschiede. Reflexionsphasen seien wesentlich, um theoretisch Erlerntes der praktischen Vorgehensweise gegenüber stellen zu können.

„Ja, für mich immer mit dem Hintergrund verbunden, beide Vorgehensweisen können ja richtig sein, es ist ja vielleicht aus irgendwelchem Grund eine andere Handlung die sich da jetzt ergibt." (D1w_108)

Soziale Reflexionsprozesse Praxis

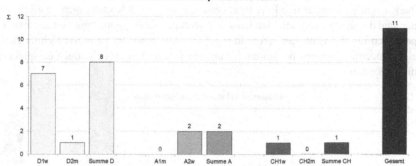

Abbildung 177: Häufigkeit und Verteilung der Kodierungen in der Kategorie Soziale Reflexionsprozesse Praxis im Ländervergleich, eigene Abbildung

Idealerweise seien schriftliche Schülerreflexionen ein fester Bestandteil – so könne eine individuelle Lernprozessdokumentation von Praktikumsort zu Praktikumsort „wandern". Es wäre dann auch möglich zu erkennen, wenn Schülerinnen deswegen nichts lernen, weil sie auf "ungünstigen" Stationen eingesetzt sind (D1w_141). Gute Praxisanleiterinnen würden täglich kurz nachfragen, und dies fänden die Schülerinnen sehr wichtig.

„Also gute Praxisanleiter machen das nach jeder Schicht, also wenn die zusammen eingeteilt sind, weil das geht ja nicht lange, das ist ja ne Minute oder zwei, das sie einfach auf die Seite gehen, und sagen, „ Wie war`s denn heute, was war gut, was war schlecht. Man könnte mal was anders machen, so einen Plan für morgen erstellen, praktisch, und das empfinden die Schüler als sehr, sehr angenehm, und sehr konstruktiv, was das Lernen betrifft." (D_2_männlich_109)

Diese Art der kommunikativen Reflexion sei in manchen Spitälern wegen des aktuellen personellen Notstandes sehr rückläufig (D1w_157). Eine Reflexion sei sehr wichtig und könne ungünstige gruppendynamische Prozesse auflösen. Die Lernenden müssten lernen, Dinge anzusprechen, denn es sei nicht automatisch „alles klar".

„Aber besonders, wenn etwas nicht gut läuft, oder vielleicht auch, wenn man das irgendwo eingeben kann, das etwas nicht gut läuft, dass man es aufgreifen kann, das finde ich wichtig." (CH_1_57)

Insbesondere wäre dies sinnvoll, wenn es nicht gut laufen würde. Eine Schnittstellenklärung verhindere häufig die Entstehung von Ärger.

4.3.5 Zuordnung der qualitativen Ergebnisse: Erwartungen an die Person

Die Erwartungen an die persönliche Eignung des Auszubildenden werden von den sechs Bildungsexpertinnen differenziert dargestellt. So wird die Kategorie „Kooperative

Interdependenzneigung" mit insgesamt 30 von 371 Kodierungen sehr häufig benannt, die Kategorie „Kompetitive Interdependenzneigung" mit 8 Kodierungen deutlich seltener, und die Kategorie „Individualistische Interdependenzneigung" nur von nur zwei Expertinnen mit 5 Nennungen. (Abbildung 178). Aufgrund der geringen Nennungen ist eine Bewertung bei den beiden letztgenannten Interdependenzneigungen entsprechend nicht möglich.

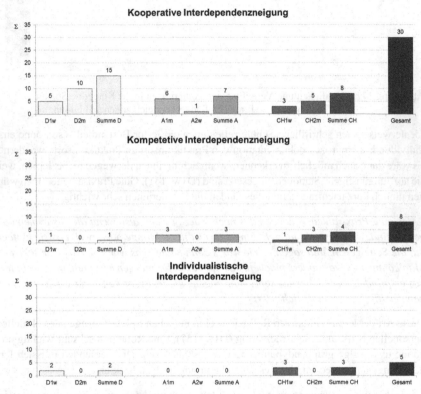

Abbildung 178:   Häufigkeit und Verteilung der Kodierungen in den Kategorien Kooperative
                 Interdependenzneigung, Kompetitive Interdependenzneigung und
                 Individualistische Interdependenzneigung im Ländervergleich, eigene
                 Abbildung

In der Bewertung und Gewichtung der Nennungen in diesen Kategorien zeigen sich ebenfalls deutliche Unterschiede. So entwickle sich die Teamkompetenz oft im Laufe der Ausbildung und sei am Ende der Ausbildung häufig überragend gut. Man müsse Ansätze finden und noch mehr in Lernende investieren, welche mit nicht ganz optimalen Voraussetzungen in die Ausbildung starten würden (D1w_153). Lernende seien sehr unterschiedlich, und auch stille, ruhige Teilnehmerinnen würden sich entwickeln und seien gute Teammitglieder (CH1w_75). Teilweise müsse zunächst die Sprachkompetenz gefördert werden. Man könne Teamfähigkeiten fördern, und teilweise würden die Auszubildenden auch hierbei von einander profitieren (D2m_32).

„ Wir haben sicher auch ganz harmoniebedürftige und ganz ruhige und stille Teilnehmer zu Beginn der Ausbildung, die sich aber wirklich auch ändern, weil sie merken, das das auch geht. " (D1w_165)

Eine gewisse Offenheit müsse man allerdings mitbringen. Wichtig sei eine möglichst prosoziale, altruistische Einstellung. Grundsätzlich müsse man „Menschen mögen". Die Pädagoginnen müssten sich anstrengen, entsprechende Leistungen und Haltungen zu fordern und zu fördern. Ein österreichischer Interviewpartner formulierte konkret, dass ein fundiertes Selbstbewusstsein ideal sei, wobei hierbei die jetzige Jugendkultur eher Hoffnung mache (A1m_93). Es müsse ein Bewusstsein, eine Reflexionsfähigkeit für die eigene Vorbildwirkung entwickelt werden können.

„ (...) und wenn ich das anschaue bei den jungen Menschen hier, wir haben wache, fröhliche, dem Leben zugewandte Menschen. Unsere Aufgabe ist es dann auch noch, die entsprechenden Leistungen zu fordern, zu fördern" (A1m_98)

Bei der Einschätzung der persönlichen Eignung von Auszubildenden käme es auch auf die Lehrerhaltung an und man solle sich auch nicht „wahnsinnig Sorgen" machen. Die Pädagoginnen sollten sich ebenfalls reflektieren (CH1w_67).

„Jeder soll probieren dürfen. " (CH1w_67)

Eine gewisse Kritik- und Konfliktfähigkeit müsse man lernen und man sollte offen für Rückmeldungen sein. Falls hierzu kein Wille vorhanden sei, sei dies schwierig zu erlernen.

„Also ich denke, das ist alles sehr komplex. Man kann nicht sagen, nur prosozial und nett alleine, aber keine kognitiven und keine Ehrgeizfaktoren zu haben, dass wird nicht genügen. " (A1m_58)

Die Grundmotivation, mit anderen arbeiten zu wollen, müsse vorhanden sein (CH2m_98).

4.3.6 *Zuordnung der qualitativen Ergebnisse zu den neu gebildeten Hauptkategorien Lehrkonzepte mit Leuchtturmcharakter, Stress in der Berufspraxis und Messung von Teamkompetenz*

4.3.6.1 Lehrkonzepte mit Leuchtturmcharakter

Von allen Expertinnen werden in den sechs Einzelbefragungen bereits einzelne konkrete Umsetzungsmöglichkeiten zur Entwicklung von Teamkompetenz beschrieben. Das Anliegen der Expertinnen, solche Themenfelder dann auch umzusetzen, zeigt sich auch in der grossen Zahl von insgesamt 37 Nennungen in dieser neu gebildeten Kategorie (Abbildung 179).

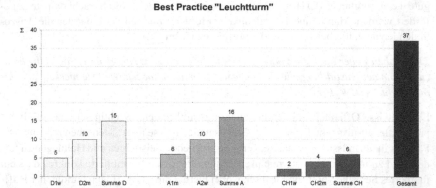

Abbildung 179:   Häufigkeit und Verteilung der Kodierungen in der Kategorie Best Practice „Leuchtturm" im Ländervergleich, eigene Abbildung

▬ Deutschland	▬ Österreich	✚ Schweiz
Thema: *Organisationstage inkl. Reflexionsfrühstück* **Beschreibung:** Nach jedem Praxiseinsatz geplante Unterrichtszeiten, welche der Reflexion dienen in entspannter Atmosphäre (Frühstück). Ziel ist das pädagogisch angeleitete gemeinsame Lernen aus Erfahrungen	**Thema:** *Zuteilung von «Ämtern» an Lernende* **Beschreibung:** Auszubildende erhalten vielfältige Aufgaben (z.B. Klassenkopierer, «Obstkorbverantwortliche» etc.), die eigenverantwortlich und regelmässig zu erledigen sind. Die Klassenlehrperson unterstreicht fortlaufend die Wichtigkeit und wertschätzt die Aufgaben	**Thema:** *Kompetenzorientierte Didaktik auf allen Ausbildungsstufen etabliert* **Beschreibung:** Auf Stufen AGS und FaGe handlungskompetenzorientierte Curricula, auf Stufe Pflege HF vollumfängliche Ausrichtung am kompetenzorientierten Konzept «Problem Based Learning» in Theorie und Praxis
Thema: *Fokusgruppe Praxis* **Beschreibung:** Geplante regelmässige Präsenz spezialisierter Lehrpersonen aus der Theorie im Praxisfeld mit definierten Anleitungssituationen auf verschiedenen Kompetenzniveaus	**Thema:** *Begegnungsschule* **Beschreibung:** Führungskultur im Sinne «Management by Walking Around» Traditionell gemeinsame Feste, viele Rituale im Ausbildungsverlauf. Möglichst offene Lehrerzimmer, bewusste Präsenz der Lehrpersonen auch ausserhalb der Unterrichtszeiten	**Thema:** *Lern- und Ausbildungsberatung inkl. Reflexion (Pflege HF)* **Beschreibung:** Fest verankerte Termine zur Reflexion des Praxisfeldes. Gezielte Anleitung zur Anwendung von Theoriewissen (Metakognitive Reflexion)
Thema: *14-tägiges Stationsprojekt* **Beschreibung:** In Bezug auf die Organisation, Koordination und die Pflege der Patienten, eigene Entscheidungen treffen und Prioritäten setzten lernen. Teamfähigkeit, Kollegialität und Kritikfähigkeit üben	**Thema:** *Eigenverantwortliche Planung von z.B. Festen, Klassenfahrten* **Beschreibung:** Veranstaltungsplanungen werden mit Projektverantwortung inkl. Budget an die Klassengemeinschaft übertragen	**Thema:** *Gemeinsames Erlebniswochenende (Pflege HF)* **Beschreibung:** Planspielartige Wochenendevents mit anspruchsvoller, teamorientierter Aufgabenstellung für die Auszubildenden

Abbildung 180:   Lehrkonzepte mir Leuchtturmcharakter, eigene Darstellung

Diese Beispiele könnten zielgerichtete Hinweise zur Beantwortung der forschungsleitenden Unterfrage „Welche teamkompetenzfördernden Faktoren sind derzeit in den pflegerischen Berufsausbildungen in D, A und CH nachweisbar?" geben. Sie werden in der TK-DACH-Studie als „Lehrkonzepte mit Leuchtturmcharakter" bezeichnet und beziehen sich auf methodisch-didaktische Konzepte in Schule und Praxis (Abbildung 180).

4.3.6.2 Stress in der Berufspraxis

In den beiden Expertenbefragungen am teilnehmenden deutschen Bildungszentrum aus Baden-Württemberg war Stress in der Berufspraxis ein vorherrschendes Thema. Dieses zeigt auch die Häufigkeit der Nennung innerhalb dieser neu gebildeten Kategorie, die im Wesentlichen auf Nennungen der deutschen Expertinnen beruht (Abbildung 181).

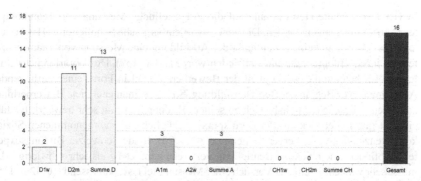

Abbildung 181: Häufigkeit und Verteilung der Kodierungen in der Kategorie Stress im Alltag im Ländervergleich, eigene Abbildung

Die angespannte, verdichtete Arbeitssituation liesse wenig Zeit zur Förderung von Auszubildenden, insbesondere von jenen mit Defiziten. In Bereichen mit personellen Notständen sei die praktische Schüleranleitung sehr rückläufig - oft sei sie auf ein paar Stunden "zusammengeschrumpft" (D2m_111). So könnten Sprachschwierigkeiten, beispielsweise bei der Formulierung im Stationsjargon „den Patienten nüchtern lassen" zu Missverständnissen führen. Es sei häufig keine Zeit für das wichtige Rückfragen wie beispielsweise: "Hast du mich richtig verstanden" beziehungsweise "Weisst du, was ich meine?"(D1w_157)

„Sehr viele Nichtdeutschsprachige, die dann in der Regel auch noch mal einen zusätzlichen Unsicherheitsfaktor für sich erleben. " (D1w_153)

Die Motivation der Auszubildenden sinke sehr schnell, wenn sie mit einem Praxisschock aus ihrem ersten Praktikum in die Schule zurückkämen. Sie müssten schnell lernen, unter Zeitdruck gut zu arbeiten. Wenn die Stimmung in den Ausbildungsbetrieben "am Boden" sei, und die Leute sich „ausgebrannt" fühlen würden, sei eine „gute Pflege" oft nicht mehr möglich (D2m_145).

„Und das Schlimme ist ja auch, dass die Patienten das sehr wohl merken. Die merken ja sehr wohl, dass das nicht ok ist. Und sie sind ja auch zum Teil so kulant, und sagen „Ach Schwester, sie haben ja so wenig Zeit. " (D2m_151)

Bei einem Personalschlüssel von teilweise zwei pflegerischen Mitarbeiterinnen auf 28 Patientinnen könne keine Praxisanleitung der Auszubildenden mehr gewährleistet sein.

„Es gibt Stationen, da geht es besser, bei anderen geht es schlechter, aber gerade auch bei den Stationen, auf welchen hoch pflegeintensivste Leute liegen. Dann haben wir ja viele, viele MRSA-Isolierungen zum Teil (...) " (D2m_153)

4.3.6.3   Messung von Teamkompetenz

In vier Experteninterviews konnte auf die Fragestellung „Messung von Teamkompetenz" kurz eingegangen werden. Die baden-württembergische Schulleitung D1w berichtete, dass derzeit zu keinem Zeitpunkt der Ausbildung eine Messung von Teamkompetenz an ihrem Bildungszentrum stattfinden würde (D1w_169). Der Vorarlberger Schulleiter A1m betonte die Wichtigkeit der Bewerberauswahl in Form eines umfassenden Assessments vor Beginn der Berufsausbildung. So könne man geeignete Bewerberinnen „auslesen", dieses Setting habe sich an seinem Bildungszentrum sehr bewährt. Es gäbe ein sehr gutes Feedback aus der Berufspraxis bezüglich der wahrgenommenen Sozialkompetenzen der Vorarlberger Lernenden (A1m_90). Beide Schweizer Bildungsexperten empfinden eine objektive Beurteilung von Teamkompetenz als sehr schwierig. Man müsse sehr vorsichtig sein, der Versuch einer Messung sei fast „anmassend"(CH2m_115). Am ehesten würde CH2m in diesem Bereich Selbsteinschätzungen bei den Auszubildenden initialisieren. CH1w verwies darauf, dass die Beurteilerinnen oft auch durch subjektiven Einschätzungen oder Erwartungen geleitet werden könnten (CHw_71). Aus diesem Grund fordere die Schulleiterin aus Graubünden zunächst die Entwicklung eines klaren Kriterienrasters, um möglichst objektive Einschätzungsmöglichkeiten von Teamkompetenz herstellen zu können.

4.3.7   *Zusammenfassung der Ergebnisse der Experteninterviews*

Zur bessern Übersicht werden die Experteninterviews zuerst in quantifizierender Form dargestellt. Anschliessend werden die Ergebnisse zusammenfassend beschrieben.

Insgesamt werden in den Experteninterviews 371 Kodierungen erfasst. Diese verteilten sich unregelmässig auf die verschiedenen Kategorien, die am häufigsten genannten Kategorien sind „Am Material: Best Practice Leuchtturm", „Praxis: Beziehung und Team", „Schule: Kooperations- und Zusammenarbeitsqualität" und „Persönliche Einstellung: Kooperative Interdependenzneigung" (Abbildung 182).

Häufigkeiten der Kodierungen nach Kategorien

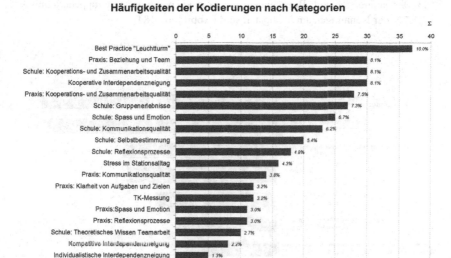

Abbildung 182: Verteilung der Häufigkeiten der Kodierungen bei den Pflegexperten nach Kategorien, n = 388 (absolut und prozentual)

Die Zuordnung der Kodierungen zu den Kategoriebereichen „Praxis", „Schule", „Persönliche Einstellung" und „Am Material" zeigte, dass die Kodierungen in dem Kategoriebereich „Schule" mit 41.2% der Nennungen am häufigsten sind (Abbildung 183).

Häufigkeiten der Kodierungen nach Kategoriebereichen

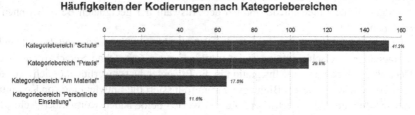

Abbildung 183: Verteilung der Häufigkeiten der Kodierungen bei den Pflegexperten nach Kategoriebereichen, n = 388 (absolut und prozentual)

In den lernortbezogenen Kategorien „Schule" und „Praxis" werden insgesamt 263 Kodierungen erfasst. Eine Zuordnung zu den lernortübergreifenden Kategoriebereichen „Kommunikationsqualität", „Kooperations- und Zusammenarbeitsqualität", „Theoretisches Wissen zu Teamarbeit sowie Klarheit von Aufgaben und Zielen", „Selbstbestimmung", „Spass und Emotion", „Beziehung im Team sowie gemeinsame Gruppenerlebnisse" und „Angeleitete Reflexionsprozesse" zeigt, dass die Kodierungen in dem lernortübergreifenden Kategoriebereichen „Kooperations- und Zusammenarbeitsqualität" mit

22.1% der Nennungen und „Beziehung im Team sowie gemeinsame Gruppenerlebnisse"
mit 21.7% der Nennungen am häufigsten sind (Abbildung 184).

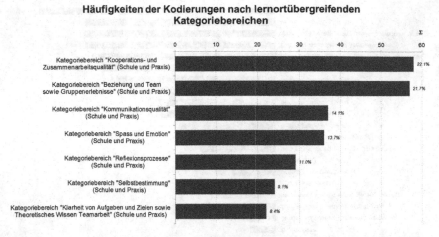

Abbildung 184:   Verteilung der Häufigkeiten der Kodierungen bei den Pflegexperten nach
lernortbezogenen Kategoriebereichen, n = 263 (absolut und prozentual)

In einer länderübergreifenden Analyse sind vielfältige Erfahrungen und differenzierte
Erwartungen zum Themenbereich Teamkompetenz in den teilnehmenden Bildungseinrichtungen aus D, A und CH feststellbar. Dieses zeigt sich auch in der unterschiedlichen
prozentualen Verteilung der Nennungen, die den verschiedenen Kategorien der T-K-
DACH zugeordnet werden konnten (Abbildung 185).

Signifikante Unterschiede sind bei der Auswahl der geeigneten Bewerberinnen zu
erkennen.

Die deutsche Schulleitung aus Baden-Württemberg stellt zunehmend das Fehlen be-
friedigender Deutschkenntnisse bei Ausbildungsstart fest. Ohne Sprachkompetenz in
Deutsch sei wiederum eine Integration in die Pflegeteams schwerlich möglich. Aus diesem Grund wird an diesem Bildungszentrum fokussiert die Entwicklung von Kommunikationsfähigkeiten vorangetrieben. Zudem weisen beide baden-württembergischen Befragten explizit auf ungünstige Ausbildungsbedingungen in der Berufspraxis hin. Die
vorherrschende Personalknappheit würde ideale Anleitungssituationen für Lernende
zeitlich kaum möglich machen. Um die pädagogische und fachliche praktische Berufsausbildung zu gewährleisten, organisiert das baden-württembergische Bildungszentrum
den Einsatz von Pflegepädagoginnen während der Stationspraktika.

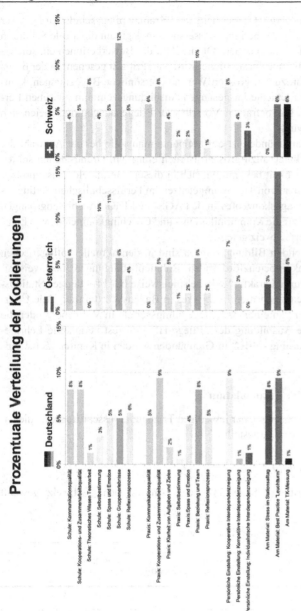

Abbildung 185: Übersicht Prozentuale Verteilung der Häufigkeiten der Kodierungen bezogen auf die landesspezifischen Gesamtnennungen bei den Pflegexperten, eigene Darstellung

In der teilnehmenden Vorarlberger Gesundheits- und Krankenpflegeschule wird grosser Wert auf ein mehrstündiges Bewerberinnen-Assessment gelegt, um die ideale Schülerin für den Pflegeberuf auswählen zu können. Ob die Zahl der Bewerberinnen ein solches Selektionserfahren zukünftig noch ermögliche, wird eher kritisch gesehen. In der österreichischen Schule legt man zudem grossen Wert auf persönliche Begegnungen, kommunikative und fördernde Elemente im gesamten Ausbildungszeitraum zwischen Lernenden und Lehrpersonen. Die befragten Vorarlberger Pflegepädagoginnen seien sich ihrer Vorbildrolle sehr bewusst.

Die Schulleitung aus Graubünden ist der Meinung, man solle bei der Auswahl der Auszubildenden zunächst keine allzu grossen Hürden einbauen. Grundsätzlich sollten junge Menschen die Möglichkeit bekommen, sich in diesem Berufsfeld „auszuprobieren". Ein strukturierter Aufbau von Teamkompetenzen im berufsschulischen Setting erscheint aufgrund des Schultageskonzeptes in den AGS- und FaGe-Ausbildungsgängen herausfordernd. Viel Wert auf die Kommunikations- und Coachingkompetenz von Lehrpersonen würde auch in der Schweiz gelegt.

In allen drei teilnehmenden Bildungszentren sind in den aktuellen pflegerischen Berufsausbildungen teamkompetenzfördernden Rahmenbedingungen nachweisbar. Die „Projekte mit Leuchtturmcharakter" wie beispielsweise ein 14 – tägiges Stationsprojekt der Auszubildenden des dritten Lehrjahres in Baden-Württemberg, die Übertragung zahlreiche „Ämter" an einer Art „Begegnungsschule in Vorarlberg oder die in die gesamte dreijährige Ausbildung der „Pflege HF" die fest verankerte Lehrmethode „Problem Based Learning - PBL" in Graubünden werden in Kapitel 4.3.6.1 aufgeführt.

4.4   Ergebnisse der Triangulation

Im Folgenden werden die Ergebnisse der jeweiligen Triangulationsschritte sowie die daraus resultierende Meta-Matrix dargestellt.

4.4.1   Integrationsschritt 1

Für den Triangulationsschritt 1 (Tabelle 27) wird die Analyseebene „Schweiz" gewählt (Abbildung 37).

Tabelle 27:   Integrationsschritt 1, eigene Darstellung

Integrationsschritt 1 - Analyseebene: Schweiz			
Fragebogenitems	**Quantitative Ergebnisse CH (n = 156)**	**Aussagen Bildungsexperte CH 1 (n = 1)**	**Reflexion**
Kommunikations- qualität Schule			
KO Schule 1 *„Es gab in der Schule Gelegenheiten, die Lehrerinnen anzusprechen und etwas zu fragen"*	Immer 40.4% Überwiegend 48.7% Teilweise 7.7% Selten 1.9% Nie 0.6%	• Lehrperson hat Vorbildfunktion • Kommunikative Fähigkeiten "wirken"	➜ Schulkultur entscheidend (Leitbild, Führungsstil) ➜ KLP als „Führungsperson, Teamleader"

Integrationsschritt 1 - Analyseebene: Schweiz

Fragebogenitems	Quantitative Ergebnisse CH (n = 156)	Aussagen Bildungsexperte CH 1 (n = 1)	Reflexion
KO Schule 2 „Meine Klassenkameradinnen konnte ich ansprechen"	Immer 55.8% Überwiegend 31.4% Teilweise 10.3% Selten 2.6% Nie 0.0%	• Klassenlehrperson hat zentrale Funktion • Klassenlehrperson zeigt "roten Faden"	(Fortbildung, Mentoring KLP) ➜ Wie KLP spricht, das sie gut informiert ➜ KLP muss Kommunikationsprofi sein
KO Schule 3 „Die Kommunikation in der Klasse war partnerschaftlich und offen"	Immer 22.4% Überwiegend 49.4% Teilweise 19.9% Selten 7.1% Nie 0.6%		➜ Muss Kommunikationsinhalte vermitteln können ➜ KLP muss Lernende „am roten Faden halten"
KO Schule 4 „Es gab in der Schule Gelegenheiten, spontan mit den Lehrern anderer Ausbildungszweige ins Gespräch zu kommen"	Immer 16.0% Überwiegend 32.7% Teilweise 27.6% Selten 1.3% Nie 0.6%		
KO Schule 5 „Wenn ich es gewollt hätte, wäre auch mit der Schulleitung ein Gespräch möglich gewesen"	Immer 22.4% Überwiegend 35.9% Teilweise 17.3% Selten 5.8% Nie 1.3%		

Kooperation und Zusammenarbeit Schule

KP Schule 1 „Wenn es in der Schule Schwierigkeiten gab, wurden diese Probleme rasch gelöst"	Immer 8.3% Überwiegend 45.5% Teilweise 29.5% Selten 11.5% Nie 1.3%	• Schwierig an einzelnen Schultagen • Sollte prozesshaft erfolgen • Lernende dazu anhalten, miteinander etwas zu erarbeiten	➜ Möglichst modulartig und prozesshaft, Herausforderung einzelne Schultage ➜ Zerklüfteter Unterricht hindert Kooperation
KP Schule 2 „In der Schule funktionierte die Kommunikation unter den Lehrern reibungslos"	Immer 5.1% Überwiegend 30.1% Teilweise 46.2% Selten 12.2% Nie 2.6%		➜ Vorbildwirkung: Kooperation sollte unter LP vorgelebt werden ➜ Aufgabe LP als Coach Gruppenarbeiten
KP Schule 3 „In unserer Klassengemeinschaft "zogen alle an einem Strang"	Immer 8.3% Überwiegend 41.7% Teilweise 35.9% Selten 10.9% Nie 3.2%		
KP Schule 4 „In der Klasse wurde offen über Probleme bei der Zusammenarbeit gesprochen, und nach Lösungen gesucht"	Immer 9.6% Überwiegend 35.9% Teilweise 32.7% Selten 17.3% Nie 4.5%		
KP Schule 5 „Bei Gruppenarbeiten arbeiteten wir konstruktiv und produktiv zusammen"	Immer 11.5% Überwiegend 48.7% Teilweise 30.1% Selten 8.3% Nie 1.3%		

Integrationsschritt 1 - Analyseebene: Schweiz

Fragebogenitems	Quantitative Ergebnisse CH (n = 156)	Aussagen Bildungsexperte CH 1 (n = 1)	Reflexion
Theoretisches Wissen Schule			
Wissen Schule 1 *„Das vermittelte theoretische Wissen zu Kommunikation hilft mir im Berufsalltag"*	Immer 9.6% Überwiegend 56.4% Teilweise 25.0% Selten 7.1% Nie 1.9%	• Theoretische Wissen wichtig, um Schwierigkeiten in der Praxis analysieren zu können • dieses Wissen sollte auch geübt und geprüft werden, sollte einen "Wert" haben • mit verschiedenen Denkfiguren auseinandersetzen • üben auf Basis von Theorie z.B. Organisationstheorie	→ Theoretische Basis wichtig (Grundlagen Organisationstheorie) → Kommunikationsmodelle kennen → Wissen anwenden üben → Wissen Theorie in Prüfungen abfragen → Situativ praxisrelevantes Hintergrundwissen z.B. zu Konfliktmanagement einbauen → Aha-Erlebnisse fördern → Sensibel sein für Schülerbedürfnisse
Wissen Schule 2 *„Das vermittelte theoretische Wissen zu Teamarbeit hilft mir im Berufsalltag"*	Immer 8.3% Überwiegend 39.1% Teilweise 38.5% Selten 13.5% Nie 0.6%		
Wissen Schule 3 *„Das vermittelte theoretische Wissen zu sozialen Rollen hilft mir im Berufsalltag"*	Immer 8.3% Überwiegend 47.4% Teilweise 32.7% Selten 10.3% Nie 0.6%		
Wissen Schule 4 *„Im Unterricht hatte ich regelrechte "Aha-Erlebnisse", beispielsweise konnte ich Teamschwierigkeiten aus der Berufspraxis besser verstehen"*	Immer 7.7% Überwiegend 37.8% Teilweise 29.5% Selten 20.5% Nie 3.8%		
Wissen Schule 5 *„Wir erwarben in der Schule sinnvolles Hintergrundwissen um in schwierigen Teamsituationen zurecht zu kommen"*	Immer 4.5% Überwiegend 28.2% Teilweise 41.7% Selten 19.2% Nie 5.8%		
Selbstbestimmung Schule			
SB Schule 1 *„Eigeninitiative wurde begrüsst und ausdrücklich gefördert"*	Immer 13.5% Überwiegend 56.4% Teilweise 23.1% Selten 4.5% Nie 1.9%	• Lernender muss lernen wollen • Wie kann ich ihn dabei unterstützen? ist Aufgabe der Lehrperson	→ Intrinsische Motivation von KLP/ LP bei Lernenden erkennen und fördern → Lernende führen und anleiten → Lernende im Auge behalten und individuell adressieren → Lernende zu dem Punkt bringen, an dem sie erkennen, ich will etwas lernen
SB Schule 2 *„Ich wurde ermutigt, Verantwortung zu übernehmen"*	Immer 10.9% Überwiegend 50.6% Teilweise 28.2% Selten 7.7% Nie 1.9%		
SB Schule 3 *„Im Unterricht waren eigenständige Ideen und Vorschläge willkommen"*	Immer 19.9% Überwiegend 44.9% Teilweise 23.1% Selten 9.0% Nie 1.9%		
SB Schule 4 *„Es wurde anerkannt, wenn wir in der Klasse versuchten, Probleme selbst zu lösen"*	Immer 12.2% Überwiegend 46.2% Teilweise 28.8% Selten 6.4% Nie 3.2%		

Integrationsschritt 1 - Analyseebene: Schweiz

Fragebogenitems	Quantitative Ergebnisse CH (n = 156)	Aussagen Bildungsexperte CH 1 (n = 1)	Reflexion	
SB Schule 5 *„Es gab in der Schule Freiräume, so dass wir Arbeitsaufträge individuell ausgestalten konnten"*	Immer 22.4% Überwiegend 42.9% Teilweise 21.8% Selten 10.9% Nie 0.6%			

Spass und Emotion Schule

SP Schule 1 *„Es wurde viel dafür getan, dass wir gerne zur Schule kamen"*	Immer 1.9% Überwiegend 19.9% Teilweise 45.2% Selten 21.2% Nie 7.1%	• freudvoller Unterricht • Klassenevents • Spass kann man nicht verordnen • schwierig bei der Personalauswahl • positive Lehrerhaltung erwünscht • Experimente machen	➔ Positive Lehrerhaltung: Personalauswahl- und Entwicklung elementar ➔ Lernende müssen merken, dass man sich für sie interessiert ➔ Freudvolle Schulkultur hohe Bedeutung ➔ Mut für Experimente, Events, Musik ➔ Man lernt einfacher, wenn es lustig ist, richtige Dosis ➔ Es dürfte lustiger sein, Lernende sollen merken, das LP sich Gedanken gemacht hat	
SP Schule 2 *„Spass gehörte in unserer Schule dazu"*	Immer 9.0% Überwiegend 28.8% Teilweise 42.3% Selten 14.7% Nie 5.1%			
SP Schule 3 *„In der Schule gab es für mich Gelegenheiten, stolz auf eigene Lernergebnisse zu sein"*	Immer 10.3% Überwiegend 46.8% Teilweise 35.3% Selten 5.8% Nie 1.9%			
SP Schule 4 *„In der Schule konnte ich auf freundliche und gut gelaunte Lehrerinnen treffen"*	Immer 11.5% Überwiegend 56.4% Teilweise 23.7% Selten 4.5% Nie 3.2%			
SP Schule 5 *„Wir wurden von den Lehrerinnen so behandelt, dass wir gerne unsere Leistung erbracht haben"*	Immer 9.0% Überwiegend 51.3% Teilweise 28.8% Selten 6.4% Nie 3.8%			

Beziehungen, Gruppenprozesse Schule

GR Schule 1 *„Wir bekamen Gelegenheiten, in Gruppen an Arbeitsaufträgen zu arbeiten"*	Immer 26.9% Überwiegend 51.9% Teilweise 19.9% Selten 1.3% Nie 0.0%	• Lernende dazu anhalten, miteinander etwas zu erarbeiten • Üben/ Anwenden des theoretischen Wissens zu Teamarbeit in Klasse/ Gruppen • reflektierter Einsatz methodischer Vielfalt	➔ Reflektierter Einsatz methodische Vielfalt ➔ Gruppengrösse variieren ➔ LP als Gruppencoach ➔ Themenbezogene Lerngruppen zur Prüfungsvorbereitung ➔ Kleinere oder Grösseres gemeinsame Projekte fördern	
GR Schule 2 *„Wir bereiteten uns in Lerngruppen auf Prüfungen vor"*	Immer 10.3% Überwiegend 15.4% Teilweise 38.5% Selten 25.0% Nie 10.9%			
GR Schule 3 *„In der Schule arbeiteten wir in der Klassengemeinschaft an einem grösseren Projekt (z.B. Organisation eines Abschlussfestes oder Klassenausfluges)"*	Immer 1.9% Überwiegend 14.1% Teilweise 27.6% Selten 33.3% Nie 19.9%			

Integrationsschritt 1 - Analyseebene: Schweiz

Fragebogenitems	Quantitative Ergebnisse CH (n = 156)	Aussagen Bildungsexperte CH 1 (n = 1)	Reflexion
GR Schule 4 *„Bei Gruppenarbeiten legten unsere Lehrerinnen Wert darauf, dass wir wertschätzend miteinander umgingen"*	Immer 20.5% Überwiegend 48.7% Teilweise 21.2% Selten 5.1% Nie 3.2%		
GR Schule 5 *„Bei Gruppenarbeiten in der Schule erlebten wir angenehme "Wir-Gefühle"*	Immer 7.7% Überwiegend 42.9% Teilweise 34.4% Selten 10.9% Nie 2.6%		

Reflexionsprozesse Schule

Reflexion Schule 1 *„Wir besprachen Schwierigkeiten mit unserer Rolle im Pflegeteam im Rahmen von Klassengesprächen"*	Immer 3.8% Überwiegend 21.8% Teilweise 39.1% Selten 23.1% Nie 12.1%	• Rollenspiel, verknüpft mit Theoriewissen die Praxiserfahrungen analysieren lernen • Über sich selber etwas lernen, selbstreflexive Fähigkeiten	→ Theoriebasierte Praxisreflexionsphasen (Fallbeispiele sammeln u. auswerten, strukturierte Rollenspiel) → Mit verschiedenen Modellen arbeiten → Teamprozesse anschauen, geschützten Rahmen Schule für konstruktive Austausch untereinander nutzen → LP: zwischenmenschliche Schwierigkeiten ansprechen und einordnen helfen
Reflexion Schule 2 *„In der Klasse gaben wir uns untereinander wertvolle Tipps, um uns noch besser in die Pflegeteams integrieren zu können"*	Immer 2.6% Überwiegend 19.2% Teilweise 34.0% Selten 33.3% Nie 10.9%		
Reflexion Schule 3 *„Unsere Lehrerinnen förderten unsere Teamfähigkeit z.B. durch die Bearbeitung von Fallbeispielen, die der Berufspraxis sehr ähnlich waren"*	Immer 7.1% Überwiegend 35.3% Teilweise 42.3% Selten 11.5% Nie 3.8%		
Reflexion Schule 4 *„Durch den Austausch im Klassenverband bekam ich eine andere Sichtweise auf das Pflegeteam"*	Immer 5.8% Überwiegend 21.8% Teilweise 39.1% Selten 23.1% Nie 10.3%		
Reflexion Schule 5 *„Nach Rücksprache mit Lehrerinnen konnte ich zwischenmenschliche Schwierigkeiten im Pflegeteam besser einordnen"*	Immer 5.1% Überwiegend 15.4% Teilweise 38.5% Selten 28.8% Nie 12.2%		

Kommunikation Praxis

KO Praxis 1 *„Ich konnte meine Ausbildungsverantwortliche (Berufsbildnerin, Mentorin, Praxisanleiterin od. ähnl.) jederzeit ansprechen"*	Immer 56.4% Überwiegend 25.0% Teilweise 14.1% Selten 3.2% Nie 0.6%	• Animieren zum Sprechen • auch „stille" Lernende bringen gute Leistungen am Pat	→ Coaching der Lernenden → Motivieren zum Sprechen → Motivieren, sich etwas zu trauen → Individuelle Förderung notwendig, Bedarf erkennen
KO Praxis 2 *„Meine Arbeitskolleginnen im Pflegeteam*	Immer 26.9% Überwiegend 46.8% Teilweise 19.2%		

Integrationsschritt 1 - Analyseebene: Schweiz

Fragebogenitems	Quantitative Ergebnisse CH (n = 156)	Aussagen Bildungsexperte CH 1 (n = 1)	Reflexion
hatten "ein offenes Ohr" für mich"	Selten 5.1% Nie 1.3%		→ Lernende zum interprof. Dialog ermutigen
KO Praxis 3 *„Die Kommunikation auf der Station war partnerschaftlich"*	Immer 28.2.8% Überwiegend 44.9% Teilweise 21.8% Selten 4.5% Nie 0.6%		
KO Praxis 4 *„Es gab Gelegenheiten, spontan miteinander ins Gespräch zu kommen"*	Immer 37.8% Überwiegend 38.5% Teilweise 21.2% Selten 1.3% Nie 0.6%		
KO Praxis 5 *„Es gab für mich Gelegenheiten, auch mit anderen Berufsgruppen wie ÄrztInnen oder TherapeutInnen ins Gespräch zu kommen"*	Immer 22.4% Überwiegend 35.9% Teilweise 20.5% Selten 17.3% Nie 3.2%		

Kooperation Praxis

KP Praxis 1 *„Wenn es Schwierigkeiten gab, bei der Arbeit etwas zu organisieren, wurden diese Probleme rasch gelöst"*	Immer 14.7% Überwiegend 54.5% Teilweise 25.0% Selten 3.8% Nie 0.6%	• Lernen, wie gute Organisation funktioniert • Teamsitzungen erleben, Protokoll schreiben	→ Vorbildwirkung: Unternehmenskultur und Teamkultur ist wichtig, Teamorganisation → Lernen an guter Teamorganisation → Lernen an guter interprofessioneller Zusammenarbeit → Auch Schwierigkeiten erkennen können → Auch lernen an schlechten Beispielen
KP Praxis 2 *„Ich fühlte mich als Mitglied des Pflegeteams integriert"*	Immer 44.9% Überwiegend 34.0% Teilweise 15.4% Selten 3.8% Nie 1.9%		
KP Praxis 3 *„Die Zusammenarbeit mit den Ärztinnen funktionierte reibungslos"*	Immer 13.5% Überwiegend 43.6% Teilweise 34.0% Selten 1.9% Nie 0.6%		
KP Praxis 4 *„Im Pflegeteam wurde offen über Störungen bei der Zusammenarbeit gesprochen, und nach Lösungen gesucht"*	Immer 13.5% Überwiegend 42.3% Teilweise 26.3% Selten 12.2% Nie 2.6%		
KP Praxis 5 *„Jede im Pflegeteam arbeitete mit den anderen produktiv zusammen"*	Immer 19.9% Überwiegend 43.6% Teilweise 30.1% Selten 5.1% Nie 0.6%		

Klarheit von Aufgaben Praxis

KL Praxis 1 *„Bei der täglichen Stationsarbeit war allen bekannt, was wann wie und mit wem getan werden muss"*	Immer 32.1% Überwiegend 50.6% Teilweise 13.5% Selten 3.8% Nie 0.0%	• Organisieren lernen • Vorbildfunktion • Schnittstellen klären	→ Organisationskultur Praxis entscheidend → Informationsmanagement → Klare Zuständigkeiten

Fragebogenitems	Quantitative Ergebnisse CH (n = 156)	Aussagen Bildungsexperte CH 1 (n = 1)	Reflexion

Integrationsschritt 1 - Analyseebene: Schweiz

KL Praxis 2 „Es war klar, wer im Pflegeteam welche Entscheidungen treffen darf"	Immer 32.7% Überwiegend 46.8% Teilweise 17.9% Selten 1.9% Nie 0.6%		
KL Praxis 3 „Ich wusste täglich, welches Arbeitspensum jeweils zu leisten war"	Immer 40.4% Überwiegend 42.9% Teilweise 10.9% Selten 3.8% Nie 0.0%		
KL Praxis 4 „Alle notwendigen Informationen waren jederzeit ohne grosse Umstände verfügbar"	Immer 24.4% Überwiegend 51.9% Teilweise 19.2% Selten 3.2% Nie 1.3%		
KL Praxis 5 „Die Lernziele meiner praktischen Einsätze wurden berücksichtigt"	Immer 30.8% Überwiegend 41.0% Teilweise 19.9% Selten 6.4% Nie 0.6%		

Selbstbestimmung Praxis

SB Praxis 1 „Eigeninitiative wurde begrüsst und ausdrücklich gefördert"	Immer 38.5% Überwiegend 41.0% Teilweise 17.3% Selten 3.2% Nie 0.0%	• Auf Lernende achten • Selbstbestimmung fördern	➜ Förderung von Eigeninitiative und Verantwortung ➜ Strukturierte Freiräume für individuelle Tätigkeiten geben
SB Praxis 2 „Ich wurde ermutigt, Verantwortung zu übernehmen"	Immer 41.0% Überwiegend 44.9% Teilweise 10.3% Selten 3.2% Nie 0.6%		
SB Praxis 3 „Eigenständige Ideen und Vorschläge waren willkommen"	Immer 32.1% Überwiegend 39.1% Teilweise 23.1% Selten 5.8% Nie 0.0%		
SB Praxis 4 „Es wurde anerkannt, wenn man versuchte, Probleme selbst zu lösen"	Immer 25.0% Überwiegend 44.9% Teilweise 21.2% Selten 6.4% Nie 0.6%		
SB Praxis 5 „Es gab Freiräume, so dass ich Tätigkeiten individuell ausgestalten konnte"	Immer 20.5% Überwiegend 36.5% Teilweise 30.8% Selten 9.0% Nie 1.9%		

Spass und Emotion Praxis

| SP Praxis 1 „Es wurde viel dafür getan, dass ich gerne zur Arbeit kam" | Immer 19.2% Überwiegend 39.7% Teilweise 28.8% Selten 9.0% Nie 2.6% | • Man kann von guten und schlechten Erfahrungen lernen (Reflexionsfähigkeit) | ➜ Positive und negative Emotionen können prägen ➜ Förderung der Reflexionsfähigkeit |

Integrationsschritt 1 - Analyseebene: Schweiz

Fragebogenitems	Quantitative Ergebnisse CH (n = 156)	Aussagen Bildungsexperte CH 1 (n = 1)	Reflexion
SP Praxis 2 *„Spass bei der Arbeit gehörte in den Pflegeteams dazu"*	Immer 30.8% Überwiegend 41.7% Teilweise 21.2% Selten 5.1% Nie 0.6%		
SP Praxis 3 *„Es gab für mich Gelegenheiten, stolz auf eigene Arbeitsergebnisse zu sein"*	Immer 28.2% Überwiegend 50.0% Teilweise 17.3% Selten 3.8% Nie 0.6%		
SP Praxis 4 *„Bei der Arbeit konnte ich häufig freundliche und gut gelaunte Mitarbeiterinnen im Pflegeteam treffen"*	Immer 16.7% Überwiegend 47.4% Teilweise 30.1% Selten 5.1% Nie 0.6%		
SP Praxis 5 *„In der Zusammenarbeit mit Ärztinnen fühlte ich mich wertgeschätzt"*	Immer 13.5% Überwiegend 34.6% Teilweise 35.3% Selten 4.5% Nie 2.6%		

Beziehung und Team Praxis

Bez Praxis 1 *„Das Klima zwischen Pflegeschülerinnen und dem Pflegeteam war angenehm"*	Immer 28.2% Überwiegend 50.0% Teilweise 18.6% Selten 1.9% Nie 1.3%	• Team als Peergroup • Als Teil eines Ganzen verstehen lernen	➔ Ideale Lernkultur junger Erwachsener: Team kann als Peergroup wirken ➔ Lernender fühlt sich als Teil eines Ganzen
Bez Praxis 2 *„Ich fühlte mich vom Pflegeteam anerkannt"*	Immer 37.2% Überwiegend 42.3% Teilweise 14.7% Selten 3.8% Nie 1.9%		
Bez Praxis 3 *„Ich konnte an Teamanlässen (z.B.. Weihnachtsfeiern) teilnehmen"*	Immer 57.7% Überwiegend 23.1% Teilweise 9.6% Selten 2.6% Nie 2.6%		
Bez Praxis 4 *„Ich war bei Teambesprechungen (Übergaben od. ähnl.) willkommen"*	Immer 45.5% Überwiegend 31.4% Teilweise 15.4% Selten 5.1% Nie 1.9%		
Bez Praxis 5 *„Das Pflegepersonal interessierte sich für meinen schulischen Leistungsstand"*	Immer 20.5% Überwiegend 31.4% Teilweise 32.7% Selten 12.2% Nie 3.2%		

Reflexionsprozesse Praxis

Reflexion Praxis 1 *„Wir überlegten im Pflegeteam, ob unsere täglichen Aufgaben gerecht verteilt waren"*	Immer 13.5% Überwiegend 41.7% Teilweise 30.8% Selten 9.6% Nie 3.8%	• Reflexion zur Schnittstellenklärung notwendig	➔ Reflexion fördert Organisationsentwicklung ➔ Schlechte Erfahrungen aufarbeiten

Integrationsschritt 1 - Analyseebene: Schweiz

Fragebogenitems	Quantitative Ergebnisse CH (n = 156)	Aussagen Bildungsexperte CH 1 (n = 1)	Reflexion
Reflexion Praxis 2 *„Im Pflegeteam dachten wir darüber nach, ob sich alle Teammitglieder wohl fühlen"*	Immer 9.6% Überwiegend 39.1% Teilweise 31.4% Selten 12.8% Nie 5.1%		➔ Instrumente (z.B. CIRS) als Werkzeug zur Reflexion ➔ Beurteiler benötigt Selbstreflexionsfähigkeit
Reflexion Praxis 3 *„Wir besprachen im Pflegeteam, ob wir einander helfen können"*	Immer 42.3% Überwiegend 39.7% Teilweise 12.8% Selten 2.6% Nie 1.9%		➔ Reflexion wichtig für Teamkultur
Reflexion Praxis 4 *„Im Pflegeteam überlegten wir gemeinsam, ob jeder im Rahmen seiner Möglichkeiten eingesetzt ist"*	Immer 19.9% Überwiegend 45.5% Teilweise 25.0% Selten 5.8% Nie 2.6%		
Reflexion Praxis 5 *„Ich bekam motivierende Rückmeldungen vom Pflegeteam, die mir halfen, meine Kompetenzen weiter zu entwickeln"*	Immer 28.8% Überwiegend 42.3% Teilweise 20.5% Selten 7.7% Nie 0.6%		

4.4.2 Integrationsschritt 2

Für den Triangulationsschritt 2 (Tabelle 28) wird die Analyseebene „Schweiz" gewählt (vgl. Abbildung 37).

Tabelle 28:   Integrationsschritt 2, eigene Darstellung

Integrationsschritt 2 - Analyseebene: Schweiz

Fragebogenitems	Verdichtete Quantitative Ergebnisse CH (n = 156)	Verdichtete Aussagen Bildungsexperten CH 1 und 2 (n = 2)	Reflexion und Verdichtung
Kommunikationsqualität Schule			
KO Schule 1 - 5	Immer 32.7% Überwiegend 37.8% Teilweise 16.0% Selten 6.9% Nie 1.7%	• KLP zentraler Richtungsgeber • Kommunikative Vorbildfunktion aller LP • PBL zwingt zu engmaschiger Kommunikation • Feedback wesentlich im Tutorat • zu Beginn der Ausbildung konsequent eingefordert und trainiert	➔ Schulkultur entscheidend ➔ KLP als Führungsperson und kommunikationsstarker Teamleader ➔ PBL als durchdringende Methode ➔ Zirkulärer Erwerb von Teamkompetenz ➔ Zentrale Rolle des Tutors als Leader und Trainer

Integrationsschritt 2 - Analyseebene: Schweiz

Fragebogenitems	Verdichtete Quantitative Ergebnisse CH (n = 156)	Verdichtete Aussagen Bildungsexperten CH 1 und 2 (n = 2)	Reflexion und Verdichtung
Kooperation und Zusammenarbeit Schule			
KP Schule 1 - 5	Immer 8.6% Überwiegend 40.4% Teilweise 34.9% Selten 12.1% Nie 2.6%	• Schwierig an einzelnen Schultagen • Sollte prozesshaft erfolgen • Selbstorganisierte Gruppenlernphasen • Lernende zum Miteinander anhalten • Teamevent konstruieren, z.B: Erlebniswochenende in Waldhütte mit vielen Aufgaben und gemeinsamen Herausforderungen	→ Möglichst modulartig und prozesshaft, Herausforderung einzelne Schultage → PBL fördert Gruppenlernphasen → Teambuilding-Event bewusst integrieren → Kooperation sollte von LPs vorgelebt werden → Coachingfunktion LPs bei Gruppenarbeiten
Theoretisches Wissen Schule			
Wissen Schule 1-5	Immer 7.7% Überwiegend 41.8% Teilweise 33.3% Selten 14.1% Nie 2.6%	• Theoretische Wissen wichtig, um Schwierigkeiten in der Praxis analysieren zu können • dieses Wissen sollte auch geprüft werden, sollte einen "Wert" haben Grundlagen der Kommunikation zu Beginn Ausbildung • Feedback Training • metakognitive Reflexion • vor Ausbildungsabschluss Führungsinhalte	→ Theoretische Basis wichtig (Grundlagen, Feedback-training, metakognitive Reflexion, Führung) → kontinuierlicher Kompetenzaufbau → wiederkehrende Prüfungsrelevanz → Theorie in Handlungskompetenz wandeln → Aha-Erlebnisse
Selbstbestimmung Schule			
SB Schule 1 - 5	Immer 15.8% Überwiegend 48.2% Teilweise 25.0% Selten 7.7% Nie 1.9%	• „Selber Lernen wollen" stetig fördern • Wichtig: Aufgabe der Lehrperson (Coaching) • Selbstorganisierte Arbeitsphasen beim PBL	→ Intrinsische Motivation individuell erkennen und fördern (KLP) → Methodik PBL bietet sich an
Spass und Emotion Schule			
SP Schule 1 - 5	Immer 8.3% Überwiegend 40.6% Teilweise 35.1% Selten 10.5% Nie 4.2%	• schwierig an einzelnen Schultagen • freudvoller Unterricht • Klassenevents • Spass kann man nicht verordnen • schwierig bei der Personalauswahl • positive Lehrerhaltung erwünscht • nicht so gut steuerbar bei PBL • Präsentation oft freudvoll • kommt etwas kurz	→ Positive Lehrerhaltung: Personalauswahl- und Entwicklung elementar → Freudvolle Schulkultur mit gutem Mass an Spass → Mut für Experimente, Events, Musik → KLP/ Tutor auch für emotionale Lernatmosphäre zuständig

Integrationsschritt 2 - Analyseebene: Schweiz

Fragebogenitems	Verdichtete Quantitative Ergebnisse CH (n = 156)	Verdichtete Aussagen Bildungsexperten CH 1 und 2 (n = 2)	Reflexion und Verdichtung
Beziehung und Gruppenerlebnisse Schule			
GR Schule 1-5	Immer 13.5% Überwiegend 34.6% Teilweise 28.2% Selten 15.1% Nie 7.2%	• Lernende dazu anhalten, miteinander etwas zu erarbeiten • Üben/ Anwenden in Gruppen des theoretischen Wissens zu Teamarbeit • reflektierter Einsatz methodischer Vielfalt • Das soziale Lernen ist ein wesentlicher Bestandteil des PBL • fest verankert im Curriculum • kleine Gruppengrösse verhindert das "Verstecken" von Einzelnen • immer wieder muss man sich absprechen • Selbstorganisation der Gruppen wird trainiert	➜ Reflektierter Einsatz methodischer Vielfalt unter Rückbezug auf Teamtheorien ➜ PBL-Einsatz ➜ Gruppengrösse variieren ➜ Kleine od. grössere Projekte fördern
Angeleitete Reflexionsprozesse Schule			
Reflexion Schule 1 - 5	Immer 4.9% Überwiegend 22.7% Teilweise 38.6% Selten 24.0% Nie 9.9%	• Rollenspiel, verknüpft mit Theoriewissen die Praxiserfahrungen analysieren lernen • LP: zwischenmenschliche Schwierigkeiten einordnen helfen • Verschiedene Modelle • Lern- und Ausbildungsberatung • Wiederkehrende Selbst- und Gruppenreflexion	➜ Theoriebasierte Praxisreflexionsphasen (Rollenspiel) ➜ Verschiedene Modelle ➜ Lern- und Ausbildungsberatung mit Fragebögen zur Praxissituation ➜ Gemeinsam reflektieren
Kommunikation Praxis			
KO Praxis 1 - 5	Immer 34.4% Überwiegend 38.2% Teilweise 19.2% Selten 6.3% Nie 1.3%	• Animieren zum Sprechen • Art der Kommunikation der PDL • Team als menschliche Vorbilder • Werte Normen, • Einordnen lernen mit richtiger Sprache • Individuell fördern: auch stille Lernende bringen gute Leistungen am Patienten	➜ Coaching der Lernenden ➜ Motivieren zum Sprechen ➜ Kommunikationsqualität des Unternehmens entscheidend ➜ Entwicklung einer Lernkultur im Unternehmen (Führungsaufgabe) ➜ Team hat Vorbildwirkung ➜ Kommunikative Fähigkeiten der Lernenden erkennen und individuell fördern ➜ Lernende zum interprofessionellen Dialog ermutigen

Integrationsschritt 2 - Analyseebene: Schweiz

Fragebogenitems	Verdichtete Quantitative Ergebnisse CH (n = 156)	Verdichtete Aussagen Bildungsexperten CH 1 und 2 (n = 2)	Reflexion und Verdichtung
Kooperation Praxis			
KP Praxis 1-5	Immer 21.3% Überwiegend 43.6% Teilweise 26.2% Selten 5.4% Nie 1.3%	• Lehren und Lernen, wie gute Organisation funktioniert • Teamsitzungen erleben, Protokoll schreiben, • Lernende in Systeme und Rollen einbinden • Wahrnehmbare Führungspersonen • Vorbildfunktion ausleben • Haltungen, Werte, humanes Verhalten zeigen • Intraprofessionelle Zusammenarbeit vorleben	➔ Vorbildwirkung Unternehmenskultur-Teamkultur ➔ Lernen an guter Teamorganisation ➔ Kein Silodenken/ Lernen an guter interprofessioneller Zusammenarbeit ➔ Schwierigkeiten, Fehlern und schlechten Beispielen lernen lassen (Fehlerkultur)
Klarheit von Aufgaben Praxis			
KL Praxis 1 - 5	Immer 32.1% Überwiegend 46.7% Teilweise 16.3% Selten 3.8% Nie 0.5%	• Organisieren lernen • Vorbildfunktion • Schnittstellen klären • gelebtes Leitbild	➔ Organisationskultur ➔ gelebtes Leitbild ➔ Praxis entscheidend ➔ Transparentes Informationsmanagement ➔ Klare Zuständigkeiten, klare Rollenprofile, Schnittstellenklärung
Selbstbestimmung Praxis			
SB Praxis 1 - 5	Immer 31.4% Überwiegend 41.3% Teilweise 20.5% Selten 5.5% Nie 0.6%	• Auf Lernende achten • Selbstbestimmung fördern •	➔ Förderung Eigeninitiative ➔ Verantwortung übertragen ➔ Strukturierte Freiräume für individuelle Tätigkeiten geben ➔ Verantwortung spürbar machen
Spass und Emotion Praxis			
SP Praxis 1-5	Immer 21.7% Überwiegend 42.7% Teilweise 26.5% Selten 5.5% Nie 1.4%	• Man kann von guten und schlechten Erfahrungen lernen (Reflexionsfähigkeit) • Alles ist emotional belegt, dies ist lernförderlich	➔ Emotionsreiches Lernumfeld nutzen und darauf reagieren ➔ Lernförderliche Umgebung gestalten ➔ Positive und negative Emotionen können prägen ➔ Förderung Reflexionsfähigkeit notwendig

Integrationsschritt 2 - Analyseebene: Schweiz			
Fragebogenitems	**Verdichtete Quantitative Ergebnisse CH (n = 156)**	**Verdichtete Aussagen Bildungsexperten CH 1 und 2 (n = 2)**	**Reflexion und Verdichtung**
Beziehung und Team Praxis			
Bez Praxis 1 - 5	Immer 37.8% Überwiegend 35.6% Teilweise 18.2% Selten 5.1% Nie 2.2%	• Team als Peergroup • Beziehungsbasis ist relevant • Mitarbeiter bieten Voraussetzungen, dass es zu einer Performanz kommen kann • Gelebtes Pflegeleitbild • klare Teamstruktur spürbar machen • Interprofessionell zusammenarbeiten • Strukturelle Gegebenheiten auf Teamebene ausgleichen	➜ Ideale Lernkultur junger Erwachsener: Team als Peergroup wirken lassen ➜ Beziehungsbasis als Performanz Faktor ➜ Lernende als Teil eines Ganzen fühlen lassen ➜ Verschiedene organisatorische Gegebenheiten antizipieren
Soziale Reflexionsprozesse Praxis			
Reflexion Praxis 1 - 5	Immer 22.8% Überwiegend 41.7% Teilweise 24.1% Selten 7.7% Nie 2.8%	• Gemeinsame Reflexion zur Schnittstellenklärung • Was verstehen wir unter einem Team? • Rollen reflektieren	➜ Reflexion fördert Organisationsentwicklung ➜ Schlechte Erfahrungen aufarbeiten ➜ Instrumente wie z.B. CIRS als Werkzeuge für Reflexion nutzen ➜ Reflexionskompetenz der Schüleranleiter trainieren ➜ Reflexion wichtig für Teamkultur

4.4.3   Integrationsschritt 3

Für den Triangulationsschritt 3 (Tabelle 29) wird die Ebene „DACH" gewählt (vgl. Abbildung 37).

Tabelle 29:   Integrationsschritt 3, eigene Darstellung

Integrationsschritt 3 - Analyseebene: DACH

Fragebogenitems	Quantitative Ergebnisse DACH (n = 301)	Verdichtete Aussagen Bildungsexperten CH1, CH2, D1, D2, A1, A2 (n = 6)	Reflexion und Verdichtung	Überleitung: Führt zu hohen/ zustimmenden Werten	Überleitung: Führt zu niedrigen/ ablehnenden Werten
Kommunikationsqualität Schule					
KO Schule 1 - 5	Immer 35.1% Überwiegend 34.0% Teilweise 17.2% Selten 7.8% Nie 1.6%	• KLP zentraler Richtungsgeber und Vorbildfunktion • Vorbildfunktion aller LP • PBL zwingt zu engmaschiger Kommunikation • Feedback wesentlich im Tutorat • Sprach-kompetenz zu Beginn der Ausbildung konsequent eingefordert, gefördert und trainiert • Kommunikative Fähigkeiten "wirken" lassen "Roter Faden" • Lernende müssen erst einmal die Möglichkeit haben, sich adäquat in deutscher Sprache einbringen zu können • zunehmend Nichtdeutschsprachige Auszubildende hoher Unsicherheits-faktor • Präsentations-übungen oft "reden lassen" • Enger Austausch • Gutes Nähe- Distanz- Gefühl aufbauen • Wertschätzung • offene Kommunikation • es wird gegrüsst	↗ Schulkultur ist entscheidend (Leitbild, Führungsstil klar und wertschätzend, Vorbildfunktionen verankert), ↗ KLP sollte als Führungsperson und kommunikationsstarker TeamLeader wirken ↗ PBL ist gut als durchdringende didaktische Methode ↗ Zirkulärer Erwert von Team-kompetenz ist wichtig ↗ Zentrale Rolle des Tutors als Leader und Trainer ist wichtig ↗ Die oft schwache Ausgangslage der Sprachkompetenzen fordert Anpassung der Lerninhalte insbesondere im 1. LJ ↗ Aktivierende Kommunikationstrainings mit Fachinhalt im 1. LJ sind hilfreich	↗ Spürbare Schulkultur (klare, wertschätzende Führung, Kommunikation der LPs untereinander, Vernetzung ABU und mit anderen Ausbildungsgängen) ↗ Zentrale Gesundheitsbildungszentren (Standortattraktivität fördert kommunikativen Austausch, inter-professionelles Miteinander und Voneinander lernen) ↗ Spürbare Orientierung am LP mit integrierte kompetenzentwickelnder Methodik (PBL, FaGe-Curriculum) ↗ Erkennbarer Fokus auf Förderung Sprachkompetenz ↗ Zentrale Rolle KLP bzw. Tutor	↗ Schwache Schulkultur (hierarchische Führung, fehlende gemeinsame Werte, mangelhafte Kommunikation unter LP, Silo-denken) ↗ Kein didaktisches Modell in Schullehrplan ↗ Kleine Einzelschule- keine Möglich-keiten inter-professionellen Austauschs vorhanden, oder nicht konsequent umgesetzt ↗ Keine strukturierte Förderung der Sprachkompetenz insbesondere bei fremdsprachigen Lernenden oder Lernenden mit schwachen Kommunikations-fähigkeiten ↗ Schwache Führungs-kompetenz von KLP oder Tutoren, oder unklare Rollen von KLP od. Tutor

Integrationsschritt 3 - Analyseebene: DACH

Fragebogenitems	Quantitative Ergebnisse DACH (n = 301)	Verdichtete Aussagen Bildungsexperten CH1, CH2, D1, D2, A1, A2 (n = 6)	Reflexion und Verdichtung	Überleitung: Führt zu hohen/ zustimmenden Werten	Überleitung: Führt zu niedrigen/ ablehnenden Werten
Kooperation und Zusammenarbeit Schule					
KP Schule 1 - 5	Immer 11.3% Überwiegend 37.1% Teilweise 34.4% Selten 12.8% Nie 3.0%	• Kontinuität schwierig an einzelnen Schultagen • Unterricht sollte prozesshaft erfolgen • Selbst-organisierte Gruppenlern-phasen • Lernende zum Miteinander anhalten • Teamevent konstruieren, z.B: Erlebnis-wochenende • Kooperation sollte aktiv ausgebildet werden • Heterogenität der Schülerinnen und Gruppen erkennen • Gruppen-coaching • Rollen-verständnis praktisch üben • Lernort Schule muss "stimmen" • Eigenverant-wortliche Planung Abschlussreise oder Abschlussball • Begegnung zwischen Lehrern und Schülern wichtig- Lehrer-anwesenheit • Lehrerteam hat Vorbild-wirkung • Ämter und Aufgaben (z.B. Klassenkasse etc.) • Aufforderung miteinander Teamkultur zu entwickeln und zu leben • gegenseitige Verantwortung	↑ Möglichst modulartig und prozesshaft, Herausforde-rung einzelne Schultage ↑ PBL fördert Gruppenlern-phasen ↑ Teambuilding-Event bewusst integrieren ↑ Kooperation sollte von LPs vorgelebt werden ↑ Coaching-funktion LPs bei Gruppen-arbeiten ↑ Erlebnis-wochenende integrieren- Teamkultur gemeinsam entwickeln, gegenseitige Verant-wortung ↑ Vielfältige Ämter zum Trainieren von Kooperations-fähigkeiten	↗ Fächervernetzung ↗ Modulartige und prozessorientierte Lernmodelle mit hoher Kontinuität ↗ Durchführung von Teamevents ↗ Bindung an Einrichtung durch Begegnung und Miteinander ↗ Verteilen von vielfältigen Aufgaben und „Ämtern"	↘ Einzelne losgelöste Schultage ↘ Wenig Gruppenlern-phasen ↘ Keine Zeit für Teamevents, zur Entwicklung von Teamkultur ↘ Zu grosse Klassen, oder gar keine klare Einteilung in Gruppen ↘ Keine Ämter für Lernende ↘ Anonyme Bildungsform

Integrationsschritt 3 - Analyseebene: DACH

Fragebogenitems	Quantitative Ergebnisse DACH (n = 301)	Verdichtete Aussagen Bildungsexperten CH1, CH2, D1, D2, A1, A2 (n = 6)	Reflexion und Verdichtung	Überleitung: Führt zu hohen/ zustimmenden Werten	Überleitung: Führt zu niedrigen/ ablehnenden Werten
Theoretisches Wissen Schule					
Wissen Schule 1 - 5	Immer 9.7% Überwiegend 36.5% Teilweise 33.6% Selten 16.2% Nie 3.3%	• Theoretische Wissensvermittlung mit klarem Praxisbezug ist wichtig, um Schwierigkeiten in der Praxis einordnen zu können • Dieses Wissen sollte auch geprüft werden, sollte einen "Wert" haben • Grundlagen der Kommunikation zu Beginn Ausbildung lehren • Feedback trainieren, für überraschende Erkenntnisse sorgen • Metakognitive Reflexionen durchführen • Vor Ausbildungs-abschluss Führungsinhalte vermitteln	↑ Theoretische Basis wichtig (Grundlagen, Feedbacktraining, metakognitive Reflexion, Führung) ↑ kontinuierlicher Kompetenz-aufbau ↑ wiederkehrende Prüfungsrelevanz ↑ Theorie in Handlungskompetenz wandeln ↑ Aha-Erlebnisse schaffen	↗ Theoretisches Wissen mit Praxisbezug ↗ Geschickte Integration in Lehrplan ↗ Kompetenzaufbau kontinuierlich steigern ↗ Aha Erlebnisse schaffen	↘ Zu wenig Praxisbezug ↘ Kein Bezug zur Berufskunde ↘ keine fortlaufenden und praktischen Übungs-sequenzen, zu theoretisch ↘ Inhalt nicht mit didaktischem Konzept abgestimmt
Selbstbestimmung Schule					
SB Schule 1 - 5	Immer 22.4% Überwiegend 42.0% Teilweise 24.0% Selten 8.4% Nie 1.4%	• "Selber Lernen wollen" stetig fördern • Wichtig: Aufgabe der Lehrperson • Selbstorganisierte Arbeitsphasen beim PBL • Lernenden andere Aufgaben übergeben: können, z.B. zu Tagen der offenen Tür, auf Ausbildungsmessen, als Ausbildungs-botschafter etc., das motiviert und macht sie stolz • Die Lernenden organisieren selbstständig kleine Feste, auch kursübergreifend • Ergebnisse von Gruppenarbeiten werden personifiziert	↑ Intrinsische Motivation individuell erkennen und fördern • Methodik PBL bietet sich an ↑ Aufgaben und Ämter an Lernende verteilen ↑ Selbstständigkeit fordern ↑ Nicht "bemuttern"	↗ Intrinsische Motivation optimal und individuell erkennen und fördern (KLP als Lerncoach) ↗ Methodik PBL nutzen ↗ Selbstständigkeit fordern und fördern ↗ Aufgaben mit hoher Eigenverant-wortung integrieren	↘ KLP ohne Coaching-kompetenz ↘ Häufig wechselnde KLP ↘ Keine gruppen-fordernde Didaktik ↘ Lernende werden missachtet ↘ Lernenden wird nichts oder zu wenig zugetraut ↘ Keine Projekte, Feste, nur Unterricht nach Vorschrift ↘ "Anonyme" Schulkultur ↘ Unflexibilität und starre Strukturen, die Selbstständigkeit hemmen ↘ Lernende werden "bemuttert"

Integrationsschritt 3 - Analyseebene: DACH

Fragebogenitems	Quantitative Ergebnisse DACH (n = 301)	Verdichtete Aussagen Bildungsexperten CH1, CH2, D1, D2, A1, A2 (n = 6)	Reflexion und Verdichtung	Überleitung: Führt zu hohen/ zustimmenden Werten	Überleitung: Führt zu niedrigen/ ablehnenden Werten
		• Aufgaben selbstständig lösen, nicht "bemutतern" • Viele Ämter verteilen (z.B. Chronistinnen, Obstkorb-Verantwortliche Kopierdienst, Terrassendienst etc.) • Kollegiale Führung mit zwei Klassensprechern			
Spass und Emotion Schule					
SP Schule 1 - 5	Immer 16.5% Überwiegend 35.6% Teilweise 34.0% Selten 10.0% Nie 2.9%	• Schwierig an einzelnen Schultagen • Freudvoller Unterricht ist wichtig • Klassenevents • Spass kann man nicht verordnen • Bereits schwierig bei der Personalauswahl • Positive Lehrerhaltung erwünscht • Nicht so gut steuerbar bei PBL, kommt da etwas kurz • Anfängerfeste, Abschiedsritual, Schulfeste • Methoden wie z.B. Ladyoga-Einheit • Ausflüge, Hospitationen, Exkursionen • Positives Schulklima • Anekdoten der eigenen Berufspraxis erzählen • Fallbeispielen "Leben einhauchen" • Spass machen im Unterricht • Fröhliches Gelächter ist absolut positives Zeichen • Spass unterstützen und fördern, im Unterricht einbauen • Auch mal „Ungewöhnliche" Dinge tun	→ Positive Lehrerhaltung: Personalauswahl- und Entwicklung elementar → Freudvolle Schulkultur mit gutem Mass an Spass bieten → Mut für Experimente und Überraschendes → Events (z.B. Feste) ausrichten → KLP/ Tutor ist auch für emotionale Lernatmosphäre zuständig → Lebendige, plastische und lustige Fallbeispiele → Spass unterstützen	↗ Positive Lehrerhaltung ↗ Freudvolle, vertrauensvolle, angstfreie Schulkultur, ↗ Events wie Schulfeste, Exkursionen, Reisen etc. ↗ Lebendige Fallbeispiele ↗ Verkörpern: „Schule macht Spass"	↘ Defizitorientierte Lehrerhaltung bei Jugendlichen und jungen Erwachsenen ↘ Angstvolle, überwachende Schulkultur (Führung!) ↘ Trockene, theorielastige Lerngegenstände ↘ Verkörpern: „Kein Spass erwünscht"

Integrationsschritt 3 - Analyseebene: DACH

Fragebogenitems	Quantitative Ergebnisse DACH (n = 301)	Verdichtete Aussagen Bildungsexperten CH1, CH2, D1, D2, A1, A2 (n = 6)	Reflexion und Verdichtung	Überleitung: Führt zu hohen/ zustimmenden Werten	Überleitung: Führt zu niedrigen/ ablehnenden Werten
Beziehung und Gruppen-erlebnis Schule					
GR Schule 1 - 5	Immer 17.4% Überwiegend 31.2% Teilweise 27.4% Selten 15.5% Nie 6.1%	• Lernende dazu anhalten, miteinander zu arbeiten • Üben/ Anwenden in Gruppen des theoretischen Wissens zu Teamarbeit • Reflektierter Einsatz methodischer Vielfalt • Soziales Lernen durch PBL • Kleine Gruppengrössen simmvoll • Selbstorganisation der Gruppen trainieren • Die Gruppen sind teilweise zu starr • Bei Änderungs-wünschen stösst man bei Schülern manchmal auf Widerstand • Lernen heute individualisierter, früher durch Wohnheim automatisch mehr Gruppendynamik • Auf sehr heterogene Lerndengruppen eingehen • Gruppenergebnisse in der Schule sichtbar machen • Gut für Transfer in Praxis • Diskussionen im Plenum zulassen • Events wie Abschlussreise • Exkursionen organisieren • Grosse Leistung sind immer auch Gruppenleistungen wie beim Fussball	↗ Reflektierter Einsatz methodischer Vielfalt unter Rückbezug auf Teamtheorien ↗ Etablierung PBL im Schullehrplan ↗ Gruppengrösse variieren ↗ Kleine od. grössere Projekte fördern ↗ Zunehmende Individualisierung erfordert grupper-prozess-fördernde Lern-umgebungen ↗ Auswirkungen von Gruppenprozessen erleben lassen	↗ Reflektierter Einsatz methodischer Vielfalt ↗ PBL-Einsatz ↗ Gruppenprozess-fördernde Lernumgebungen ↗ Auswirkungen von Gruppenprozessen erleben lassen ↗ Selbst-organisation trainieren ↗ Events durchführen (lassen)	↘ Unreflektierter Methoden-einsatz ↘ Zu starke Fokussierung und Bewertung von Einzel-leistungen ↘ Auslese „guter Schüler" ↘ Kein Mehrwert bei Gruppenleistungen für den Einzelnen zulassen ↘ Grosse Gruppen-grössen ↘ Starre Gruppen-zuteilungen

Integrationsschritt 3 - Analyseebene: DACH

Fragebogenitems	Quantitative Ergebnisse DACH (n = 301)	Verdichtete Aussagen Bildungsexperten CH1, CH2, D1, D2, A1, A2 (n = 6)	Reflexion und Verdichtung	Überleitung: Führt zu hohen/ zustimmenden Werten	Überleitung: Führt zu niedrigen/ ablehnenden Werten
Angeleitete Reflexionsprozesse Schule					
Reflexion Schule 1 - 5	Immer 7.2% Überwiegend 22.4% Teilweise 36.7% Selten 23.4% Nie 10.2%	• Rollenspiel, verknüpft mit Theoriewissen die Praxiserfahrungen analysieren lernen • LP: zwischen-menschliche Schwierigkeiten einordnen helfen • Verschiedene Reflexionsmethodiken und -modelle nutzen • Lern- und Ausbildungs-beratung anbieten • Wiederkehrende Selbst- und Gruppenreflexion druchführen • Fragebögen zur Reflexion anwenden, anschliessend gemeinsam reflektieren • Organisationstage, um Praxiseinheit zu reflektieren • Willkommens-frühstück nach Praxiseinsatz, um gemeinsam zu reflektieren • Reflexions-stunden, damit keine Explosionen entstehen • Ausbaufähig • Fragen: „Wie laufts im Praktikum?"	↑ Theoriebasierte Praxisreflektionsphasen druchführen (z.B. Rollenspiel) ↑ Verschiedene Reflexionsmodelle nutzen ↑ Lern- und Ausbildungs-beratung mit Fragebögen zur Praxissituation anwenden ↑ Gemeinsam reflektieren ↑ Methoden wie Willkommens-frühstück, Reflexionsstunden etc. durchführen	↗ Praxisre-flektionsphasen ↗ Lern- und Ausbildungs-beratung integrieren ↗ Gemeinsames wieder-kehrendes reflektieren mit verschiedenen Methoden ↗ LP hilft, zwischen-menschliche Situation aufzuarbeiten ↗ Methoden wie Willkommens-frühstück, Reflexionsstunden etc. durchführen	↗ Praxis-erlebnisse können nicht in geschützter Umgebung analysiert werden ↗ Kein Training der theoretischen Werkzeuge ↗ Praxisschock ↗ Schule verliert „Gefühl für Praxissituation" und fühlt sich nicht für Praxis-erlebnisse verantwortlich ↗ Schule vermittelt nur theoretisches Wissen

Integrationsschritt 3 - Analyseebene: DACH

Fragebogenitems	Quantitative Ergebnisse DACH (n = 301)	Verdichtete Aussagen Bildungsexperten CH1, CH2, D1, D2, A1, A2 (n = 6)	Reflexion und Verdichtung	Überleitung: Führt zu hohen/ zustimmenden Werten	Überleitung: Führt zu niedrigen/ ablehnenden Werten
Kommunikation Praxis					
KO Praxis 1 - 5	Immer 30.4% Überwiegend 37.2% Teilweise 24.4% Selten 6.4% Nie 1.1%	• Animieren zum Sprechen • Art der Kommunikation der PDL • Team als menschliche Vorbilder • Werte Normen vermitteln • Einordnen lernen mit richtiger Sprache • Individuell fördern: auch stille Lernende bringen gute Leistungen am Patienten • Am Vorbild lernen, wie Kommunikation funktioniert • Vorgelebte Kommunikations-kultur im Team • Trainieren der Fachsprache muss gefördert werden • Stationsprojekte fördert Kommunikation • Alle sollten gut informiert sein, auch die Lernenden	↑ Coaching der Lernenden ↑ Motivieren zum Sprechen ↑ Kommuni-kationsqualität des Unter-nehmens entscheidend ↑ Entwicklung einer Lernkultur im Unternehmen (Führungs-aufgabe) ↑ Team hat Vorbildwirkung ↑ Kommunikative Fähigkeiten der Lernenden erkennen und individuell fördern ↑ Lernende zum interprofessionellen Dialog ermutigen ↑ Coaching der Lernenden, ↑ Motivieren zum Sprechen ↑ Fördernde Teamkultur (Lernendes Unternehmen) ↑ Stationsprojekte	↗ Coaching der Lernenden ↗ Motivieren zum Sprechen ↗ Kommunikationskultur im Unternehmen (Führungs-aufgabe, Team hat Vorbild-wirkung) fördern ↗ Fördernde Teamkultur (Lernendes Unternehmen) ↗ Stationsprojekte durchführen	↘ „Stille" Lernende nicht indivi-duell fördern ↘ Schlechte Kommunikation im Team zulassen ↘ Lernende nur als Arbeitskräfte degradieren ↘ Keine Schülerprojekte durch-führen
Kooperation Praxis					
KP Praxis 1 - 5	Immer 18.2% Überwiegend 37.6% Teilweise 32.7% Selten 7.6% Nie 1.4%	• Lehren und Lernen, wie gute Organisation funktioniert • Teamsitzungen erleben, Protokoll schreiben, • Lernende in Systeme und Rollen einbinden • Wahrnehmbare Führungsperso-nen • Vorbildfunktion ausleben • Haltungen, Werte, humanes Verhalten zeigen • Intraprofessionelle Zusam-menarbeit vorleben • Lernen, wie gute Organisa-tion läuft	↑ Vorbildwirkung Unterneh-menskultur-Teamkultur ↑ Lernen an guter Team-orga-nisation ↑ Kein Silodenken-lernen an guter inter-professioneller Zusammen-arbeit ↑ Gute Führung ↑ An Schw.erig-keiten, Feh-lern und schlechten Beis-pie-len lernen lassen (Fehlerkul-tur)	↗ Vorbildwirkung Unterneh-mens-kultur ↗ Inter-professionelles Denken ↗ Gute Teamkultur ↗ Fehlerkultur ↗ Vermitteln: Wir sind ein Team! ↗ Lernende als möglichst voll-wertige Mitglieder in Teamsit-zungen integrieren ↗ Viele Praktika, viele Modelle ↗ Fokusgruppen Praxis	↘ Mangelhafte Teamkultur ↘ Kein Lernfokus im Unterneh-men spürbar ↘ Keine Projekte ↘ Silodenken ↘ Sehr lange Praktika

Integrationsschritt 3 - Analyseebene: DACH

Fragebogenitems	Quantitative Ergebnisse DACH (n = 301)	Verdichtete Aussagen Bildungsexperten CH1, CH2, D1, D2, A1, A2 (n = 6)	Reflexion und Verdichtung	Überleitung: Führt zu hohen/ zustimmenden Werten	Überleitung: Führt zu niedrigen/ ablehnenden Werten
		• Führung: Als PDL sichtbar sein • Wie denkt und lebt das Team (inter oder intraprofessionell?) • Fokusgruppen Praxis (Lernen am Pat in geschütztem Rahmen) • Stationsprojekt: wir sind ein Team! • Zu wenig Ressourcen hindern Kompetenz-entwicklung ist dynamischer Prozess • nicht zu lange Praktika • keine Benachteilung bei Diensteinteilung • interprof Akzeptanz (Visiten)			
Klarheit von Aufgaben Praxis KL Praxis 1 - 5	Immer 27.9% Überwiegend 45.7% Teilweise 20.3% Selten 4.9% Nie 0.7%	• Organisieren lernen • Vorbildfunktion • Schnittstellen klären • Gelebtes Leitbild • Stationsprojekt • Erstes Praktikum starke Prägung (sollte gutes Team sein) • Patient/ Bewohner steht im Vordergrund, nicht Schüler • Toher Druck • Teamarbeit muss aufgebaut werden, braucht Zeit • PDL massgeblich für Teamkultur • Aufgaben klar und transparent vermitteln	↑ Organisations-kultur ↑ Gelebtes Leitbild ↑ Praxis entscheidend ↑ Transparentes Informationsmanagement ↑ Klare Zuständig-keiten, klare Rollenprofile, Schnittstellen-klärung ↑ Führung: Organisations-kultur, gelebtes Leitbild Vorbildwirkung Praxis entscheidend, speziell im ersten Praktikum ↑ Patienten-orientierung	⇗ Coaching der Lernenden ⇗ Gute Organisations-kultur ⇗ „Gute" Stationen vor allem im ersten Lehrjahr wählen ⇗ Aufgaben klar vermitteln ⇗ Patienten-orientierung	⇗ Nicht gelebtes Leitbild ⇗ Schwache Führung ⇗ Schlechte Stations-organisation ⇗ Keine Patienten-orientierung ⇗ Schlechte Platzierung im ersten Lehrjahr

Integrationsschritt 3 - Analyseebene: DACH

Fragebogenitems	Quantitative Ergebnisse DACH (n = 301)	Verdichtete Aussagen Bildungsexperten CH1, CH2, D1, D2, A1, A2 (n = 6)	Reflexion und Verdichtung	Überleitung: Führt zu hohen/zustimmenden Werten	Überleitung: Führt zu niedrigen/ablehnenden Werten
Selbstbestimmung Praxis					
SB Praxis 1 - 5	Immer 30.3% Überwiegend 37.9% Teilweise 22.2% Selten 7.3% Nie 1.1%	• Auf Lernende achten • Selbstbestimmung fördern • Eher zuviel Verantwortung zutrauen • Auch in der Praxis: Fördern und fordern • Aber: nicht überfordern	↑ Förderung Eigeninitiative ↑ Verantwortung übertragen ↑ Strukturierte Freiräume für individuelle Tätigkeiten geben ↑ Verantwortung spürbar machen ↑ Auch in Praxis fördern und fordern	↗ Förderung Eigeninitiative ↗ Viel Verantwortung übertragen ↗ Fördern und fordern ↗ Nicht überfordern	↘ Eigeninitiativen nicht fördern ↘ Keine Verantwortung geben ↘ Überfordern ↘ Keine Freiräume geben ↘ Unterfordern
Spass und Emotion Praxis					
SP Praxis 1 - 5	Immer 19.6% Überwiegend 38.1% Teilweise 30.5% Selten 8.6% Nie 1.5%	• Man kann von guten und schlechten Erfahrungen lernen (Reflexions-fähigkeit) • Alles ist emotional belegt, dies ist lernförderlich • Spass ist ein starker Motor • Berufsfeld ist hochemotional • Eigenen Wert spüren lassen • Viele Pflegesituationen können auch Spass machen • Stationsprojekt macht Spass, macht Stolz • Vorbild Teamkultur: Jammerhaufen oder gute Laune? • Unternehmenskultur muss für interprofessionellen Spass offen sein • Spass im Team macht gemeinsames Arbeiten einfacher	↑ Emotionsreiches Lernumfeld nutzen und darauf reagieren ↑ Lernförderliche Umgebung gestalten ↑ Positive und negative Emotionen können prägen ↑ Förderung Reflexionsfähigkeit ist notwendig ↑ Spass an Arbeit vermitteln ↑ Pflege ist immer emotional belegt, das kann man nutzen	↗ Hoch-emotionales Berufsfeld nutzen ↗ Lernförderliche Umgebung positiv besetzen ↗ Vermitteln: Pflege macht Spass ↗ Gute Laune Teamkultur ↗ Stationsprojekte machen Spass und Stolz ↗ Inter-professionellen Austausch/ Spass zulassen	↘ Emotionen nicht nutzen ↘ Spass verbieten ↘ Von guten und schlechten Erfahrungen nicht lernen ↘ Team als „Jammerhaufen"
Beziehung und Team Praxis					
SP Praxis 1 - 5	Immer 29.0% Überwiegend 31.7% Teilweise 22.3% Selten 8.0% Nie 8.0%	• Team als Peergroup • Beziehungsbasis ist relevant • Mitarbeiter bieten Voraussetzungen, dass es zu einer Performanz kommen kann	↑ Ideale Lernkultur junger Erwachsener: Team als Peergroup wirken lassen ↑ Beziehungs-basis als Performanz Faktor	↗ Ideale Lernkultur junger Erwachsener: Team als Peergroup ↗ Starke Integration ins Team (Gemeinsames Frühstück),	↘ Autoritärer Führungsstil ↘ Defizitorientierung ↘ Funktionsorientierung ↘ Keine Gruppen-zugehörigkeit

Integrationsschritt 3 – Analyseebene: DACH

Fragebogenitems	Quantitative Ergebnisse DACH (n = 301)	Verdichtete Aussagen Bildungsexperten CH1, CH2, D1, D2, A1, A2 (n = 6)	Reflexion und Verdichtung	Überleitung: Führt zu hohen/ zustimmenden Werten	Überleitung: Führt zu niedrigen/ ablehnenden Werten
		• Gelebtes Pflegeleitbild • Klare Teamstruktur spürbar machen • Interprofessionell zusammenarbeiten • Strukturelle Gegebenheiten auf Teamebene ausgleichen • Gefühl der Dazugehörigkeit geben • Sich angenommen fühlen lassen • Team ist für Jugendliche wichtiger denn je • Gute Gefühle durch Gruppendynamik geben	→ Lernende als Teil eines Ganzen fühlen lassen → Verschiedene organisatorische Gegebenheiten antizipieren	↗ Führung, Namen, Aufgaben, Lob, Kritik..) ↗ Generation Z: Teamgedanke, klarer Rahmen und Verantwortung wichtig positiv ↗ Beziehungsbasis als Performanz-faktor ↗ Inter-professionelle Zusammenarbeit	↗ Viele Personalwechsel, Aushilfen ↗ Nur „sachliche" Zusammenarbeit ↗ Zu sachlicher Ton ↗ Keine Ressourcen für Privates, einer ↗ Schüler als „Nummer", einer von Vielen
Soziale Reflexions-prozesse Praxis					
Reflexion Praxis 1 - 5	Immer 19.5% Überwiegend 35.0% Teilweise 24.4% Selten 13.0% Nie 6.2%	• Gemeinsame Reflexion zur Schnittstellenklärung • Was verstehen wir unter einem Team? • Rollen reflektieren • Reflexion im Team als dynamischer Prozess zur Konfliktlösung • Lernen, Dinge zu benennen • Lernen, Differenzen zu erkennen, anzusprechen, aus den Fehlern lernen • Auf Schülerdefizite individuelle eingehen, gezielt fördern • Ohne individuelle Auseinandersetzung erkennt man viel zu spät, welche Performanz sich noch gar nicht entwickeln konnte • Reflektierendes tägliches Abschlussgespräch wichtig • Zeitmangel antizipieren	→ Schlechte Erfahrungen aufarbeiten → Instrumente z.B. CIRS als Werkzeuge für Reflexion nutzen → Reflexions-kompetenz der Schüleranleiter trainieren → Reflexion wichtig für Teamkultur → Reflexion fördert Organisations-entwicklung–kann Prozesse positiv verändern → Reflexion im Team als dynamischer Prozess zur Konfliktlösung → Reflexion neutralisiert negative Lernerlebnisse, fördert positive Lernerlebnisse → Reflexion deckt Defizite auf - lässt Veränderung zu → Reflektierendes Gespräch mit Schüler als Berater - Organisations-entwicklung–spart zukünftig vielleicht Zeit??!	↗ Lernendes Unternehmen sein ↗ Stete Reflexion zur Förderung Organisationsentwicklung ↗ Lehren, Dinge zu benennen ↗ Individuelle Förderung ↗ Tägliche reflektierende Gespräche suchen	↗ Autoritärer Führungsstil ↗ „Jammerkultur" ↗ Hamsterrad nicht verlassen ↗ Desinteresse an Meinung der Lernenden ↗ Harmoniesucht ↗ Problem/ Konflikte, „aussitzen"

4.4.4   Integrationsschritt 4 – Meta Matrix

Nun erfolgt die komprimierende und verdichtende Überführung in eine Meta-Matrix (vgl. Kapitel 3.5.4), die die Ergebnisse zusammenfassend und aussagekräftig darstellen kann (Abbildung 186).

In der Meta-Matrix sind übergeordnet die sieben grundsätzlichen Faktoren aud dem Basismodell TK-Dach aufgeführt.

Au den ermittelten und triangulierten Ergebnissen den quantitativen und qualitativen Forschungsabschnittes konnen diesen Faktoren für je den Bereich Lernort Schule und Lernort Praxis Einflussfaktoren zugeordnet werden, die entweder zu hohen oder tiefen Zustimmungswerten führen.

Zur besseren Übersicht sind mittig jeweils für den Lernort Schule und für den Lernort Praxis die quantitativen Ergebnisse der Gesamtstichprobe (n = 301) angeordnet.

Aus diesen verdichteten und triangulierten Erkenntnissen können sechs Hebel zur Steigerung von Teamkompetenz in der theoretischen und praktischen Ausbildung ermittelt werden. Diese sind komplettierend ebenfalls auf der Meta-Matrix abgebildet.

Diese sechs identifizierten Hebel setzen sich auf je drei Hebeln für den Lernort Schule und den Lernort Praxis zusammen.

Die identifizierten Hebel zur Steigerung für Teamkompetenz in der theoretischen Ausbildung lauten:

- Strukturierter Aufbau von Kommunikationsfähigkeiten
- Spürbar lebendiges Schulklima
- Lehrpersonen mit Vorbildcharakter

Die identifizierten Hebel zur Steigerung für Teamkompetenz in der praktischen Ausbildung lauten:

- Interprofessionelle Wertschätzung
- Spürbar gelebte Lernorientierung im Betrieb
- Integration der Lernenden in Betrieb und Kultur

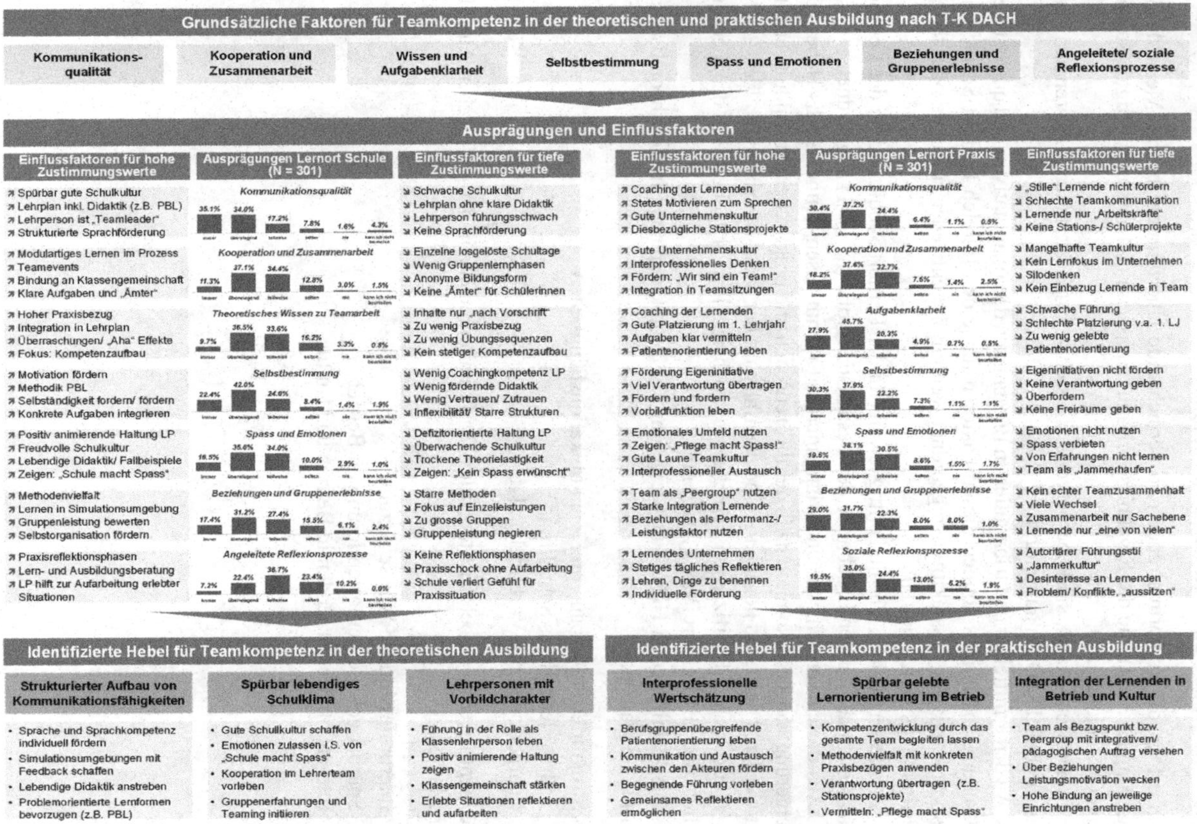
Grundsätzliche Faktoren für Teamkompetenz in der theoretischen und praktischen Ausbildung nach T-K DACH
Kommunikations-qualität
Kooperation und Zusammenarbeit
Wissen und Aufgabenklarheit
Selbstbestimmung
Spass und Emotionen
Beziehungen und Gruppenerlebnisse
Angeleitete/ soziale Reflexionsprozesse
Ausprägungen und Einflussfaktoren
Einflussfaktoren für hohe Zustimmungswerte
Ausprägungen Lernort Schule (N = 301)
Einflussfaktoren für tiefe Zustimmungswerte
Einflussfaktoren für hohe Zustimmungswerte
Ausprägungen Lernort Praxis (N = 301)
Einflussfaktoren für tiefe Zustimmungswerte
↗ Spürbar gute Schulkultur
↗ Lehrplan inkl. Didaktik (z.B. PBL)
↗ Lehrperson ist „Teamleader"
↗ Strukturierte Sprachförderung
Kommunikationsqualität
35.1% 34.0% 17.2% 7.8% 1.6% 4.3%
↘ Schwache Schulkultur
↘ Lehrplan ohne klare Didaktik
↘ Lehrperson führungsschwach
↘ Keine Sprachförderung
↗ Coaching der Lernenden
↗ Stetes Motivieren zum Sprechen
↗ Gute Unternehmenskultur
↗ Diesbezügliche Stationsprojekte
Kommunikationsqualität
30.4% 37.2% 24.4% 6.4% 1.1% 0.5%
↘ „Stille" Lernende nicht fördern
↘ Schlechte Teamkommunikation
↘ Lernende nur „Arbeitskräfte"
↘ Keine Stations-/ Schülerprojekte
↗ Modulartiges Lernen im Prozess
↗ Teamevents
↗ Bindung an Klassengemeinschaft
↗ Klare Aufgaben und „Ämter"
Kooperation und Zusammenarbeit
11.3% 37.1% 34.4% 12.8% 3.0% 1.5%
↘ Einzelne losgelöste Schultage
↘ Wenig Gruppenlernphasen
↘ Anonyme Bildungsform
↘ Keine „Ämter" für Schülerinnen
↗ Gute Unternehmenskultur
↗ Interprofessionelles Denken
↗ Fördern: „Wir sind ein Team!"
↗ Integration in Teamsitzungen
Kooperation und Zusammenarbeit
18.2% 37.6% 32.7% 7.6% 1.4% 2.5%
↘ Mangelhafte Teamkultur
↘ Kein Lernfokus im Unternehmen
↘ Silodenken
↘ Kein Einbezug Lernende in Team
↗ Hoher Praxisbezug
↗ Integration in Lehrplan
↗ Überraschungen/ „Aha" Effekte
↗ Fokus: Kompetenzaufbau
Theoretisches Wissen zu Teamarbeit
9.7% 36.5% 33.6% 16.2% 3.3% 0.8%
↘ Inhalte nur „nach Vorschrift"
↘ Zu wenig Praxisbezug
↘ Zu wenig Übungssequenzen
↘ Kein stetiger Kompetenzaufbau
↗ Coaching der Lernenden
↗ Gute Platzierung im 1. Lehrjahr
↗ Aufgaben klar vermitteln
↗ Patientenorientierung leben
Aufgabenklarheit
27.9% 45.7% 20.3% 4.9% 0.7% 0.5%
↘ Schwache Führung
↘ Schlechte Platzierung v.a. 1. LJ
↘ Zu wenig gelebte Patientenorientierung
↗ Motivation fördern
↗ Methodik PBL
↗ Selbständigkeit fordern/ fördern
↗ Konkrete Aufgaben integrieren
Selbstbestimmung
22.4% 42.0% 24.0% 8.4% 1.4% 1.9%
↘ Wenig Coachingkompetenz LP
↘ Wenig fördernde Didaktik
↘ Wenig Vertrauen/ Zutrauen
↘ Inflexibilität/ Starre Strukturen
↗ Förderung Eigeninitiative
↗ Viel Verantwortung übertragen
↗ Fördern und fordern
↗ Vorbildfunktion leben
Selbstbestimmung
30.3% 37.9% 22.2% 7.3% 1.1% 1.1%
↘ Eigeninitiativen nicht fördern
↘ Keine Verantwortung geben
↘ Überfordern
↘ Keine Freiräume geben
↗ Positiv animierende Haltung LP
↗ Freudvolle Schulkultur
↗ Lebendige Didaktik/ Fallbeispiele
↗ Zeigen: „Schule macht Spass"
Spass und Emotionen
18.5% 35.6% 34.0% 10.0% 2.9% 1.0%
↘ Defizitorientierte Haltung LP
↘ Überwachende Schulkultur
↘ Trockene Theorielastigkeit
↘ Zeigen: „Kein Spass erwünscht"
↗ Emotionales Umfeld nutzen
↗ Zeigen: „Pflege macht Spass!"
↗ Gute Laune Teamkultur
↗ Interprofessioneller Austausch
Spass und Emotionen
19.6% 38.1% 30.5% 8.6% 1.5% 1.7%
↘ Emotionen nicht nutzen
↘ Spass verbieten
↘ Von Erfahrungen nicht lernen
↘ Team als „Jammerhaufen"
↗ Methodenvielfalt
↗ Lernen in Simulationsumgebung
↗ Gruppenleistung bewerten
↗ Selbstorganisation fördern
Beziehungen und Gruppenerlebnisse
17.4% 31.2% 27.4% 15.5% 6.1% 2.4%
↘ Starre Methoden
↘ Fokus auf Einzelleistungen
↘ Zu grosse Gruppen
↘ Gruppenleistung negieren
↗ Team als „Peergroup" nutzen
↗ Starke Integration Lernende
↗ Beziehungen als Performanz-/ Leistungsfaktor nutzen
Beziehungen und Gruppenerlebnisse
29.0% 31.7% 22.3% 8.0% 8.0% 1.0%
↘ Kein echter Teamzusammenhalt
↘ Viele Wechsel
↘ Zusammenarbeit nur Sachebene
↘ Lernende nur „eine von vielen"
↗ Praxisreflektionsphasen
↗ Lern- und Ausbildungsberatung
↗ LP hilft zur Aufarbeitung erlebter Situationen
Angeleitete Reflexionsprozesse
7.2% 22.4% 38.7% 23.4% 10.2% 0.0%
↘ Keine Reflektionsphasen
↘ Praxisschock ohne Aufarbeitung
↘ Schule verliert Gefühl für Praxissituation
↗ Lernendes Unternehmen
↗ Stetiges tägliches Reflektieren
↗ Lehren, Dinge zu benennen
↗ Individuelle Förderung
Soziale Reflexionsprozesse
19.5% 35.0% 24.4% 13.0% 6.2% 1.9%
↘ Autoritärer Führungsstil
↘ „Jammerkultur"
↘ Desinteresse an Lernenden
↘ Problem/ Konflikte „aussitzen"
Identifizierte Hebel für Teamkompetenz in der theoretischen Ausbildung
Strukturierter Aufbau von Kommunikationsfähigkeiten
• Sprache und Sprachkompetenz individuell fördern
• Simulationsumgebungen mit Feedback schaffen
• Lebendige Didaktik anstreben
• Problemorientierte Lernformen bevorzugen (z.B. PBL)
Spürbar lebendiges Schulklima
• Gute Schulkultur schaffen
• Emotionen zulassen i.S. von „Schule macht Spass"
• Kooperation im Lehrerteam vorleben
• Gruppenerfahrungen und Teaming initiieren
Lehrpersonen mit Vorbildcharakter
• Führung in der Rolle als Klassenlehrperson leben
• Positiv animierende Haltung zeigen
• Klassengemeinschaft stärken
• Erlebte Situationen reflektieren und aufarbeiten
Identifizierte Hebel für Teamkompetenz in der praktischen Ausbildung
Interprofessionelle Wertschätzung
• Berufsgruppenübergreifende Patientenorientierung leben
• Kommunikation und Austausch zwischen den Akteuren fördern
• Begegnende Führung vorleben
• Gemeinsames Reflektieren ermöglichen
Spürbar gelebte Lernorientierung im Betrieb
• Kompetenzentwicklung durch das gesamte Team begleiten lassen
• Methodenvielfalt mit konkreten Praxisbezügen anwenden
• Verantwortung übertragen (z.B. Stationsprojekte)
• Vermitteln: „Pflege macht Spass"
Integration der Lernenden in Betrieb und Kultur
• Team als Bezugspunkt bzw. Peergroup mit integrativem/ pädagogischen Auftrag versehen
• Über Beziehungen Leistungsmotivation wecken
• Hohe Bindung an jeweilige Einrichtungen anstreben

Abbildung 186: Meta-Matrix, eigene Darstellung

4.5   Ergebnisse der Ergebnisreflexion

Anlässlich des wissenschaftlichen Kongresses „Forschungswelten 2018" am 19./ 20. April werden die Ergebnisse der Studie TK-DACH anhand der entwickelten Meta-Matrix in einem 90-minütigen Workshop präsentiert. Der internationale Kongress ist auf Pflegeforschende ausgerichtet. Sieben Workshopteilnehmerinnen aus dem deutschsprachigen Bildungsraum werden beauftragt, die Relevanz der identifizierten „Hebel" zu bewerten. Es sind drei Teilnehmerinnen aus Deutschland, zwei Teilnehmerinnen aus Österreich und zwei Teilnehmerinnen aus der Schweiz. Die Erhebung erfolgt mit Hilfe einer „Mehr-Punktabfrage" (Abbildung 187).

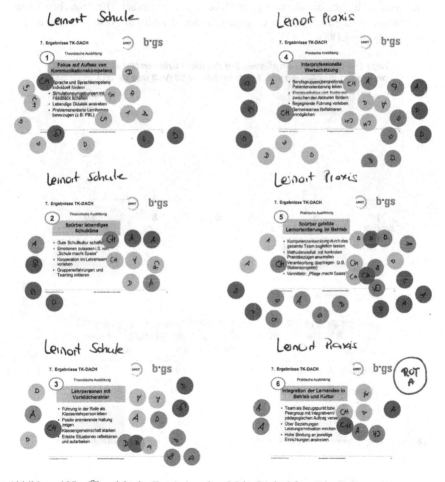

Abbildung 187:   Übersicht der Ergebnisse der „Mehr-Punktabfrage" im Rahmen der Ergebnisreflexion

4.5.1   Ergebnis Frage 1

Die erste gestellte Frage an die sieben Expertinnen lautet:

„Wie relevant empfinden Sie die identifizierten Hebel zum Erwerb von Teamkompetenzen von 1 (gar nicht) bis 10?"

Alle Expertinnen beantworten die Frage, indem sie einen Klebepunkt auf eine Skala von 1-10 anbringen. Der Mittelwert über alle Experten liegt bei 9.1 von 10, der Median bei 10 von 10. Die Analyse nach Ländern zeigt jedoch Unterschiede. Mit dem Mittelwert bei den österreichischen und schweizerischen Expertinnen von jeweils 10 von 10 empfinden diese Befragten die identifizierten Hebel als sehr relevant. Die deutschen Expertinnen beurteilen die Hebel etwas weniger relevant, der Mittelwert liegt dort nur bei 8 von 10 (Abbildung 188).

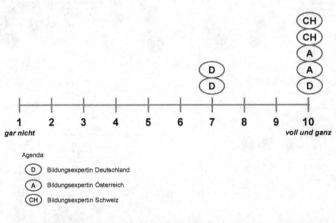

Frage 1: Wie relevant empfinden Sie die identifizierten Hebel zum Erwerb von Teamkompetenzen von 1 (gar nicht) bis 10 (voll und ganz)?

Herkunftsland	Anzahl	Werte (von 10)	Mittelwert	Median
Alle Länder	7	7;7;10;10;10;10	9.1	10
Deutschland	3	7;7;10	8.0	-
Österreich	2	10;10	10.0	-
Schweiz	2	10;10	10.1	-

Abbildung 188:   Ergebnisreflexion, Ergebnisse Frage 1, eigene Darstellung

4.5.2   Ergebnis Frage 2

Die zweite gestellte Frage an die 7 Expertinnen lautet:

„Welche der identifizierten Hebel erscheinen Ihnen besonders wichtig?"

Alle sieben Expertinnen beantworten diese Frage, indem sie ihre sechs für diese Frage spezifisch farbigen Klebepunkte nach eigener Prioritätensetzung auf den auf Flipchartblättern befestigten Fragestellungen anbringen. In der Gesamtsicht aller sieben Expertinnen zeigt sich, dass ein Fokus auf die „Kommunikationsqualität" und die „Interprofessionelle Wertschätzung" am wichtigsten erscheint.

4.5.3   Ergebnis Frage 3

Die dritte gestellte Frage an die sieben Expertinnen lautet:

„Welche der identifizierten Hebel erscheinen Ihnen besonders herausfordernd in der Umsetzung?"

Alle Expertinnen beantworten diese Frage, indem sie ihre sechs für diese Frage spezifisch farbigen Klebepunkte nach eigener Prioritätensetzung auf den auf Flipchartblättern befestigten Fragestellungen anbringen. In der Gesamtsicht aller sieben Expertinnen zeigt sich, dass die Umsetzung einer „Lernorientierung im Betrieb" und die „Interprofessionelle Wertschätzung" am herausforderndsten eingeschätzt wird. Auffällig aber sind im Ländervergleich die Unterschiede im Bereich „Interprofessionelle Wertschätzung" und „Lehrperson als Vorbild". Diese Faktoren erscheinen den deutschen Befragten deutlich herausfordernder als den österreichischen und den schweizerischen Pflegewissenschaftlerinnen. Die Umsetzung eines „Lebendigen Schulklimas" wiederum sehen die deutschen Befragten als gar nicht herausfordernd an, sehr wohl aber die österreichischen und die schweizerischen Kolleginnen.

4.5.4   Ergebnis Frage 4

Die vierte gestellte Frage an die 7 Expertinnen lautet:

„Welche der definierten Hebel erscheinen Ihnen bei sich „zu Hause" am wenigsten umgesetzt?"

Alle Expertinnen beantworten diese Frage, indem sie ihre sechs für diese Frage spezifisch farbigen Klebepunkte nach eigener Prioritätensetzung auf den auf Flipchartblättern befestigten Fragestellungen anbrachten. In der Gesamtsicht aller sieben Expertinnen zeigt sich, dass die „Lernorientierung im Betrieb" am wenigsten umgesetzt scheint. Die drei deutschen Befragten geben ebenfalls an, dass die „Interprofessionelle Wertschätzung" ihrer Meinung nach derzeit am wenigsten umgesetzt wäre. Diesen Eindruck wiederum haben die Schweizer Befragten keinesfalls. In der Schweiz sei nach ihrer Einschätzung der Fokus auf die „Kommunikationsqualität" und die „Vorbildrolle der Lehrperson" bisher am wenigsten umgesetzt. Die österreichischen und die schweizerischen Befragten schätzen auch das „Lebendige Schulklima" eher wenig umgesetzt ein.

4.5.5   *Zusammenfassung der Ergebnisreflexion*

Die Expertinnen aus den drei Ländern haben einen grundsätzlich kongruenten Blick auf die Ergebnisse. Alle Hebel werden als sehr relevant eingeschätzt, als besonders relevant werden die Kommunikationsqualität und die interprofessioenelle Wertschätzung hervorgehoben. Die deutschen Expertinnen sehen grosse Herausforderungen eher in der Praxis, die östereichischen und schweizerischen Expertinnen eher in der Theorie.

5   Diskussion

Im folgenden Abschnitt erfolgt die Interpretation der Ergebnisse der Studie TK-DACH. Es kommt zu einer Beantwortung der spezifischen Forschungsfragestellung und der konkretisierenden Unterfragen. Hierbei werden Schlussfolgerungen für pflegewissenschaftliche bzw. berufspädagogische Bildungsforschung und die Ausbildungspraxis dargestellt. Nachfolgend wird auf Limitationen der Untersuchung eingegangen. Stets werden weitere aktuelle empirische und theoretische Veröffentlichungen in Bezug zu den Ergebnissen gesetzt. Abschliessend kommt es zu einem Ausblick auf weitere Forschungsmöglichkeiten zur Entwicklung von Teamkompetenz in Gesundheitsberufen.

5.1   Interpretation der Ergebnisse

Diese Untersuchung mit konstruktiv-kritischer Orientierung folgt dem exploratorischen Prinzip des sich Annäherns an das Phänomen „Entwicklung von Teamkompetenz" zur Generierung von Ideen (Ritschl u. a., 2016, S. 13). Die Interpretation erfolgt auf Basis der Ergebnisse der Literatursichtung und der quantitativen und qualitativen empirischen Untersuchungen zu der Beantwortung der Forschungsfragen. Als wesentliches und trianguliertes Ergebnis der Studie wird hierbei insbesondere auf die entwickelte Meta-Matrix Bezug genommen.

5.1.1   Beantwortung der übergreifenden Forschungsfragestellung

Die übergreifende Forschungsfrage der TK-DACH-Studie lautet:

Wie erwerben pflegerische Auszubildende Teamkompetenzen für eine spätere praktische Berufsausübung? Welche Faktoren beeinflussen ihre Entfaltung?

Die sieben theoretischen Vorannahmen und daraus abgeleiteten grundsätzlichen Faktoren zum Erwerb von Teamkompetenzen (Abbildung 21) werden im Rahmen aller Forschungsabschnitte bestätigt.

In den untersuchten pflegerischen Berufsausbildungen verschiedener Qualifikationsniveaus finden sowohl in der theoretischen als auch in der praktischen Berufsausbildung teamkompetenzfördernde Sequenzen auf Basis dieser Faktoren statt.

Alle definierten Faktoren werden von den Auszubildenden in der theoretischen und praktischen Berufsausbildung, wenn auch in teilweise unterschiedlicher Ausprägung, wahrgenommen.

Auch äussern die befragten Bildungsexpertinnen oder Bildungsexperten, dass jeder der ermittelten Faktoren unmittelbaren Einfluss auf die Entwicklung von Teamkompetenz hat. Einzelne Faktoren, wie beispielsweise die Notwendigkeit der Förderung der Kommunikations- und Kooperationskompetenz, werden als besonders bedeutsam bestätigt.

Zusatzmaterial online
Zusätzliche Informationen sind in der Online-Version dieses Kapitel (https://doi.org/10.1007/978-3-658-28797-_5) enthalten.

Somit kann festgehalten werden, dass Erwerb und Entfaltung von Teamkompetenzen für pflegerische Auszubildende im Wesentlichen von der Berücksichtigung dieser Faktoren in den jeweiligen Bildungssituationen abhängig sind.

Der wichtigste dieser Faktoren scheint hierbei die Kommunikationsqualität und dort vor allem die strukturierte Entwicklung von Kommunikationsfähigkeiten zu sein. Die anderen Faktoren sind ebenfalls als sehr relevant zu sehen.

Es konnte festgestellt werden, dass von den ermittelten Faktoren insbesondere der Fokus auf die Kommunikationsqualität, die Kooperation und Zusammenarbeit sowie die Beziehungen und Gruppenerlebnisse in der Bildungslandschaft bereits weitestgehend erkannt und adressiert sind. Eine strukturierte kompetenzorientierte Umsetzung über den gesamten Ausbildungsweg der Lernenden kann jedoch nicht festgestellt werden.

Anhaltspunkte für Verbesserungsbedarf zeigen sich auch in der Umsetzung des Faktors „Wissen und Aufgabenklarheit". So sind in den jeweiligen Bildungseinrichtungen zwar diesbezügliche Ausbildungsmodule zu beobachten, diese erscheinen noch wenig vernetzt und kompetenzorientiert aufgebaut. Auch in der Praxis scheint noch vielerorts ein gewisser Verbesserungsbedarf bezüglich der Rollen-, Aufgaben- und Zielklarheit in den Pflege- und Behandlungsteams zu bestehen.

Der Faktor „Spass und Emotion" im Sinne einer positiven Pädagogik ist zwar in Ansätzen vorhanden, wird aber in den meisten beobachteten Bildungssituationen noch zu wenig als teamkompetenzfördernde Ressource umfänglich genutzt.

Angeleitete und soziale Reflexionsprozesse scheinen ebenso noch zu wenig geplant und strukturiert umgesetzt zu sein. Allerdings haben die befragten Bildungsexperten diese Prozesse teilweise bereits als wichtigen Faktor erkannt.

Aus den sieben grundsätzlichen Faktoren konnten über die Methode der Triangulation und der resultierenden Meta-Matrix sechs wesentliche Hebel für Teamkompetenz identifiziert werden, je drei für den theoretischen Schulbereich und drei für die praktische Ausbildung. Diese sind für den Lernort Schule der „Strukturierte Aufbau von Kommunikationsfähigkeiten", das „Spürbar lebendige Schulklima" und die „Lehrpersonen mit Vorbildcharakter". Für den Lernort Praxis sind die wesentlichen Hebel „Interprofessionelle Wertschätzung", „Spürbar gelebte Lernorientierung im Betrieb" sowie „Integration der Lernenden in Betrieb und Kultur". Diese werden nachfolgend vorgestellt und erläutert.

Als eine wichtige Erkenntnis dieser Studie kann festgehalten werden, dass bei umfassender Umsetzung dieser Hebel in den Bildungssituationen die Entwicklung von Teamkompetenz bei den Lernenden der Pflegeberufe deutlich gesteigert werden kann.

5.1.1.1 Theoretische Ausbildung – Hebel 1: Strukturierter Aufbau von Kommunikationsfähigkeiten

Der Hebel „Stufenweiser Aufbau von Kommunikationsfähigkeit" beinhaltet die Notwendigkeit, Sprache und Sprachkompetenz individuell und strukturiert zu fördern. Idealerweise sind Simulationsumgebungen zu schaffen, um mithilfe von Feedbacks die Kommunikationsfertigkeiten trainieren zu können. Eine lebendige Didaktik ist hierbei anzustreben. In diesem Kontext bieten sich problemorientierte Lernformen wie „Problem Based Learning" an, da hierbei die Kommunikation auf mehreren Ebenen des „holistischen PBL-Zyklus" (Rapphold und Scherer in Sahmel, 2018, S. 171) unabdingbar ist, wie es auch der Schweizer Bildungsexperte CH2m im Interview untermauert. Des Weiteren bestehen im deutschsprachigen Bildungsraum - je nach Land - unterschiedliche Varianten zur Bewerberauswahl. Die Kommunikationsfähigkeit der Lernenden differiert zu Beginn der daher Ausbildung zum Teil extrem. Umso mehr ist, insbesondere im ersten Ausbildungsjahr der stufenweise Aufbau von Kommunikationsfähigkeit unabdingbar zu integrieren und je nach Bedarf zusätzlich im Schullehrplan individuell anzupassen.

Der ermittelte Hebel: „Strukturierter Aufbau von Kommunikationsfähigkeiten" wird auch in einer aktuellen Untersuchung Darmann-Fincks (2017) in den Mittelpunkt gerückt. Ihr Forscherinnenteam entwickelt derzeit in Deutschland ein nationales Mustercurriculum „Kommunikative Kompetenz in der Pflege", welches ab Ende 2018 kostenfrei im Internet („Open Source") zur Verfügung stehen soll. Aufbauend auf der Situationsorientierung wird ein spiraliger Kompetenzzuwachs über sechs Semester der Pflegeausbildung angestrebt. Dieses Curriculum ist in seiner derzeitigen Form hauptsächlich auf die pflegerische Kommunikationskompetenz mit Patienten ausgerichtet (Darmann-Finck, Muths & Partsch, 2017). Viele Bereiche und Elemente eines solchen Konzeptes scheinen geeignet, positive Effekte in der Kommunikationsfähigkeit der Auszubildenden und im Pflegeteam auslösen zu können. Interessant ist in diesem Zusammenhang ein Ergebnis des Ländervergleiches in Dütthorns pflegewissenschaftlicher Untersuchung. Sie kam auf Basis ihrer qualitativen Untersuchung zur Erkenntnis, dass in der Schweiz „die Herausbildung eines individuellen Potentiales der Pflegenden" im Vordergrund der Kompetenzentwicklung stehe. In Deutschland hingegen seien Kompetenzen eher auf „die Bewältigung situativer pflegerischer Handlungen ausgerichtet" (Dütthorn, 2014, S. 433).

5.1.1.2   Theoretische Ausbildung – Hebel 2: Lehrpersonen mit Vorbildcharakter

Der auf der Meta-Matrix (Abbildung 186) dargestellte Hebel „Lehrpersonen mit Vorbildcharakter" wird auf Basis des mehrstufigen Triangulationsverfahren ermittelt. Dieser Hebel beschreibt die Aufgabe der Lehrpersonen, Führung in der Rolle der Klassenlehrperson zu leben. Idealerweise sollten alle Lehrenden eine positiv animierende Grundhaltung zeigen und die Klassengemeinschaft stärken. Erlebte Praxissituationen sollten unter Anleitung konstruktiv aufgearbeitet werden und von den Lehrpersonen in den individuellen Kompetenzaufbau geschickt integriert werden. Diese anspruchsvolle Erwartung an Lehrpersonen in pflegerischen Berufsausbildungen bestätigen auch Löwensteins Thesen (2016): Sie kommt auf Basis ihrer empirischen Ergebnisse zu dem Schluss, dass es notwendig ist, in die Personalentwicklung von Lehrpersonen zu investieren (Löwenstein, 2016, S. 254). Diese Ergebnisse decken sich auch mit Lauber (2017). Diese betont, auf Basis ihrer empirischen Untersuchung zu Lehr- und Lernprozessen, ebenfalls die Vorbildwirkung der Lehrperson im Praxisfeld Pflege. Sie empfiehlt, dass die kommunikative

Kompetenz der Lehrenden in Fort- und Weiterbildungen verankert werden sollte (Lauber, 2017, S. 193). Auch die aktuelle Meta-Analyse „Hattie-Studie" stellt als zentrales Ergebnis fest, dass es die wichtigste pädagogische Aufgabe ist, „als Lehrperson im Mittelpunkt der Wirksamkeit von Unterricht" (Steffens & Höfer, 2014, S. 7) zu stehen. Der in der TK-DACH-Studie ermittelte Hebel „Lehrperson mit Vorbildwirkung" bestätigt die empirischen Ergebnisse Rauners, welcher ebenfalls die Wichtigkeit pädagogisch-didaktischer Fähigkeiten der Lehrperson zur Kompetenzentwicklung pflegerischer Lernender in den Vordergrund stellt (Rauner, 2015, S. 90).

5.1.1.3 Theoretische Ausbildung – Hebel 3: Spürbar lebendiges Schulklima

Der auf der Meta-Matrix (Abbildung 186) dargestellte Hebel „Spürbar lebendiges Schulklima" wird auf Basis des mehrstufigen Triangulationsverfahren ermittelt. Es gilt, eine gute Schulkultur zu schaffen und bewusst Emotionen zuzulassen, im Sinne von „Schule macht Spass". Eine gute Kooperation im Lehrerkollegium ist vorzuleben und Gruppenerfahrungen im Sinne eines „Teamings" sind zu initiieren. Das teilnehmende Vorarlberger Bildungszentrum erzielte von den Lernenden positive Bewertungen und „lebt" nach Aussagen der befragten Bildungsexpertinnen diesen Ansatz ganz bewusst. Die deutsche Bildungsforscherin Brohm betont in diesem Zusammenhang: „Die Einschätzung sozial kompetenten Verhaltens muss demnach den Kontext – in unserer Fragestellung also die Schulkultur mit ihren, die sozialen Interaktionen dominierenden Werten und Normen – berücksichtigen, denn diese definiert das „richtige" Verhalten" (Brohm, 2009, S. 190). Auch Löwenstein (2016) betont, auf Basis ihrer empirischen Untersuchung, mit Hinblick auf die Wichtigkeit der Leitbildentwicklung: „Gemeinsam gestaltete Schulentwicklung trägt wesentlich zum positiven Lernklima bei" (Löwenstein, 2016, S. 254).

5.1.1.4 Praktische Ausbildung – Hebel 1: Interprofessionelle Wertschätzung

Als erster Hebel zur optimalen Entwicklung von Teamfähigkeiten in der Berufspraxis ist die interprofessionelle Wertschätzung zu nennen. Eine gelebte berufsgruppenübergreifende Patientenorientierung mit einem gemeinsamen Teamgedanken böte die idealen Lernbedingungen für Auszubildende. Auch könne ein intraprofessionelles Reflektieren über erlebte Patienten- oder Teamsituationen zum gemeinsamen Lernen auffordern. Dieses Ergebnis deckt sich mit den Empfehlungen der Schweizer Themengruppe Interdisziplinarität (Bundesamt für Gesundheit BAG, 2013, S. 28) und den Erkenntnissen zahlreicher Untersuchungen (Virani, 2012; Ching-Yu Cheng u. a., 2014; Ross Baker, 2011; Pfrimmer, 2009; Körner u. a., 2015). In der TK-DACH-Studie geben insbesondere die deutschen befragten Lernenden an, diesen Faktor unzureichend zu erleben. Diese Ansicht wird in den Experteninterviews bestätigt. Der gleichen Ansicht waren auch die drei befragten deutschen Pflegewissenschaftlerinnen im Rahmen der Workshop-Reflexion, anlässlich des Kongresses "Forschungswelten 2018".

In diesem Zusammenhang ist jedoch für den gesamten deutschsprachigen Bildungsraum auf Entwicklungsbedarf im Rahmen der ärztlichen Ausbildung hinzuweisen. Exemplarisch ist hierbei auf die Empfehlung einer Schweizer Veröffentlichung für Medizinerinnen und Mediziner hinzuweisen: „(...) in der Weiterbildungsphase steht die Etablierung einer interdiszipinären Teamkultur im Vordergrund" (Schweizerische Akademie der medizinischen Wissenschaften SAMW, 2007, S. 5).

5.1.1.5   Praktische Ausbildung – Hebel 2: Spürbar gelebte Lernorientierung im Betrieb

Ein weiterer mithilfe der Meta-Matrix identifizierter Hebel kann eine spürbar gelebte Lernorientierung im Betrieb sein. In diesem Kontext ist auf die positive Bewertung der Schweizer Stichprobe zu den praktischen Ausbildungsbedingungen hinzuweisen. Offensichtlich ist in den teilnehmenden Graubündner Ausbildungsbetrieben eine Lernorientierung spürbar, welche sich beispielsweise am Interesse an den Lernzielen der Auszubildenden äussert. Im Graubündner Handbuch HF-Pflege ist zu lesen: „Wir verstehen uns als Vorbilder für die Lernenden", sowie „Wir erachten Fehler als Lernchancen" und „Wir streben ein Lernklima an, das von gegenseitiger Wertschätzung, Toleranz und Offenheit geprägt ist" (OdA Gesundheit und Soziales Graubünden, 2017, S. 5). Im Idealfall ist es in der Praxis möglich, den Lernenden „Pflege macht Spass" zu vermitteln.

Der Hebel „Spürbar gelebte Lernorientierung im Betrieb" wird auch durch die Aussagen Flepps (2014) bestätigt: Dieser formuliert, basierend auf den Ergebnissen seiner Untersuchung zu Stärken und Schwächen in Pflegeteams, treffend: „Um das Potential hinsichtlich der Vorteile einer lernenden Institution umfänglicher nutzen zu können, sind kontinuierliche institutionelle Prozesse notwendig, weil sie es den Teammitgliedern ermöglichen, im Sinne eines Pflegeteams, welches auch die eigene Zusammenarbeit bzw. den Teamgedanken pflegt, ihre Ideen und Konzepte gemeinsam zu erarbeiten und umzusetzen" (Flepp, 2014, S. 73).

5.1.1.6   Praktische Ausbildung – Hebel 3: Integration des Lernenden in Betrieb und Kultur

Der dritte identifizierte Hebel ist die Integration der Lernenden in Betrieb und Kultur. Das Pflegeteam agiert als Bezugspunkt bzw. Peergroup mit pädagogischem Auftrag und Bewusstsein. In diesem Kontext ist ebenfalls das Schweizer Berufsbildungssystem als „Vorreiter" zu nennen. Der Grossteil der befragten Lernenden aus Graubünden fühlte sich in das Pflegeteam integriert und gab an, beispielsweise bei Stationsfesten oder Weihnachtsfeiern eingeladen worden zu sein. In diesem Zusammenhang ist nach Meinung der Autorin eine Chance für den Pflegeausbildungssektor erkennbar. Im Zeitalter einer zunehmenden Individualisierung und „Ent"-Ritualisierung kann die Integration in ein wohlwollendes Stationsteam für jugendliche Lernende in der vulnerablen Phase der Adoleszenz ein rettender Ankerplatz sein. Das Pflegeteam kann als Bezugspunkt bzw. als Peergroup mit integrativem und pädagogischem Auftrag verstanden werden. Über

Beziehungen kann in einem positiven Sinn die Leistungsmotivation der Lernenden geweckt werden. Das Anstreben einer Bindung an die Station bzw. den Betrieb, im Sinne von „Corporate Identity", kann ein „Hier gehöre ich dazu" - Gefühl bei den jungen Menschen erzeugen. Diese Erkenntnisse decken sich mit einer Längsschnitt-Untersuchung unter FaGe-Absolventinnen und Absolventen der Schweiz. Die befragten Lernenden bestätigen die Wichtigkeit der Qualität der Lernbegleitung und „guter Anforderungspassung" an ihre Kompetenzen (Trede, 2016).

Aus Sicht der Bildungsexpertinnen und Bildungsexperten aus Baden-Württemberg ist in diesem Zusammenhang auf das 14-tägige Stationsprojekt hinzuweisen. Lernende würden durch diese konkret spürbare gemeinsame Verantwortung nach Meinung des befragten Bildungsexperten „zusammengeschweisst". Die in diesem Zusammenhang konkret formulierten Lernziele „Sicherheit und Selbstbewusstsein sowie Selbstständigkeit erlangen im Organisationsablauf einer Station", Teamfähigkeit, Kollegialität und Kritikfähigkeit vertiefen, selbstorganisiert lernen", „die eigenen Grenzen kennen lernen" sind nach Meinung der Autorin für die coachenden Lehrpersonen gut nachvollziehbar. Dieses Ergebnis bestätigt die Aussage Fischers, welche auf Basis ihrer empirischen Untersuchung das Konzept der „Schul- bzw. Schülerstation" zur optimalen Kompetenzentwicklung pflegerischer Auszubildender empfiehlt (Fischer, 2013, S. 289). Die Einrichtung von Schülerstationen begrüssen auch Schwab und Fritz (2017). Diese geben nur kritisch zu bedenken, dass es nicht ausreichend sei, „dass beispielsweise in der Pflegepraxis Schülerstationen eingerichtet werden, um damit dem Defizit der Anleitung entgegen zu wirken" (Schwab & Fritz, 2017). Dass die Unternehmenskultur einen grossen Einfluss auf die Berufszufriedenheit bei Pflegenden hat, formuliert auch Trede (2016). Sie betont, auf Basis ihrer grossangelegten Längsschnittstudie mit Lernenden FaGe aus der gesamten Schweiz: „eine höhere Qualität der Arbeitsaufgaben wirkt einem Verlassen des Berufsbildes Pflege entgegen" (Trede, 2016, S. 109).

5.1.1.7   Theoretische und Praktische Ausbildung – Neun „Leuchtturmprojekte"

In den teilnehmenden Ländern konnten zudem neun methodisch-didaktische Ansätze beobachtet werden, die bereits mehrere identifizierte teamkompetenzfördernde Faktoren adressieren. Diese werden im Rahmen der Studie TK-DACH als sogenannte „Leuchtturmprojekte" (Abbildung 180) bezeichnet.

Für Baden-Württemberg (Deutschland) sind dies die „Organisationstage inkl. Reflexions-frühstück", die „Fokusgruppe Praxis" sowie das „14-tägige Schulstationsprojekt". Für Vorarlberg (Österreich) sind das „Vergeben von Ämtern", das Konzept der „Begegnungs-schule" sowie die „Eigenverantwortliche Planung von z.B. Festen/ Ausflügen" zu benennen. Für Graubünden (Schweiz) sind dies die „Etablierung von kompetenzorientierter Didaktik in allen Ausbildungsstufen", die „Lern- und Ausbildungsberatung inkl. Reflexion" sowie das Konzept der „Erlebniswochenenden".

Es ist davon auszugehen, dass durch die Umsetzung dieser oder methodisch-didaktisch ähnlich gelagerter Projekte in anderen Bildungsbetrieben und –situationen die

Entwicklung von Teamkompetenzen bei Lernenden der Pflegeberufe gesteigert werden kann.

5.1.2 Beantwortung der konkretisierenden Unterfragen der zentralen Forschungsfragestellung

Im Folgenden werden die formulierten konkretisierenden Unterfragen beantwortet. Zur besseren Verständlichkeit wird hierbei auf die konkretisierenden Unterfragen 1, 2 und 4 gemeinsam eingegangen.

5.1.2.1 Beantwortung der konkretisierenden Unterfragen 1, 2 und 4

1. Welche Erfahrungen und welche Erwartungen zum Themenbereich Teamkompetenz in D, A und CH sind im pflegerischen Berufsbildungsfeld vorhanden? Sind diese ähnlich oder gibt es signifikante Unterschiede?

2. Welche teamkompetenzfördernden Faktoren sind derzeit in den pflegerischen Berufsausbildungen in D, A und CH nachweisbar?

4. Welche teamkompetenzfördernden Settings erleben pflegerische Auszubildende in ihren praktischen Lernsituationen in D, A und CH?

Die Erfahrungen der pflegerischen Auszubildenden zum Themenbereich Teamkompetenz werden im quantitativen Forschungsabschnitt mit dem konzipierten Fragebogen TK-DACH abgefragt. Die Ergebnisse zeigen, auf Basis der subjektiven Sichtweise der Lernenden der drei teilnehmenden Ländergruppen, in einigen Bereichen grosse Ähnlichkeiten auf, aber auch zum Teil deutliche Unterschiede.

Die Kommunikationsqualität in der Schule wird von den Lernenden aller Länder unterschiedlich wahrgenommen. Zwar herrscht an allen Standorten ein guter Austausch sowohl mit den Lehrpersonen als auch mit den Mitschülerinnen. Auffällig ist die signifikant schwächere Einschätzung der deutschen Stichprobe bezüglich der Möglichkeit des Austauschs mit Lernenden anderer Ausbildungszweige. Auch empfinden es die deutschen Lernenden als signifikant schwieriger, mit der Schulleitung ins Gespräch zu kommen. Nachdem der interdisziplinäre Austausch auf allen Kompetenzstufen und eine spürbare Führung wichtig für den Erwerb von Teamkompetenzen ist, spricht dies für Verbesserungspotential. Eines der Handlungsfelder könnte der Weg zu grösseren Bildungszentren für Gesundheitsberufe mit vielfältigen Angeboten und Vernetzungsmöglichkeiten für Lehrpersonal und Lernende sein, wie dies in Graubünden und teilweise auch in Vorarlberg der Fall ist.

Die wahrgenommene Kommunikationsqualität des pflegerischen Praxisfeldes erfolgte von allen Lernenden mehrheitlich positiv. Alle Auszubildenden geben an, mit ihren Ausbildungsverantwortlichen und ihren Kolleginnen im Pflegeteam einen guten Austausch pflegen zu können. Die deutschen Befragten erlebten jedoch die Möglichkeiten zur Kommunikation und spontanen Gesprächen signifikant schlechter. Es steht zu vermuten, dass hier der niedrigere Stellenschlüssel im deutschen Gesundheitsbetrieben zu Buche schlägt. Diese Vermutung wird von der deutschen Bildungsexpertin D1w bestätigt.

Bezüglich der Kooperation und Zusammenarbeit in der Schule haben alle Befragten angegeben, in teamfördernden Lernformen, wie beispielsweise in Gruppenarbeiten ihren Unterricht wahrzunehmen. Die Kommunikation unter den Lehrpersonen wird jedoch ebenfalls von allen Befragten eher durchschnittlich eingeschätzt. Auffällig sind an dieser Stelle die signifikant besseren Bewertungen der Schweizer Lernenden bezüglich des gemeinsamen Umgangs mit Problemen. Dieses Ergebnis kann so interpretiert werden, dass das „PBL"-Curriculum eine gemeinsame Auseinandersetzung mit Problemen und Lösungsmöglichkeiten fördert. Insofern steht zu vermuten, dass in Deutschland und Österreich mit der Umsetzung problemorientierter Didaktik eine Verbesserung des Erwerbs von Teamkompetenzen erreicht werden kann.

Im Praxisfeld wird die Kooperation und Zusammenarbeit insbesondere von den Schweizer Lernenden als gut und signifikant besser als in den anderen Ländern beurteilt. Die Einschätzungen der Bildungsexperten bestätigen dieses Bild.

Ihre Erfahrungen mit dem Erlernen von theoretischem Wissen zu Teamarbeit bewerteten die Auszubildenden aller Länder ähnlich zurückhaltend. Lediglich die Schweizer Lernenden empfinden den theoretischen Unterricht zu Kommunikation signifikant wertvoller und praxisrelevanter, obwohl auch hier Optimierungspotential besteht. Insofern ist für alle teilnehmenden Bildungsinstitutionen der drei Länder, aber insbesondere für Deutschland und Österreich ein nicht unerheblicher Verbesserungsbedarf auszumachen. Der theoretische Unterricht sollte im Idealfall hilfreich sein, um „Aha"-Erlebnisse zu Praxissituationen herstellen zu können, und um in schwierigen Teamsituationen besser handlungsfähig zu sein. Es scheint, als ob momentan auch das Schweizer PBL-Curriculum diesen Transfer nicht ausreichend möglich macht.

Das Wissen über Aufgaben und Ziele in der Praxis wird von den Lernenden insgesamt gut beurteilt. Insbesondere bei den österreichischen und den schweizerischen Lernenden konnten hierzu in der Befragung hohe Zustimmungswerte ermittelt werden. Die deutschen Auszubildenden bewerten die Transparenz bezüglich Arbeitspensum, Lernzielen und allgemeinen notwendigen Informationen signifikant schlechter. Die deutschen Experteninterviews bestätigen dieses Bild. Auch hier scheint die verdichtete Arbeitsweise den Erwerb von Teamkompetenz bei Auszubildenden eher zu erschweren. Hilfreich könnte sein, die Lernenden im Praxisbetrieb noch stärker als Auszubildende zu verstehen und nicht nur als ergänzende Arbeitskräfte.

Gemeinsam ist allen Bildungszentren, dass die Förderung der Selbstbestimmung von allen Lernenden durchweg gut erlebt wird. Lediglich die deutschen Auszubildenden erlebten signifikant weniger Freiräume und Möglichkeiten zur Eigeninitiative. Dies hängt sicher auch damit zusammen, dass im Vorarlberger sowie im Graubündner Bildungszentrum die Förderung der Eigenverantwortung mit zwar deutlich unterschiedlicher Methodik, jedoch wesentlich stärker und nachhaltiger im Fokus steht. Auch in der Praxis wird die Selbstbestimmung von allen Lernenden als gut erlebt. Auch hier geben die deutschen Lernenden an, genau wie in der Schule, signifikant weniger Freiräume und Möglichkeiten zur Eigeninitiative zu erleben. Es scheint, dass über die reine Ressourcenfrage hinaus, speziell in den deutschen Lehrbetrieben die Positionierung der Auszubildenden bezüglich ihrer Selbstständigkeit idealer ausgerichtet werden könnte.

Zum Faktor „Spass und Emotion" werden die höchsten Werte von den Vorarlberger Lernenden abgegeben. Diese Ergebnisse decken sich mit den Interviewergebnissen der Vorarlberger Bildungsexperten. Nach deren Aussagen legt man am teilnehmenden Vorarlberger Bildungszentrum grossen Wert auf eine spürbar „freudvolle" Lernkultur. Aus Sicht der befragten österreichischen Bildungsexpertinnen und Bildungsexperten ist die Förderung der Selbstbestimmung und Verantwortung teamkompetenzfördernd. Aus diesem Grund erfolgt im teilnehmenden Vorarlberger Bildungszentrum eine gezielte Vergabe von zahlreichen „Ämtern" und Projektaufgaben an die Lernenden. Die nach Aussagen der Vorarlberger Bildungsexpertinnen und Bildungsexperten vom pädagogischen Team gelebte „Begegnungschule" wird von den befragten Lernenden in einigen Fragestellungen mit hohen Bewertungen „belohnt".

Als Ergebnis zeigt sich auch, dass sich die deutschen Befragten über alle fünf Items zu „Spass und Emotion" kritischer äussern. Zusammenfassend ist festzustellen, dass über die Förderung von freudvollen Lernsituationen gewisse Verbesserungen in allen Ländern erreicht werden könnten. Eine zielführende Idee könnte sein, explizit im Fokus zu haben, dass Lernende tatsächlich gerne zur Schule kommen. Dies könnte beispielsweise über gezielte Wertschätzung und Beziehungsarbeit seitens der Lehrpersonen erfolgen. Es steht zu vermuten, dass hierüber deutliche Effekte für den Erwerb von Teamkompetenzen erreicht werden könnten.

In der Praxis erleben einzig die schweizerischen Auszubildenden mehrheitlich freudvolle Arbeitssituationen und interprofessionelle Wertschätzung. Die Benennung von „Gefühlen von Lernenden" im Sinne des Faktors „Spass und Emotion" kann bisher nur im Graubündner „Handbuch HF-Pflege für die betriebliche Praxis" als transparenter Bestandteil ermittelt werden. Dort heisst es, ein sogenanntes „Flow-Gefühl" müsse bei den Auszubildenden erzeugt werden. „Die Studierenden müssen beim Bestehen der Herausforderung ein Hochgefühl empfinden. Ein solches entsteht, wenn sich der Einsatz gelohnt hat bzw. der Lernaufwand als nützlich und das Erreichen des Ziels als persönliche Leistung beurteilt wird" (OdA Gesundheit und Soziales Graubünden, 2017, S. 10).

Die deutschen Lernenden erleben Spass und Emotionen in der Praxis signifikant schlechter. Hierbei stellt sich die Frage, ob über die reine Ressourcenfrage hinaus Unterschiede in der grundsätzlichen Haltung im deutschsprachigen Gesundheitswesen vorzufinden sind. Die deutschen Bildungsexpertinnen bestätigen das „Jammertal Pflege".

Die Erfahrungen bezüglich gemeinsamer Gruppenerlebnisse in der Schule werden von allen Lernenden sehr unterschiedlich bewertet. Die Schweizer Lernenden erlebten dies über nahezu alle Items am besten. Insbesondere die Gelegenheiten, Arbeitsaufträge in Gruppen zu bearbeiten und darüber angenehme „Wir"-Gefühle zu erleben, wird von dieser Gruppe signifikant besser eingeschätzt. Diese positive Bewertung deckt sich mit den Beschreibungen des Schweizer Bildungsexperten zu den Wirkungsmechanismen von „PBL". In allen drei teilnehmenden Bildungseinrichtungen sind Optimierungsmöglichkeiten im Bereich des gemeinsamen Lernens zu Prüfungsvorbereitungen zu erkennen. Diese teamfördernde Massnahme wird von den befragten Bildungsexpertinnen bzw. Bildungsexperten auch nicht benannt.

In der Praxis besteht ein ähnlich heterogenes Bild. Die schweizerischen und die österreichischen Lernenden fühlen sich grundsätzlich gut in das Pflegeteam integriert. Einzig können die österreichischen Auszubildenden, im Gegensatz zu den Schweizer Lernenden, offenbar deutlich weniger an Teamanlässen teilnehmen. Die deutschen Auszubildenden bewerten ihre Integration in die Pflegeteams signifikant schlechter. Interessant zu sehen ist, dass sich das Pflegepersonal in allen drei Ländern nur teilweise für den schulischen Leistungsstand der Auszubildenden interessiert. Insgesamt ist also durchaus von einem Verbesserungspotential auszugehen, da die integrierende, fördernde und anerkennende Beziehungsarbeit durch das Pflegeteam eine wichtige Determinante zum Erwerb von Teamkompetenz ist.

Angeleitete Reflexionsprozesse werden in der Schule von den Auszubildenden aller Länder nur teilweise wahrgenommen, von einem Drittel der Befragten sogar selten bis nie. Auch in den Experteninterviews betonte lediglich ein Teilnehmer aus Deutschland die Wichtigkeit von Reflexionsprozessen. Hier ist ein grosses Optimierungspotential zu orten.

Ein Ansatz könnte sein, Reflexionsprozesse gezielt im Schulalltag zu verankern und entsprechende Zeitressourcen fest einzuplanen. Beispielsweise wäre es denkbar, Methodenmodule wie z.B. Kommunikation oder Konfliktmanagement auf konkreten Erlebnissen der Lernenden aufzubauen. Hierzu müsste sich das Lehrpersonal systematischer und nachhaltiger mit den wichtigen Wirkmechanismen von Reflexionsprozessen auseinandersetzen.

Soziale Reflexionsprozesse werden von den Lernenden häufiger in der Praxis erlebt als in der Schule. Dennoch zeigt sich das Bild heterogen und gibt Anhaltspunkte für Verbesserungspotential. Bewerten die Schweizer Lernenden die Reflexionsprozesse durchweg als schon gut, sind sie in Deutschland und Österreich signifikant schlechter. So bleibt wie im schulischen Umfeld die Empfehlung, mehr Zeitfenster und strukturierte Ansätze für Reflexionen mit den Lernenden zu implementieren.

Die Rubrik „Stress" wird im qualitativen Forschungsabschnitt auf Basis der Experteninterviews „am Material" gebildet, und deutet ebenfalls auf ungünstige Rahmenbedingungen für die praktische Pflegeausbildung hin. Diese baden-württembergischen Ergebnisse decken sich mit einer aktuellen Untersuchung der praktischen Pflegeausbildung in Oberbayern (Schwab & Fritz, 2017). In den aktuellen Medien ist das deutsche „Jammertal Pflege" ebenfalls omnipräsent. Basierend auf diesen Erkenntnissen sind Hinweise erkennbar, dass die praktische Ausbildung der Pflegeberufe in Deutschland eines grundlegenden Strukturwandels bedarf. Diese Einschätzung deckt sich auch mit den Empfehlungen Simons (2015): „Der Stellenabbau und die Unterbesetzung im Pflegedienst in Deutschland ist bereits seit mehreren Jahren Gegenstand der medialen Berichterstattung (…). Es besteht somit weiterhin dringender Handlungsbedarf" (Simon, 2015).

Die signifikant höhere Einschätzung der befragten Schweizer Lernenden in der TK-DACH-Studie legt in diesem Kontext ebenfalls „den Finger in die Wunde". In die Schweizer Berufsbildung wird in den letzten Jahren stark investiert, um einem Mangel an Pflegepersonal vorzubeugen und um die Qualität der Pflege zu steigern. Auch werden in zahlreichen Spitälern und Langzeiteinrichtungen der Schweiz Kompetenz- und Karrieremodelle für Pflegeberufe auch im Kontext der Aus- und Weiterbildung etabliert.

Auch in Österreich ist die Akademisierung der Pflegeberufe bereits weiter fortgeschritten. Schwab und Fritz (2017) geben für die deutsche Pflegeausbildung folgende Empfehlung: „(...) für Lehrkräfte ein pflegewissenschaftliches Studium auf Masterniveau und für Personen, welche Anleitungen durchführen, auf Bachelorniveau in der Zukunft notwendig, weil nur in diesen Studiengängen pflegewissenschaftliche Inhalte in ausreichendem Masse vermittelt werden" (Schwab & Fritz, 2017).

Diese Einschätzungen decken sich auch mit den Empfehlungen in „Roadmap für die Zukunft - Modelle und Überlegungen zur Ausbildung einer kommenden Generation von Pflegepersonen" zum Einsatz von Pflegepädagoginnen in der Berufspraxis. Hier wird die praktische Ausbildung als Lernort und Sozialisierungsinstanz in den Vordergrund gestellt und und das „Lernen am Modell" propagiert (Eisele, 2017, S. 28).

Als wesentliches Ergebnis dieser Untersuchung ist in diesem Zusammenhang die im Ländervergleich beste Bewertung der theoretischen und der praktischen Ausbildungsfaktoren seitens der Schweizer Befragten zu nennen. Dieses quantitativ erhobene Ergebnis deckt sich mit den im qualitativen Forschungsteil erhobenen Aussagen der befragten Schweizer Bildungsexpertinnen, welche ebenfalls das Konzept „PBL" als zentral teamkompetenzfördernd erleben. Nach Triangulation der empirischen Ergebnisse wird aus diesem Grund die Empfehlung abgeleitet, den Lehrplan in Bezug auf die Entwicklung von Teamkompetenz auf einem strukturierten didaktischen Konzept analog beispielsweise des „Problem Based Learning" aufzubauen (Rapphold und Scherer in Sahmel, 2018, S. 171 ff.).

An dieser Stelle zu erwähnen ist die mit Start des Schuljahres 2017/2018 vollzogene Revision der Bildungsverordnung der dreijährigen Berufslehre Fachfrau/Fachmann Gesundheit (FaGe) in der Schweiz. Neu ist im Ausbildungshandbuch zur bereits beschriebenen Ko-Re-Methode das pädagogisch-didaktisches Modell der Situationsdidaktik zugeordnet worden (Careum Verlag, 2016, S. 2, Reg. B). Gemäss dieses situationsdidaktischen Ansatzes müssen Ressourcen „situativ verankert werden". Im Ausbildungshandbuch ist dies wie folgt beschrieben: „Auf der situativen Ebene arbeitet man so, dass die aktuelle Situation ähnliche, vergangene Situationen hervorruft, die dann wieder an andere Situationen erinnern, bis brauchbare Vorlagen für die Bewältigung der aktuellen Situation gefunden werden" (Careum Verlag 2016, S. 2, Reg. B). Übergeordnet wird in diesem Bildungsplan auch auf die wichtige Eigenschaft von „Haltungen" bzw. „Savoir-Être" hingewiesen, welche „motivations- und willensbasiert" sind und durch „bestimmte, persönlich geprägte Einstellungen, Werte und Normen" beeinflusst werden (Careum Verlag, S. 3, Reg. B). Die zu entwickelnde Teamkompetenz rückt nach Auffassung der Autorin in der aktuellen dreijährigen FaGe- Berufslehre deutlich in den Mittelpunkt.

Interessanterweise zeigt der Ländervergleich der Erhebung der subjektiv wahrgenommenen individuellen Teamkompetenz keine signifikanten Unterschiede. Alle Befragten schätzen sich selbst als teamfähig ein. Hierbei stellen sich zwei Fragen: Zum einen gilt es zu überlegen, ob eine Selbsteinschätzung die richtige Methode darstellt. Auf der anderen Seite muss überlegt werden, welchen Einfluss die zahlreichen ressourcenbindenden Massnahmen zur Förderung „überfachlicher Fähigkeiten" während der Berufsausbildung tatsächlich haben. Inwieweit die vorberufliche schulische und familiäre Prägung einen Einfluss auf die Teamkompetenz hat, konnte mithilfe dieses Studiendesigns nicht in Erfahrung gebracht werden. Positive Hinweise bezüglich einer subjektiv wahrgenommen Kompetenzsteigerung geben in diesem Zusammenhang die Ergebnisse der deutschen „2get1Care"-Studie. In dieser Untersuchung bewerteten pflegerische Auszubildende in einer längsschnittlichen Untersuchung ihre Fähigkeiten in Kommunikation und Teamarbeit im Verlauf der Ausbildung höher als zu Beginn (Schürmann, Knigge-Demal & Zöffzig, 2014, S. 71).

Eine zunehmend fokussierte Handlungsorientierung in der Berufsausbildung ist durchaus auch kritisch zu hinterfragen. Wird der junge Mensch quasi als „Werkzeug" des Betriebes so geformt, dass eine Gewinnmaximierung entsteht? Oder aber erhalten die Auszubildenden auf diese Art und Weise das nötige Rüstzeug, um eine eigenständige Berufsrolle auszuformen, persönlich und individuell handlungsfähig zu werden und auch dauerhaft zu bleiben. Nach Meinung der Autorin dieser Studie entsteht im Idealfalle beides. Nur ein erfolgreiches Gesundheitsunternehmen ist in der wirtschaftlichen Lage, die notwendigen Ressourcen in innovative und nachhaltige Aus- und Weiterbildungen zu kanalisieren. Und nur hervorragend aus- und stetig weitergebildete Gesundheitsfachpersonen bürgen für erfolgreiche Krankenhäuser, Rehabilitationskliniken und Langzeitpflegeeinrichtungen bzw. die ambulante Pflege. Es stellt sich jedoch die Frage, wie solche Themen freudvoll und anregend unterrichtet, bzw. diese Teamlernprozesse begleitet werden sollte. Wie kann es ein Bildungszentrum erreichen, dass die Lernenden sagen würden, „Ja, unsere Lehrerinnen und Lehrer sorgten dafür, dass ich gerne zur Schule kam?", „Die Berufsschule hat in vielen Bereichen Spass gemacht", oder gar „Wir hatten viel Spass am Lernen"? Um diesen Anforderungen genügen zu können, werden in der Tat vorbildhafte und kommunikationsstarke Lehrpersonen benötigt.

5.1.2.2   Beantwortung der konkretisierenden Unterfrage 3

3. Wo sind teamkompetenzfördernde Faktoren in der Umsetzung der Curricula im Rahmen des theoretischen Unterrichts für die Lernenden erkennbar?

Die Sichtung der curricularen Rahmenbedingungen in allen drei Ländern zeigt eine kompetenzorientierte Ausrichtung. Zum anderen konnten in allen untersuchten pflegerischen Berufsausbildungen teamkompetenzfördernde Faktoren gefunden werden. Diese Faktoren sind jedoch in den untersuchten deutschen und österreichischen Lehrplänen noch nicht zirkulär bzw. anhand eines Stufenmodells zur Kompetenzentwicklung im Sinne eines weitgefassten Kompetenzbegriffes (vgl. Kapitel 2.2.1.1) aufgebaut. Tendenzen einer solchen Strukturierung zeigt am ehesten das Problem-Based-Learning-Curriculum des dreijährigen schweizerischen Bildungsganges „HF-Pflege".

Die offensichtliche curriculare Umsetzung im Sinne eines zirkulären Kompetenzerwerbes findet sich im Schweizer PBL-Curriculum der dreijährigen HF-Pflege Ausbildung. Diese Einschätzung stützt sich zum einen auf die Dokumentenanalyse, zum zweiten auf die Ergebnisse des quantitativen und des qualitativen Forschungsabschnittes. Die Lernenden der Schweizer Stichprobe HF-Pflege schätzen mehrere Faktoren sowohl der theoretischen, als auch der praktischen Ausbildung signifikant besser ein als die beiden anderen Stichproben. Auch bestätigen die qualitativen Analysen diese Bewertung. Eine wichtige Erkenntnis dieser Forschungsarbeit lautet somit, dass eine konsequente Verankerung einer problem- und kompetenzorientierten Lehr- und Lernmethode wie „PBL" im Schullehrplan die Entwicklung pflegerischer Teamkompetenzen fördert. Die Umsetzung dieser problemorientierten Lehrmethode setzt jedoch eine weitreichende Kompetenz des Lehrpersonals voraus. Die Unterstützung bei der Strukturierung der Lerninhalte, die fortlaufende Motivierung bzw. das Coaching der Lernenden im PBL-Prozess, sowie eine Inputgabe bzw. auch eine Steuerung zur rechten Zeit sind hierbei elementare Erfolgsfaktoren.

5.1.2.3 Beantwortung der konkretisierenden Unterfrage 5

5. Welche Ansätze anderer wissenschaftlicher Disziplinen eignen sich, um den Erwerb und die Entfaltung von Teamkompetenzen bei Lernenden pflegerischer Berufe zu fördern und zu messen?

Nach Interpretation der empirischen Ergebnisse erfolgt zur Beantwortung dieser konkretisierenden Unterfrage ein Blick zurück auf die Ergebnisse der einleitenden Literaturrecherche, sowie ein Abgleich mit aktuellen Veröffentlichungen. Nach Meinung der Autorin sind folgende Erkenntnisse auch für die Ausbildungsentwicklung in Pflegeberufen interessant.

Im Bereich der medizinischen Soziologie und Psychologie wird ein Konzept zur berufsgruppenübergreifenden, patientenorientierten Teamentwicklung in Rehabilitationseinrichtungen (PATENT) entwickelt und bereits evaluiert. Hierbei beruht der Aufbau der Teamentwicklungsmassnahme auf einem systemischen Ansatz mit standardisiertem Ablauf (Körner u. a., 2015).

Ebenfalls aus der psychologischen Forschung und unter Berücksichtigung moderner Hirnforschung stammt die Kommunikationstechnik „Emboided Communication", welche Kommunikation als ein offenes System, in dem sich viele Elemente wechselseitig und zirkulär beeinflussen, sieht. Storch und Schachner betonen 2015, „Wer sendet, empfängt zugleich auch - und wer empfängt, sendet gleichzeitig. Wie beim Embodiment der Kognition zwischen Körper und Geist entwickelt sich aus dieser Einsicht ein völlig neuer Ansatz" (ISMZ, 2015).

In der Disziplin der Organisationspsychologie wurden Planspiele entwickelt, um „überfachliche" Kompetenzen entwickeln und trainieren zu können. Solche Planspiele mit unterschiedlichen Aufgabenstellungen finden zunehmend auch in pflegerischen Berufs- und Hochschulausbildungen Einzug. Beispielsweise ist auch im Curriculum der Schweizer HF-Pflege Ausbildung und im neu konzipierten Studiengang „Gesundheits- und Krankenpflege Pflege BSc" an der Fachhochschule Dornbirn/Österreich die Planspielmethode im Themenbereich „Betriebswirtschaftliche Grundlagen für die Pflege" als innovatives Element integriert (fhv, 2018).

Bezüglich der Messung von Teamkompetenz konnte im Rahmen der empirischen Untersuchung der TK-DACH-Studie kein Erfahrungswissen generiert werden. Hierzu kann jedoch auf drei interessante Ergebnisse der Literaturrecherche hingewiesen werden. Zum Einen ist das Projekt „KOMET - Kompetenzmessung in den Pflegeberufen" zu nennen, welches bereits in mehreren Schweizer Pflegeausbildungsgängen zum Einsatz kam (Rauner, 2015). Zum Zweiten ist das deutsche CosMed-Projekt (Kompetenzmessung durch Simulation und adaptives Testen mit medizinischen Fachangestellten) zu nennen. Die Autorinnen empfehlen im Anschluss an ihre empirische Überprüfung den Einsatz des entwickelten Instrumentes sowohl im Setting Berufsschule, als auch im Rahmen der praktischen Berufsausbildung (Dietzen, Monnier, Srebeny & Tschöpe, 2015). Des Weiteren empfiehlt sich nach Meinung der Autorin ein zukünftiger Blick auf die entwickelten Instrumente der deutschen „ASCOT" - Initiative „TEMA", welche unter anderem „zur Feststellung der beruflichen Handlungskompetenz in der Pflege älterer Menschen" entwickelt und getestet wurden (Dietzen, Monnier, Srebeny & Tschöpe, 2015).

Ebenfalls interessant ist die deutsche Untersuchung von Sahmel und Leibig (2017) bezüglich des Kompetenzerwerbs und der Kompetenzmessung im Rahmen eines Hochschulstudienganges mit pflegepädagogischer Ausrichtung. In einem Paneldesign wird im quantitativen Forschungsabschnitt der „KODE®-X-Kompetenz-Explorer" gewählt. Mit diesem Instrument in Form eines „Kompetenzrads" werden unter anderem auch sozialkommunikative Kompetenzen erfasst. Im qualitativen Forschungsabschnitt dieser Untersuchung wird die Methode der Selbstevaluation gewählt (Sahmel und Leibig in Sahmel, 2018, S. 217).

Im Schweizer Kanton Luzern läuft derzeit in Zusammenarbeit mit der Pädagogischen Hochschule das Projekt „KOMPRA" zur Beurteilung überfachlicher Kompetenzen. In einer Projektphase (2017-2019) wird ein Instrument getestet, welches in erster Linie der Selbsteinschätzung Lernender bezüglich ihrer „Selbst-, Methoden-, und Sozialkompetenz" dient. Auf freiwilliger Basis können die Auszubildenden beispielsweise ihre Berufsschullehrpersonen oder Praxisausbilderinnen einladen, um eine zusätzliche Fremdbeurteilung vorzunehmen. In einem ersten Schritt wird das Webtool im Sportunterricht an Luzerner Berufsschulen eingeführt. Eine Ausweitung auf den allgemeinbildenden Unterricht und den Berufskundeunterricht ist geplant. Obgleich der hier verwendete Kompetenzbegriff und seine Zuordnung noch etwas „schwammig" erscheint, sind interessante Ansätze in diesem Hochschulprojekt erkennbar (Kompra, 2018). Nach entsprechender Evaluierung und adäquater Weiterentwicklung scheint ein Transfer in beispielsweise pflegerische Ausbildungsgänge durchaus möglich

Im internationalen Bildungsraum wurden zur pflegerischen Kompetenzmessung erste Ergebnisse im Rahmen mehrerer Studien generiert (Barton, Bruce & Schreiber, 2017; Gross, 2012; Maguire, Bremner, Bennett, & VanBrackle, 2015).

Besonders interessant sind auch die Ergebnisse der grossangelegten „Hattie-Studie", welcher im Rahmen einer Metaanalyse 50.000 Studien zugrunde liegen. Im Kontext einer „Vorbildwirkung der Lehrpersonen" empfiehlt diese Studie auf Basis ihrer Ergebnisse die klare Position des Pädagogen als „direkter Instruktor" (Steffens & Höfer, 2014, S. 22).

Aus der Gehirnforschung ist mittlerweile bekannt, dass Kinder und Schüler zum optimalen Lernerfolg sehr viele verschiedene und gute Beispiele benötigen. Aus diesen Beispielen werden dann im Lernprozess im Gehirn Regeln und Muster gebildet (Gasser, 2012, S. 7).

5.2 Limitationen der Untersuchung

Im Rahmen einer Einzelstudie sind nur begrenzte Ressourcen verfügbar. An dieser Stelle möchte die Forscherin auf eine Reihe von Limitationen dieser Untersuchung hinweisen. Da die Ergebnisse beider empirischer Forschungsabschnitte aus einem begrenzten Sample generiert wurden, sind nur eingeschränkt Verallgemeinerungen möglich. In Anlehnung an Dütthorn (2014) kann die entstandene Theorie der auf Basis der Meta-Matrix identifizierten sechs Entwicklungsfaktoren pflegerischer Teamkompetenz als „Theorie begrenzter Reichweite gesehen werden" (Dütthorn, 2014, S. 441). In dieser Untersuchung waren keine Studierenden pflegerischer (Fach-) Hochschulzugänge eingeschlossen. Auch werden die Stichproben nur aus der Bodenseeregion bzw. dem Schweizer Kanton Graubünden rekrutiert. Ebenso handelt es sich aufgrund der Vollbefragungen in den drei Bildungszentren um keine Zufallsstichproben. Demzufolge sind die Ergebnisse nicht repräsentativ und keinesfalls auf den gesamten deutschsprachigen Bildungsraum übertragbar. Die Strukturen der pflegerischen, nichtakademischen Berufsausbildungen in den Ländern Deutschland, Österreich und der Schweiz sind teilweise sehr unterschiedlich. Der Logik des Versuchsaufbaus folgend werden in allen drei Bildungseinrichtungen nur die angestellten Lehrpersonen befragt. Dass keine Ausbildungsverantwortlichen, Berufsbildnerinnen bzw. Praxislehrpersonen oder Mentoren inkludiert wurden, stellt eine weitere Limitation dar. Die Ergebnisse können nur als erste Hinweise in der pflegerischen Teamkompetenzforschung gesehen werden. Das Querschnittdesign ermittelt Erfahrungen, Einstellungen und Wissen der Teilnehmerinnen und Teilnehmer an drei Bildungszentren nur zu einem Stichtag. Dieser Erhebungszeitpunkt kann in der einen Einrichtung ideal gewählt, und in der anderen Institution gerade denkbar ungünstig sein. Auf diese Rahmenbedingungen kann und darf die Studienleiterin keinerlei Einfluss nehmen. Es erscheint wichtig, darauf hinzuweisen, die teilweise signifikant schwächeren Bewertungen der baden-württembergischen Stichprobe der Lernenden nicht falsch zu interpretieren. Diese Auszubildenden erlebten einen Führungs- und Standortwechsel durch den Zusammenschluss zweier Schulstandorte während ihrer Lehrzeit. Im Anschluss an die Fragebogenerhebungen erfuhr die Studienleiterin von den Lernenden, dass einige Jugendliche bereits mit grossem Unmut in die Ausbildung starteten. Die befragte Schuldirektorin wiederum hat die Bildungseinrichtung zum Erhebungszeitpunkt erst seit zwei Jahren übernommen. Am teilnehmenden deutschen Bildungszentrum erfolgte im Laufe der Untersuchung ein Umstrukturierungsprozess. Auch beinhaltet diese Erhebung Daten jeweils der Jahrgangs-Kohorte(n) der Absolventen der drei Bildungseinrichtungen.

Im Rahmen der Vollerhebungen sind die Grössen der Stichproben unterschiedlich hoch.

Das Basismodell TK-DACH ist nicht allumfassend. Die Bereiche „Macht" und „Respekt" sowie „Wertschätzung" sollten integriert werden. Die Entwicklung eines Fragebogens zur Erhebung eines mehrdimensionalen Konstruktes ist anspruchsvoll und fehleranfällig. Im Zeitrahmen eines sechs-semestrigen Dissertationsprojektes ist ein zielgerichtetes Vorgehen und in diesem Kontext nur ein kurzer Pretest möglich. Die Reliabilität und die Aussagekraft des Fragebogens TK-DACH ist nur eingeschränkt beurteilbar. Auch ist der Fragebogen sehr lang, und einige Fragen könnten geschärft oder angepasst werden. Im qualitativen Forschungsabschnitt ist die Stichprobe mit n = 6 Expertinnen bzw. Experten recht klein. Es ist fraglich, ob die Auswahl genügend kontrastierend ist. Bei der qualitativen Inhaltsanalyse zeigen sich teilweise Schwierigkeiten bei der Zuordnung der ermittelten Codes zu den „a priori" Kategorien „Kooperation" und „Beziehungen und Gruppenerlebnisse". Die entwickelte Meta-Matrix ist als erster Versuch der Darstellung einer grösseren Mixed-Methods-Erhebung zu sehen. Der Expertinnen-Workshop zur gemeinsamen Ergebnis-Reflexion musste in Rahmen eines sehr knappen Zeitbudgets erfolgen. Das Briefing der Teilnehmerinnen war nur sehr kurz, nach dem Workshop mussten die Befragten zu den anschliessenden Veranstaltungen „eilen". Auch war die Anzahl an Teilnehmerinnen mit n = 7 klein. Insofern ist es eher kritisch zu sehen, eine Evaluationsrunde im Rahmen eines wissenschaftlichen Kongresses durchführen zu wollen.

5.3   Ausblick auf weitere Forschung

Die vorliegende Studie untersucht die Entwicklung von Teamkompetenz in pflegerischen, nichtakademischen Berufsausbildungen im deutschsprachigen Bildungsraum der DACH-Region. An dieser Stelle erfolgt auf Basis der Ergebnisse eine Empfehlung für zukünftige Forschungen von Pflegepädagogik und Pflegewissenschaft. Es ergeben sich interessante Anschlüsse an Fragestellungen der Personalentwicklung im Gesundheitsbereich. Sowohl die Arbeitsplatz-, als auch die Ausbildungsplatzattraktivität werden in Anbetracht des demografischen Wandels zunehmend entscheidend sein. Denkbar sind hierbei Forschungsfragestellungen zu Arbeitsplatz- und Ausbildungsplatzzufriedenheit von Pflegenden verschiedener Kompetenzstufen. Im Kontext der Teamforschung wäre es interessant, welche Faktoren dazu führen, dass sich ältere Mitarbeiterinnen und Mitarbeiter möglichst lange als vollwertiges Mitglied des Pflege- und Behandlungsteams fühlen.

Im Bereich der Entwicklung inter- bzw. intraprofessioneller Ausbildungs- und Studiengänge sind ebenfalls viele Fragen ungeklärt. Verändert sich beispielsweise das Gefühl von Macht und Prestige bei Medizinerinnen und Medizinern? Führen gemeinsame Ausbildungsszenarios zur Entwicklung einer gemeinsamen Sprache und tatsächlich zu einem besseren Verständnis? Diese Untersuchung macht keine Aussage über Teamentwicklungsprozesse in Pflegeteams in der Berufspraxis. Interessante Fragestellungen wären in diesem Rahmen zu generieren. Beispielsweise könnte es von Interesse sein, ob fokussierende Teamentwicklungsmassnahmen sich positiv auf die Patientensicherheit und die Pflegequalität auswirken. Sind Planspiele eventuell der richtige Weg oder nur eine sehr aufwändige Lehr- bzw. Lernform? Insbesondere der Bereich der Simulation ist im pädagogischen Setting des deutschsprachigen Bildungsraumes weitestgehend unerforscht. Die aktuelle Studienlage bezieht sich häufig auf den internationalen Bildungsraum. In diesem Kontext wäre auch das im US-amerikanischen Bildungsraum bereits etablierte Instrument „TeamSTEPPS" zu nennen, welches in deutschsprachiger Übersetzung bisher nicht zum Einsatz kommt (Maguire u. a., 2015). Aktuell sind in der französischsprachigen Schweiz an den Universitätsspitälern Lausanne und Genf erste Anwendungen von „TeamSTEPPS" in multidisziplinäre Patientensicherheitstrainings integriert (Picchiottino, 2016).

Der identifizierte Hebel „Lehrpersonen mit Vorbildcharakter" eröffnet ein weiteres Forschungsfeld. In diesem Zusammenhang fordern auch Wild und Möller (2015) den Bereich der Klassenführung als zentrales Thema der Unterrichtsforschung (Wild & Möller, 2015, S. 106). Diese Meinung vertreten auch Kerres und Falk, welche im Sinne des Lehrens als Dienstleistung die Frage nach der Teilnehmerzentriertheit stellen (Falk & Kerres, 2003, S. 218). Um Methoden entwickeln zu können, welche zu einer Steigerung der Unterrichtsqualität führen, wären ebenfalls Forschungsfragen denkbar. Interpreten der Studie „Hattie" empfehlen interessanterweise eine stärkere Orientierung an reformpädagogischen Ansätzen (Steffens & Höfer, 2014, S. 23), dies könnte nach Meinung der Autorin im Kontext der pflegerischen Assistenzausbildungen durchaus ein interessanter Ansatz sein.

Eberhardt betont bereits im Jahre 2005, dass aufgrund eines anstehenden Paradigmenwechsels im Gesundheitswesen die kommunikativen Fähigkeiten der Lernenden einen immer wichtiger werdenden Faktor darstellen. Sie empfiehlt die Implementierung von Theaterpädagogik in pflegerische Curricula zur Steigerung der Reflexionsfähigkeit, sowie der personalen und sozialen Kompetenzen. Es wären Konzepte des „Szenischen Lernens" zur Entwicklung von Teamkompetenz bei pflegerischen Lernenden vorstellbar (Eberhardt, 2005, S. 12, 13). Forschungsbedarf wäre hierbei beispielsweise in Bezug auf eine mögliche positive Wirkung auf die Selbstreflexivität der Lernenden denkbar (Oelke in Sahmel, 2018, S. 147 ff.)

Auch könne diese Lernform die wichtigen Faktoren Spass und Emotionen erzeugen, was ebenfalls interessante Forschungsfragen beinhalten könnte.

Das Lehrkonzept „Problem Based Learning" lässt ebenfalls bisher einige Fragen unbeantwortet. Viele Studien wurden im internationalen Bildungsraum und eher im akademischen Setting durchgeführt. Wie empfinden Lernende das eigenständige Lernen? Profitieren Auszubildende vom Coaching durch Tutoren? Was sehen Schülerinnen und

Schüler eher kritisch? Sind auch Unterschiede im Lernerfolg bezüglich des Fachwissens zu erkennen? Die Empfehlung, problemorientierte Lernformen durchaus kritisch zu beurteilen, leitete auch Darmann-Finck auf Basis der Ergebnisse einer qualitativen Erhebung ab (Darmann-Finck, Muths in Darmann-Finck & Boonen, 2008, S. 92).

Es sind des weiteren Fragen zu geeigneten Instrumenten zur Bewerberauswahl zu stellen. In Österreich sind strukturierte Assessment-Center bereits etablierter, als beispielsweise in deutschen Vorauswahlverfahren (Eibel & Reuschenbach, 2011). Ähnliche Forschungsfragestellungen sind in der Regel eher bei psychologischen oder betriebswirtschaftlichen Untersuchungen zu finden, könnten jedoch von grosser Bedeutung für die Pflegepädagogik sein. Schiffer (2014) empfiehlt in ihrer Dissertation „Ausbildungs-erfolg in der Pflege", dass „Instrumente der Berufseignungsdiagnostik, die „metaanalytisch gesicherte hohe Kriteriumsvalidität erreichen" für den Auswahlprozess angehender Pflegeauszubildender angepasst und eingesetzt werden sollten (Schiffer, 2014, S. 275).

Um den wichtigen Faktor Schul- bzw. Unternehmenskultur besser einschätzen zu können, wäre es ideal, Forschungsprojekte mit diesem Fokus anzuregen. Beispielsweise könnte ein Bildungszentrum Gesundheit oder auch eine (Fach-) Hochschule mit einem standardisierten Instrument, z.B. dem „OKAI-SK 2009" der Schulkulturforschung den Ist-Stand erheben, um anschliessend gezielte Optimierungsmassnahmen planen zu können (Müthing, 2013, S. 1).

Zum anderen wird in der Bildungsforschung in der Regel die Patientenperspektive nicht berücksichtigt. Wie empfinden die Pflegeempfängerinnen und Pflegeempfänger die Teamarbeit der „Health Professionells" wäre in diesem Zusammenhang eine interessante Fragestellung. Britnell (2015) betont die Wichtigkeit die Wahrnehmung der Patienten mit der Aussage: „There are many ways of using the experiences of patients and carers in service design, such as interviews, oberservations, diaries, stories and ethongraphy" (Britnell, 2015, S. 188).

6   Zusammenfassende Schlussfolgerungen und Ausblick

Der Pflegeberuf steht vor mannigfaltigen Herausforderungen, welche in der Einleitung dieser Forschungsarbeit dargestellt wurden. Um diesen Herausforderungen zu begegnen, werden aktuell in Deutschland und Österreich aufgrund von gesetzlichen Veränderungen tiefgreifende Neuerungen im Kontext pflegerischer Berufsausbildungen durchgeführt. In der Schweiz ist die stufenweise Professionalisierung in den Pflegeberufen bereits umgesetzt.

Aus der erhobenen Literatur lässt sich ableiten, dass die Entwicklung von Teamkompetenz zur Bewältigung der Herausforderungen und Neuerungen wichtig und notwendig ist.

Nach Sichtung der Ergebnisse dieser empirischen Mixed-Methods-Untersuchung im Sinne der Grundlagenforschung lässt sich die Vorannahme bestätigen, dass die Entwicklung von Teamkompetenz im Rahmen pflegerischer Berufsausbildungen komplex und mehrdimensional ist. Das entwickelte Basismodell TK-DACH (Abbildung 21) eignet sich, um sieben wichtige Faktoren in Theorie und Praxis ableiten zu können. Der Fragebogen TK-DACH ist in der Lage, signifikante und aufschlussreiche Ergebnisse zu generieren. In den problemzentrierten Experteninterviews kommen im Ländervergleich unterschiedliche Ausprägungen und Schwerpunktsetzungen in pflegerischen Berufsausbildungen zum Vorschein. Unter Zuhilfenahme des vierstufig verlaufenden Triangulationsprozesses werden diese Ergebnisse in einer Meta-Matrix zusammengefasst.

Grundsätzlich hat die Forscherin nicht den Anspruch, auf Basis der empirischen Ergebnisse verallgemeinerbare Aussagen zur Konzeption pflegerischer Berufsausbildungen der Länder Deutschland, Österreich und die Schweiz vorzunehmen.

Mit einem fokussierenden Blick auf die pflegerische Berufsausbildung **am Lernort Schule** sind anhand der Ergebnisse dieser Untersuchung jedoch folgende Feststellungen möglich:

Die herausgearbeiteten theoretisch fundierten Entwicklungsfaktoren für Teamkompetenz in der theoretischen Ausbildung „1. Kommunikationsqualität", „2. Kooperation und Zusammenarbeit", „3. Theoriebildung Teamarbeit", „4. Selbstbestimmung", „5. Spass und Emotion", „6. Beziehung und Team" und „7. Reflexionsprozesse" sollten bei der Curriculums- und Schullehrplanentwicklung berücksichtigt werden. Hierzu bieten sich auf der Ebene der konkreten Umsetzung insbesondere strategische Schulentwicklungsprojekte an. Eine diesbezügliche (Neu-) Ausrichtung oder Weiterentwicklung von Bildungszentren kann sich im Besonderen an drei wesentlichen identifizierten Hebeln zur Entwicklung von Teamkompetenz in der theoretischen Berufsausbildung orientieren (Abbildung 189).

© Springer Fachmedien Wiesbaden GmbH, ein Teil von Springer Nature 2020
K. Hornung, *Teamkompetenz in der Pflegeausbildung entwickeln*, Best of Pflege,
https://doi.org/10.1007/978-3-658-28797-9_6

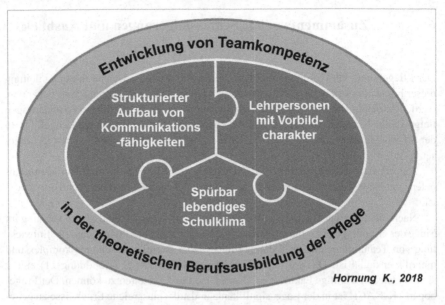

Abbildung 189:   Wesentliche Hebel zur Entwicklung von Teamkompetenz in der
theoretischen Berufsausbildung, eigene Darstellung

Die Ausrichtung auf diese drei identifizierten Hebel kann auf jedem Kompetenzniveau
in angepasster Form, sowohl in der pflegerischen Assistenzausbildung, als auch auf
(Fach-) Hochschulniveau erfolgen.

   Der zunehmenden Akademisierung im gesamten deutschsprachigen Bildungsraum
sollte diese Ausrichtung ebenfalls nützen. Deutschlandweit ist beispielsweise die Zahl
der Abiturientinnen und Abiturienten in den letzten zehn Jahren von 34.4% auf 40%
gestiegen (Baethge & Richter, 2017, S. 7). Für diese grosse Zahl potentieller Studierender gilt es, die Entwicklung und Etablierung gemeinsamer grundständiger Gesundheits-
studiengänge zur partnerschaftlichen Sozialisation aller zukünftigen „Gesundheits-
Player" voranzutreiben. Hierbei gilt es die positive Wirkung der schülerorientierten Kultur der traditionellen Gesundheit- und Krankenpflege, bzw. Altenpflegeschulen zu berücksichtigen, um keine anonymen und austauschbaren Bildungszentren entstehen zu
lassen. Im Idealfalle sollten „im Sinne eines konstruktivistischen Bildungsverständnis-
ses schüleraktive, selbstgesteuerte Lernprozesse im Vordergrund stehen" (Sett in Bonse-
Rohmann, Burchert, & Bundesinstitut für Berufsbildung, 2011, S. 180).

   Insbesondere in Deutschland stehen am anderen Ende der Bildungskette viele junge
Menschen mit Hauptschulabschluss, welche nur mit grossen Schwierigkeiten den Weg
in eine Berufsausbildung finden. Alternativ wird häufig für diese Jugendlichen eine För-
dermassnahme im beruflichen Übergangsbereich durchgeführt (Baethge & Richter,
2017, S. 11). Auf Basis der Ergebnisse ihrer empirischen Untersuchung betont die deut-

sche Bildungsforscherin Brohm, dass bei dieser Gruppe Lernender häufig schwächere soziale Kompetenzen aufgrund „sozialer Ängste" erkennbar sind. Sie empfiehlt zur Steigerung der Chancengleichheit strukturierte und langfristige Interventionsmassnahmen zur Förderung des Selbstbewusstseins und der Selbstwirksamkeit Lernender während der obligatorischen Schulzeit (Brohm, 2009, S. 250).

Vorbildfunktion für deutsche Bildungsoffensiven könnte in diesem Kontext das Schweizer Berufsbildungsmodell pflegerischer Kompetenzentwicklung einnehmen. Hierbei ist die Stufe „Assistent/-in Gesundheit" mit zweijährigem Berufsattest (EBA) bereits in der Startposition einer möglichen Bildungskarriere dargestellt und bewusst nicht in einer „Sackgassenposition" festgeschrieben. Zunehmend etablieren sich, insbesondere in der Schweizer Langzeitpflege, klar beschriebene Kompetenzbereiche der verschiedenen Bildungsniveaus. In Österreich sind die aktuellen Ausbildungen, beginnend mit der einjährigen Basisstufe „Pflegeassistenz" ebenfalls durchlässig entwickelt worden. Die einzelne, stufenweise zu erklimmenden Pflegequalifikationsstufen sind bis zum Doktorat aufgebaut, bestätigen Them, Wetzlmayr und Schulc in (Them, Wetzlmayr und Schulc in Sahmel, 2018, S. 133). Der Aufbau klarer Kompetenzprofile im Praxisfeld steht in Österreich an vielen Stellen noch aus.

Für die Schweiz empfahl die Schweizerische Akademie der medizinischen Wissenschaften nach einem rund zehnjährigen Projekt bereits im Jahre 2007 im Abschlussbericht „Projekt Zukunft Medizin Schweiz - Phase III": „Die pädagogischen Aktivitäten müssen die Grundkenntnisse für fachübergreifende Teamarbeit stärken und überprüfbar machen. Dazu ist es wünschenswert, Teile dieser Wissensvermittlung in interdisziplinär zusammen-gesetzten Studentengruppen durchzuführen (Ärzte, Pflegefachpersonen, Apotheker)" (Schweizerische Akademie der medizinischen Wissenschaften SAMW, 2007, S. 5). Erste Studiengänge mit interprofessionellen Modulen in Pflege und Medizin sind bereits etabliert (Careum, 2017)

Mit einem fokussierenden Blick auf das **Praxisfeld Pflege** sind anhand dieser Untersuchung folgende Feststellungen möglich:

Die herausgearbeiteten theoretisch fundierten Entwicklungsfaktoren für Teamkompetenz in der praktischen Ausbildung „1. Kommunikationsqualität", „2. Kooperation und Zusammenarbeit", „3. Klarheit von Aufgaben und Zielen", „4. Selbstbestimmung", „5. Spass und Emotion", „6. Beziehung und Team" und „7. Soziale Reflexionsprozesse" sollten bei Ausgestaltung von Lernumgebungen berücksichtigt werden. Hierzu bieten sich insbesondere strategische Organisationsentwicklungsprojekte an, welche von Seiten der Geschäftsleitung von Gesundheitseinrichtungen anerkannt und gefördert werden. Eine diesbezügliche (Neu-) Ausrichtung oder Weiterentwicklung von Praxiseinsatzgebieten für pflegerische Lernende kann sich im Besonderen an drei wesentlichen identifizierten Hebeln zur Entwicklung von Teamkompetenz in der praktischen Berufsausbildung orientieren (Abbildung 190).

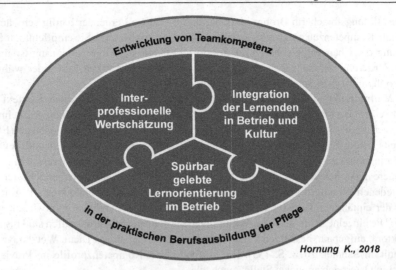

Abbildung 190:   Wesentliche Hebel zur Entwicklung von Teamkompetenz in der praktischen
                 Berufsausbildung, eigene Darstellung

Die Ausrichtung auf diese drei identifizierten Hebel kann grundsätzlich in allen Gesundheitseinrichtungen in jeweils angepasster Form, sowohl im ambulanten Sektor, als auch
im akutstationären, rehabilitativen, psychiatrischen Kliniken und im Langzeitpflegebe-
reich erfolgen.

   Die Gesundheitseinrichtungen des gesamten deutschsprachigen Bildungsraumes stehen derzeit vor oder bereits mitten in einem Strukturwandel. Teamarbeit aller Professio-
nen ist hierbei von zentraler Bedeutung. Die Ergebnisse dieser Studie sollen nach Möglichkeit erstrebenswerte Entwicklungen im gesamten deutschsprachigen pflegerischen
Bildungsraum anstossen. Ein zentrales Ergebnis der TK-DACH-Studie ist der teamkompetenzfördernde Hebel „Lernorientierte Unternehmenskultur" im Sinne eines „Lernenden Unternehmens". In diesem Kontext ist der Blick über den pflegewissenschaftlichen
„Tellerrand" lohnenswert. Nicht immer muss „das Rad neu erfunden werden". Einige
innovative Management-Konzepte beinhalten Lösungsansätze, welche konstruktiv kritisch beleuchtet werden sollten. Beispielsweise ist in der Schweiz ist das LEAN-Hospital
Konzept in mehreren Spitälern bereits etabliert, in Österreich und Deutschland ist dies
derzeit im Entwicklungsstadium. LEAN-Hospital Projekte hinterfragen Abläufe und bieten in diesem Zusammenhang auch für die pflegerische Ausbildung Chancen. So werden
in einem Management Ratgeber häufige Hemmnisse in Kliniken wie folg beschrieben:
„Das Wissen und Können von Mitarbeitenden, die in ihrem Bereich bestens ausgebildet
sind, wird nicht genutzt, um Prozesse zu verbessern" und: „Es fehlt an der Zeit, um sich
am Patienten zu orientieren. Oft fehlt die Zeit oder das systematische Verständnis dafür.
Man ist deshalb nicht in der Lage, Prozesse so anzupassen, dass das Patientenerlebnis
verbessert wird. Die Mitarbeiter der Station arbeiten nicht im Team" (Walker, Alkalay,

Kämpfer, & Roth, 2017, S. 34). Die Autoren beschreiben in ihrer Schrift „Mehr Zeit für Patienten" beispielsweise einen pflegerischen Auszubildenden, dem nur Ad-hoc Aufgaben zugeteilt werden. Somit fehle ihm die Übersicht über das „grosse Ganze", und er sei nicht in der Lage, sein gesamtes Wissen einzubringen. Auch sei seine Bezugsperson aufgrund der stressvollen Arbeitsumgebung nicht in der Lage, ihn adäquat zu fördern und zu unterstützen. Es sei zu befürchten, „dass der Pflegeschüler die Freude am Beruf bereits früh verliert" (Walker u. a., 2017, S. 35). Eine Lösungsmöglichkeit könnte in diesem Kontext ein „Knowledgeboard" nach Virginia Mason sein, auf welchem die Kompetenzen der einzelnen Mitarbeiterinnen und Mitarbeiter klar zu erkennen wären (Walker u. a., 2017, S. 34, 35).

Heyse empfiehlt 2015 ebenfalls die Notwendigkeit einer veränderten Unternehmenskultur in Gesundheitseinrichtungen (Tabelle 30). Eine „ideale Entwicklung von Schlüsselkompetenzen" aller am Gesundheitssystem beteiligter Personen könnte hierbei die notwendigen Veränderungen fördern.

Tabelle 30:   Ziele in der Veränderung überholter Strukturen (Heyse u. a., 2015, S. 19)

Überholte Strukturen	Ziele
Hierarchisch-autokratisch	Integrativ-konfliktlösend
Überholte Rollen (Frauen-) Bilder	Kooperation auf „Augenhöhe"
Unvorbereitete Führungspersonen auf mehreren Ebenen und Kompetenzstufen	Kompetenzorientierte Curricula bereiten auf allen Kompetenzstufen auf zukünftige Aufgaben umfassend vor
Chefärztinnen als „sozial-inkompetente Fachgenies"	Chefärztinnen in der Rolle integrativ-konfliktlösender Führungspersonen

Inspirationsideen zur Weiterentwicklung des Gesundheitsbildungssystems sind in Skandinavien zu finden. Aase et al. (2013) stellen auf Basis der Ergebnisse ihrer Metaanalyse in Norwegen fest, dass an allen 32 untersuchten Bildungsstätten interprofessionelles Teamwork zwischen Pflegenden und Medizinern trainiert wird. In Norwegen wird im Vergleich zum deutschsprachigen Bildungsraum bereits im Jahre 1972 erkannt, dass man Studierende von Gesundheitsberufen bereits in der Ausbildung auf eine spätere interprofessionelle Zusammenarbeit vorbereiten muss (Aase, Aase & Dieckmann, 2013).

Ebenfalls ist es in Anbetracht der aktuellen Herausforderungen insbesondere in Deutschland notwendig, die Personalschlüssel in den Gesundheitseinrichtungen gezielt und nicht nach dem „Giesskannenprinzip" anzupassen. Nur so ist es möglich, dass die Pflegepersonen über ausreichende Ressourcen verfügen, um „eine Vorbildfunktion für Auszubildende und Studierende", wie aktuell gefordert (Schwab & Fritz, 2017) darstellen zu können. Diese Forderung betont das wichtige Ergebnis des in der Meta-Matrix dieser TK-DACH-Studie identifizierten Hebels „Spürbar gelebte Lernorientierung". Leider stellen die Unternehmensberater Walker u.a. in deutschen Krankenhäusern eher das Gegenteil fest: „Derzeit ist die Anzahl Patienten pro Pflegeperson in deutschen Krankenhäusern so hoch, dass die Überlastung zur Norm geworden ist. (...) Die Ergebnisse sind ernüchternd" (Walker u. a., 2017, S. 173).

Die Ergebnisse der TK-DACH-Studie bestätigen in diesem Zusammenhang auch die Erkenntnisse Dütthorns (2014). Sie fasst ihre Ergebnisse aus dem europäischen Bildungsraum mit dem Blick auf Deutschland wie folgt zusammen: „Allerdings erleben die Lernenden auch klinische Situationen konflikthafter Zusammenarbeit, die sich insbesondere aus deutscher Perspektive in erlebten Hierarchie- und Machtstrukturen der institutionellen Gesundheitsversorgung ausdrückt" (Dütthorn, 2014, S. 435). Aber auch in Österreich und in der Schweiz sind hohe Fluktuationen des Pflegepersonales spürbar. Bei jedem Mitarbeiterwechsel kommt es seitens des Unternehmens zum Verlust wertvoller Kompetenz, welche mühevoll neu aufgebaut werden muss. Im Sinne einer „Lernorientierten Unternehmenskultur" sollte nach Meinung der Autorin Personalentwicklung bereits am ersten Tag der Berufsausbildung im Unternehmen beginnen.

Auch Erpenbeck und Sauter betonen „ Arbeiten und Lernen wachsen wieder zusammen", im Sinne eines „Social Workplace Learning" (Erpenbeck & Sauter, 2016, S. 132).

Hierbei könnten die in der Industrie bereits etablierten Programme zur Steigerung der Arbeitsplatzattraktivität wie z.B. „Employer Branding", „Magnet Recognition Program ®" oder Möglichkeiten der Zertifizierung wie „Great Place to Work®" Veränderungsprozesse in Gesundheitseinrichtungen vorantreiben. Hierzu wären alle Entscheidungsebenen der Gesundheitseinrichtungen gefordert (Egger, 2015). In diesem Zusammenhang wären auch die Orientierungen an unter wissenschaftlicher Leitung entwickelten Gütesiegeln wie beispielsweise „Best Place to learn®" denkbar. Dieses Qualitätssiegel wurde in Zusammenarbeit mit der Forschungsgruppe Berufsbildung an der Universität Bremen unter Leitung von Prof. Dr. Rauner entwickelt (Best Place to Learn, 2018). Solche Evaluierungsverfahren könnten auch genutzt werden, um pflegerische Ausbildungs-, Arbeits- und Rollenprozesse zu hinterfragen. Die konkrete Positionierung eines Gesundheitsunternehmens als „Lernende Institution" könnte eine starke Aussenwirkung bezüglich der Attraktivität pflegerischer Ausbildungsgänge bewirken. Aktuell nutzen in Deutschland erste Kliniken ein solches Zertifizierungsverfahren, um auf Basis von integrierten Evaluierungen ihrer Ausbildungsbedingungen Qualitätssteigerungen anstreben zu können. Auch erhoffen sich diese Arbeitgeber einen Attraktivitätsvorteil auf dem Ausbildungs- und Arbeitsmarkt (Best Place to Learn, 2018).

Des Weiteren sollten in der DACH-Region die Gesundheitskompetenz der Patienten und die Laienpflege sowie Selbsthilfegruppen verstärkt in den Mittelpunkt rücken. Im Sinne Maria Montessoris „Hilf mir, es selbst zu tun" ist die Rolle der Pflegeempfängerinnen und Pflegeempfänger und deren Angehöriger als gleichwertige Teammitglieder auszuformulieren (Montessori.at, 2018). Neue Errungenschaften auf dem Gebiet der Telemedizin und des E-Learning überwinden zudem traditionelle Schranken und Mauern (Ammenwerth, Kreyer in Sahmel, 2018, S. 168). In naher Zukunft werden wir Pflegeroboter in unser Pflegeteam integrieren müssen bzw. können (Lücke, 2018b). Innovative Wohn- und Lebensformen fordern ebenfalls den „Team-Gedanken" aller involvierten Berufsgruppen und Personen (Britnell, 2015, S. 208).

Die Herausforderungen an innovative Weiterentwicklungen aller Gesundheitsberufe, welche in Abbildung 1 in der Einleitung zu dieser Forschungsarbeit dargestellt ist, werden durch die Aussage eines Mitgliedes des „World Economic Forum Global Agenda Council on the Futur of the Health Sector" unterstrichen: „If we wait to make these changes until the drastic reductions in the ratio of working people to elderly become a reality, it will be too late. We have perhaps 20 years" (Britnell, 2015, S. 209). Hierzu formuliert die Schweizer Bildungsforscherin Trede (2016) treffend (OdA Sante, BGS Schweizerischer Verband Bildungszentren Gesundheit und Soziales, 2016): „Dies bedeutet, dass es sich für die Betriebe lohnen kann, in die Ausbildungsqualität, die pädagogischen Kompetenzen und Ressourcen der betrieblichen Ausbildungspersonen zu investieren, um Lernende im Berufsfeld zu halten, und darüber hinaus für eine höhere Ausbildung im Berufsfeld zu motivieren" (Trede, 2016, S. 142).

Nach Abschluss dieser Forschungsarbeit wird Teamkompetenz wie folgt definiert: Teamkompetenzen kann man als „überfachliche" Kompetenzen bezeichnen. Diese vielschichtigen Fähigkeiten und Fertigkeiten der Empathie, Toleranz, Akzeptanz aber auch des Durchsetzungsvermögens und der Zielorientierung ergänzen die elementaren Kommunikationsfähigkeiten. Ein wichtiger Bestandteil von Teamkompetenz ist die Fähigkeit und die fortlaufende Motivation zur Selbstreflexion und die Freude an Partizipation von Wissen und Können mit anderen Teammitgliedern und das interdisziplinäre Denken.

Die Autorin der Studie TK-DACH hofft, mit den Erkenntnissen ihres pflegewissenschaftlichen Forschungsprojektes einen kleinen Beitrag zur Optimierung patientenorientierter Teamarbeit im Gesundheitswesen leisten zu können.

Literaturverzeichnis

Aase, I., Aase, K., & Dieckmann, P. (2013). Teaching interprofessional teamwork in medical and nursing education in Norway: A content analysis. Journal of Interprofessional Care, 27(3), 238–245. https://doi.org/10.3109/13561820.2012.745489

Achermann, S., & Sigrist, S. (2017). Wie wir morgen leben. NZZ Libro.

AHRQ (2015). Agency for Healthcare Research and Quality. Abgerufen von https://www.ahrq.gov/teamstepps/index.html. Zugriff am: 28.11.2015

Arnold, R. (2012). Ich lerne, also bin ich: eine systemisch-konstruktivistische Didaktik (2., unveränd. Aufl). Heidelberg: Carl-Auer Systeme Verlag.

Arnold, R., & Gonon, P. (2006). Einführung in die Berufspädagogik. Opladen Bloomfield Hills: Budrich.

Atteslander, P., Cromm, J., Grabow, B., Klein, H., Maurer, A., & Siegert, G. (2010). Methoden der empirischen Sozialforschung (13., neu bearbeitete und erweiterte Auflage). Berlin: Erich Schmidt Verlag.

Ausbildungs- und Prüfungsordnung für die Berufe in der Krankenpflege (KrPflAPrV, 2003), Deutschland

Ausbildungs- und Prüfungsverordnung für die Pflegeberufe (PflAPrV, 2018), Deutschland

Ausbildungs- und Prüfungsordnung Gesundheits-und Krankenpflegehilfe (AprOGeKrPflHi, 2005), Deutschland

Baethge, M., & Richter, M. (2017). Ländermonitor berufliche Bildung 2017 (Ländermonitor). Göttingen: Bertelsmann Stiftung.

Balzer, S., Barre, K., Kühme, B., & Galhen-Hoops, von, W. (2018). Wege kritischen Denkens in der Pflege. Festschrift für Ulrike Greb. Frankfurt: Mabuse Verlag

Barton, G., Bruce, A., & Schreiber, R. (2017). Teaching nurses teamwork: Integrative review of competency-based team training in nursing education. Nurse Education In Practice. https://doi.org/10.1016/j.nepr.2017.11.019

Best Place to Learn (2018). Abgerufen von https://www.bestplacetolearn.de/. Zugriff am 18.05.2018

Betscher-Ott, S., & Hobmair, H. (Hrsg.). (2009). Soziologie (2. Aufl). Troisdorf: Bildungsverl. EINS.

Bischoff-Wanner, C. (2002). Empathie in der Pflege. Begriffserklärung und ENtwicklung eines Rahmenmodells. Bern: Hans-Huber Verlag

Bogner, A. (2015). Promidis Handlungsleitfaden („Produktivitätsmanagement für industrielle Dienstleistungen stärken" PROMIDIS). Promidis. Abgerufen von https://www.inf.uni-hamburg.de/de/inst/ab/itmc/research/completed/promidis/instrumente/punktabfrage, Zugriff am 04.03.2018

Bogner, A., Littig, B., & Menz, W. (2014). Interviews mit Experten: eine praxisorientierte Einführung. Wiesbaden: Springer VS.

Bonse-Rohmann, M., Burchert, H., & Bundesinstitut für Berufsbildung (Hrsg.). (2011). Neue Bildungskonzepte für das Gesundheitswesen. Bielefeld: W. Bertelsmann Verlag GmbH & Co. KG.

Bortz, J., & Doering, N. (2015). Forschungsmethoden und Evaluation in den Sozial- und Humanwissenschaften (4. Aufl.). Berlin Heidelberg: Springer-Verlag.

Bortz, J., & Schuster, C. (2010). Statistik für Human- und Sozialwissenschaftler (7., vollständig überarbeitete und erweiterte Auflage). Berlin Heidelberg: Springer.

Brandenburg, H., & Bekel, G. (Hrsg.). (2008). Pflegewissenschaft 1: Lehr- und Arbeitsbuch zur Einführung in das wissenschaftliche Denken in der Pflege (2., überarb. und erw. Aufl). Bern: Huber.

Brandenburg, H., Panfil, E.-M., Mayer, H., Manzei, A., Schnell, M. W., Schnepp, W., ... Simon, M. (2013). Pflegewissenschaft 2: Lehr- und Arbeitsbuch zur Einführung in die Methoden der Pflegeforschung (2., vollständig überarbeitete Auflage). Bern: Verlag Hans Huber.

Britnell, M. (2015). In search of the perfect health system (1. published). Basingstoke, Hampshire: Palgrave Macmillan.

Britschgi, M. (2012). Das Teamklima in der gerontologischen Langzeitpflege (Bachelorthesis). Aarau: zhaw. Abgerufen von https://digitalcollection.zhaw.ch/handle/11475/696, Zugriff am 23.02.2016

Brohm, M. (2009). Sozialkompetenz und Schule: Theoretische Grundlagen und empirische Befunde zu Gelingensbedingungen sozialbezogener Interventionen. Weinheim: Juventa-Verlag

Bronneberg, G. (2004). ÖBIG Curriculum Pflegehilfe. Wien: ÖBIG. Abgerufen von https://jasmin.goeg.at/206/1/Curriculum%20Pflegehilfe.pdf, Zugriff am 08.02.2016

Bühner, M. (2011). Einführung in die Test- und Fragebogenkonstruktion (3., aktualisierte und erweiterte Auflage). München Harlow Amsterdam Madrid Boston San Francisco Don Mills Mexico City Sydney: Pearson.

Bundesamt für Gesundheit BAG. (2013). Bericht der Themengruppe Interdisziplinarität (S. 8–13). Bern: Bundesamt für Gesundheit. Abgerufen von https://www.bag.admin.ch/bag/de/home.html, Zugriff am 15.01.2016

Burow, O.-A. (2011). Positive Pädagogik: sieben Wege zu Lernfreude und Schulglück. Weinheim: Beltz.

Büssing, A., & Glaser, J. (2002). Das Tätigkeits- und Arbeitsanalyseverfahren für das Krankenhaus - Selbstbeobachtungsversion (TAA-KH-S). Göttingen: Hogrefe.

Careum (2017), Abgerufen von http://www.careum.ch/, Zugriff am 23.03.2017

Careum Verlag. (2016). Ausbildungshandbuch FaGe (1. Auflage 2016, Bd. BiVo 2017). Zürich.

Ching-Yu Cheng, Shwu-Ru Liou, Tsui-Hua Hsu, Mei-Yu Pan, Hsiu-Chen Liu, & Chia-Hao Chang. (2014). Preparing Nursing Students to Be Competent for Future Professional Practice: Applying the Team-Based Learning- Teaching Strategy. Journal of Professional Nursing, 30(4), 347–356. https://doi.org/10.1016/j.profnurs.2013.11.005

Darmann, I. (2000). Kommunikative Kompetenz in der Pflege: ein pflegedidaktisches Konzept auf der Basis einer qualitativen Analyse der pflegerischen Kommunikation (1. Aufl.). Stuttgart ; Berlin ; Köln: Zugl.: Hamburg, Univ., Diss., 1998.

Darmann-Finck, I. (2015). Berufsbildungsforschung in den Gesundheitsfachberufen – auf dem Weg zu einer Agenda. bwp Spezial, Nr. 10. Abgerufen von http://www.bwpat.de/spezial10/darmann-finck_gesundheitsbereich-2015.pdf

Darmann-Finck, I., & Boonen, A. (Hrsg.). (2008). Problemorientiertes Lernen auf dem Prüfstand: Erfahrungen und Ergebnisse aus Modellprojekten. Hannover: Schlüter.

Darmann-Finck, I., Muths, S., & Partsch, S. (2017). Entwicklung eines Nationalen Mustercurriculums „Kommunikative Kompetenz in der Pflege". PADUA, (12(4)), 265–274. https://doi.org/1024/1861-6186/a000390

DEVK (Hg.). (2004). Zukunftsorientierte Pflegeausbildung. Berlin: Deutscher evangelischer Krankenhausverbund e.V.

Dietzen, A., Monnier, M., Srebeny, C., & Tschöpe, T. (2015). Soziale Kompetenz Medizinischer Fachangestellter: Was genau ist das und wie kann man sie messen? Abgerufen von http://www.bwpat.de/spezial10/dietzen_etal_gesundheitsbereich-2015.pdf, Zugriff am 18.05.2016

dip, Deutsches Institut für angewandte Pflegeforschung e. V. (2008). Pflegeausbildung in Bewegung.

Dirlenbach, H. (2009). Erfolgreiches Management von After-Sales-Service-Innovationen in der Automobilindustrie: eine Mixed-Methods-Analyse. Aachen: Shaker.

Dütthorn, N. (2014). Pflegespezifische Kompetenzen im europäischen Bildungsraum: Eine empirische Studie in den Ländern Schottland, Schweiz und Deutschland (1. Aufl.). Göttingen: V&R unipress.

Eberhardt, D. (2005). Theaterpädagogik in der Pflege: Pflegekompetenz durch Theaterarbeit entwickeln. Stuttgart: Thieme.

Egger, C. (2015). Arbeitgeberattraktivität liegt im Auge des Betrachters. Masterthesis, unveröffentlicht, Hall in Tirol.

Eibel, P., & Reuschenbach, B. (2011). Bewerberauswahl in der Pflege (Pflegewissenschaft No. 03/11) (S. 149–155). Graz.

Eisele, C. (Hrsg.). (2017). Roadmap in die Zukunft - Modelle und Überlegungen zur Ausbildung einer kommenden Generation von Pflegepersonen (1. Auflage). Wien: Facultas.

Erpenbeck, J., & Sauter, W. (2016). Stoppt die Kompetenzkatastrophe! Wege in eine neue Bildungswelt. Berlin Heidelberg: Springer.

Euler, D., Raatz, S., Schumann, S., & Jüttler, A. (2015). Förderung von Teamkompetenzen durch angeleitete Reflexionsprozesse (Abschlussbericht Teamreflexivität_Stand 2015_05_12.pdf). St. Gallen: Universität St. Gallen.

Euler, D. (2004). Sozialkompetenzen bestimmen, fördern und prüfen: Grundfragen und theoretische Fundierung. St. Gallen: Univ. St. Gallen, Inst. für Wirtschaftspädag.

Euler, D., & Pätzold, G. (Hrsg.). (2010). Selbstgesteuertes und kooperatives Lernen in der beruflichen Erstausbildung (SKOLA): Abschlussbericht des Programmträgers. Bochum: Projekt-Verl.

Europäische Kommission. (2008). Explaining the European Qualifications Framework for Lifelong Learning. (S. 3). Luxemburg. Abgerufen von http://ec.europa.eu/ploteus/sites/eac-eqf/files/bro chexp en.pdf

Falk, J., & Kerres, A. (Hrsg.). (2003). Didaktik und Methodik der Pflegepädagogik: Handbuch für innovatives Lehren im Gesundheits- und Sozialbereich. Weinheim: Juventa-Verlag.

Feyerabend, P. (2016). Wider den Methodenzwang - Against method (14. Auflage). Frankfurt am Main: Suhrkamp.

fhv (2018), Fachhochschule Vorarlberg, Abgerufen von https://www.fhv.at/, Zugriff am 13.02 2018

Fischer, R. (2013). Berufliche Identität als Dimension beruflicher Kompetenz: Entwicklungsverlauf und Einflussfaktoren in der Gesundheits- und Krankenpflege. Bielefeld: WBV, Bertelsmann.

Flepp, C. (2014). Eine explorative Fallanalyse mit dem Fokus auf die Zusammenarbeit im Team Analyse der Stärken und Schwächen eines Pflegeteams im Evang. Alters- und Pflegeheim Ilanz (Bachelorthesis). Zürich: Fachhochschule Nordwestschweiz. Abgerufen von https://irf.fhnw.ch/bit stream/handle/11654/4905/Flepp%20Corsin.pdf?sequence=1, Zugriff am 16.02.2016

Flick, U. (2008). Triangulation (2.). Wiesbaden: Verlag für Sozialwissenschaften.

Gasser, P. (2008). Soziales Lernen aus Sicht der Neuropsychiatrie. Bern: hep Verlag.

Gasser, P. (2012). Einführung in die Neuropsychologie. Bern: hep Verlag.

Gesetz über die Gesundheitsberufe (GesBG 2016), Schweiz

Gesundheits- und Krankenpflegegesetz (GuKG 1997). BGBl, Nr. 108, Österreich

Gesundheits- und Krankenpflegegesetz-Novelle (GuKG-Novelle, 2016). BGBl, Nr. 75, Österreich

Gläser, J., & Laudel, G. (2010). Experteninterviews und qualitative Inhaltsanalyse als Instrumente rekonstruierender Untersuchungen (4. Auflage). Wiesbaden: VS Verlag.

Gläser-Zikuda, M., Seidel, T., Rohlfs, C., Gröschner, A., & Deutsche Gesellschaft für Erziehungswissenschaft (Hrsg.). (2012). Mixed methods in der empirischen Bildungsforschung. Münster New York München Berlin: Waxmann.

Gross, C. J. (2012). Development of an Instrument to Measure Collaborative Competencies in Interprofessional Health Care Education. ProQuest LLC. Abgerufen von http://www.proquest.com/ en-US/products/dissertations/individuals.shtml, Zugriff am 02.11.2015

Gruschka, A. (2013). Unterrichten - eine pädagogische Theorie auf empirischer Basis. Opladen, Berlin & Toronto: Verlag Barbara Budrich.

Hausmann, C. (2009). Psychologie und Kommunikation für Pflegeberufe. Wien: Facultas.

Helfferich, C. (2005). Die Qualität qualitativer Daten (2.). Wiesbaden: Verlag für Sozialwissenschaften.

Hesse-Biber, S. N. (2010). Mixed methods research: merging theory with practice. New York: Guilford Press.

Heyse, V., Giger, M., & Abele-Brehm, A. E. (Hrsg.). (2015). Erfolgreich in die Zukunft: Schlüsselkompetenzen in Gesundheitsberufen ; Konzepte und Praxismodelle für die Aus,- Fort- und Weiterbildung in Deutschland, Österreich und der Schweiz. Heidelberg: medhochzwei-Verlag.

Hochuli, L. A. (2011). Bildungsstandards. Universität Giessen. Abgerufen von http://geb.uni-giessen. de/geb/volltexte/2011/8336/

Huber, J. (1988). Die Zeit. Abgerufen von https://www.zeit.de/1988/42/mondraketen-gegen-muetter-zentren, Zugriff am 02.04.2017

Hurrelmann, K., & Quenzel, G. (2016). Lebensphase Jugend: eine Einführung in die sozialwissen-schaftliche Jugendforschung (13., überarbeitete Auflage). Weinheim Basel: Beltz Juventa.

International Council of Nurses. (2016). Professionelle Pflege-Macht das Gesundheitswesen belast-bar(er). Abgerufen von https://www.dbfk.de/media/docs/download/Internationales/Int-Tag-der-Pflegenden-2016_Handbuch-deutsch.pdf, Zugriff am 12.02.2018

International Council of Nursing. (2008). Framework and Competencies (S. 3). Genf: ICN Regulation Service. Abgerufen von https://siga-fsia.ch/files/user_upload/07_ICN_Nursing_Care_Conti-nuum_Framework_and_Competencies.pdf, Zugriff am 15.01.2016

ISMZ (2015). Institut für Selbstmanagement und Motivation Zürich. Abgerufen von https://ismz.ch/. Zugriff am 13.12.2015

Johns, C. (2004). Selbstreflexion in der Pflegepraxis. Bern: Hans Huber Verlag.

Kaiser, H. (2001). Die „Stufen zur Pflegekompetenz" von P. Benner aus der Sicht der Wissenspsycho-logie. Skripten der Lehrerweiterbildung am Bildungszentrum für Gesundheitsberufe Kanton So-lothurn, Solothurn. Abgerufen von http://www.hrkll.ch/typo/fileadmin/Texte/ILM/Benner_und_ die_Wissensarten_Skript_2.pdf, Zugriff am 04.03.2016

Kanning, U. P. (2003). Diagnostik sozialer Kompetenzen. Göttingen: Hogrefe, Verl. für Psychologie.

Kasper, Mayerhofer (2009). Personalmanagement - Führung - Organisation. Wien: Linde

Katzenbach, J. R., & Smith, D. K. (2003). Teams: der Schlüssel zur Hochleistungsorganisation. Mün-chen: Verl. Moderne Industrie.

Kauffeld, S. (2001). Teamdiagnose. Göttingen: Verlag für angewandte Psychologie.

Kauffeld, S. (Hrsg.). (2014). Arbeits-, Organisations- und Personalpsychologie für Bachelor: mit 36 Tabellen (2., überarb. Aufl). Berlin: Springer.

Kauffeld, S., Grote, S., & Frieling, E. (Hrsg.). (2009). Handbuch Kompetenzentwicklung. Stuttgart: Schäffer-Poeschel.

Klewer, J. (2016). Projekt-,Bachelor- und Masterarbeiten: von der Themenfindung bis zur Fertigstel-lung. Berlin Heidelberg: Springer.

König, O., & Schattenhofer, K. (2016). Einführung in die Gruppendynamik (8. Auflage). Heidelberg: Carl-Auer Verlag GmbH.

Körner, M., Becker, S., Zimmermann, L., Müller, C., Luzay, L., Plewnia, A., ... Rundel, M. (2015). Entwicklung und Evaluation eines Konzepts zur patientenorientierten Teamentwicklung in Re-habilitationskliniken (PATENT). Universität Freiburg. Abgerufen von http://www.forschung-patientenorientierung.de/files/abschlussbericht_final.pdf, Zugriff am 02.11.2016

Kompra (2018), Abgerufen von https://www.kompra.ch/. Zugriff am 24.07.2018

Krankenpflegegesetz (KrPflG, 2003), Deutschland

Kriz, W. C., & Nöbauer, B. (2008). Teamkompetenz. Göttingen: Vandenhoeck&Ruprecht.

Kuckartz, U. (2014). Mixed Methods: Methodologie, Forschungsdesigns und Analyseverfahren. Wies-baden: Springer VS.

Kuckartz, U. (2016). Qualitative Inhaltsanalyse: Methoden, Praxis, Computerunterstützung (3., über-arbeitete Auflage). Weinheim Basel: Beltz Juventa.

Lauber, A. (2017). Von Könnern lernen: Lehr-/Lernprozesse im Praxisfeld Pflege aus der Perspektive von Lehrenden und Lernenden (1. Auflage). Münster New York: Waxmann.

Lauster, M. (Hrsg.). (2014). Pflege heute: Lehrbuch für Pflegeberufe (6., vollst. überarb. Aufl). Mün-chen: Elsevier, Urban & Fischer.

Leonhart, R. (2010). Datenanalyse mit SPSS. Göttingen: Hogrefe.

Liessmann, K. P. (Hg. ., & Lacina, K. (Hg. . (2014). Sackgassen der Bildungsreform: Ökonomisches Kalkül - Politische Zwecke - Pädagogischer Sinn. Wien: facultas.

Löwenstein, M. (2016). Förderung der Lernkompetenz in der Pflegeausbildung: Lehr-Lern-Kultur durch Lernportfolios verändern. Wiesbaden: Springer.

Lücke, S. (2018a). Digitalisierung macht die Pflege attraktiver. Die Schwester Der Pfleger, 57. Jahrgang(08/2018), 18–24.

Lücke, S. (2018b). Pflege-"Revolutiönchen". Die Schwester Der Pfleger, S. 1–17.

Macabasag, R. L. A., Albiento, K. K. A., Tabo-on, D. E. A., Barceñas, M. J. D. R., Batongbacal, C. A. E., Bonion, D. M. C., ... Pascual, P. J. C. (2016). Leadership, Management and Team Competencies of Filipino Nursing Student Manager-Leaders: Implications on Nursing Education. International Journal of Nursing Science, 6(5), 109–116.

Maguire, M. B. R., Bremner, M. N., Bennett, D. N., & VanBrackle, L. (2015). Evaluation of Team-STEPPS integration across a curriculum regarding team attitudes: A longitudinal study. Journal of Nursing Education & Practice, 5(7), 131–138. https://doi.org/10.5430/jnep.v5n7p131

Marmet, O. (1996). Ich und du und so weiter: kleine Einführung in die Sozialpsychologie (3., überarb. Aufl). Weinheim: Beltz.

Mauer, M., & Gonon, P. (2013). Herausforderungen für die Berufsbildung in der Schweiz. Bern: hep verlag.

Mayer, H. (2015). Pflegeforschung anwenden: Elemente und Basiswissen für das Studium (4., vollständig überarbeitete Auflage). Wien: Facultas.

Mayring, P. (2008). Einführung in die qualititative Sozialforschung: eine Anleitung zu qualitativem Denken (5. Aufl). Weinheim Basel: Beltz.

Mayring, P. (2015). Qualitative Inhaltsanalyse: Grundlagen und Techniken (12., überarbeitete Auflage). Weinheim Basel: Beltz.

Monnier, M. (2015). Difficulties in defining social-emotional intelligence, Competences and Skills - a Theoretical Analyses and Structural Suggestion. International Journal of Research in Vocational Education and Training (IJRVET), (2), 59–84. https://doi.org/10:13152/IJRVET.2.1.4

Montessori (2018). Montessori-Pädagogik. https://montessori.at/montessori/ms-paedagogik/

Müller, G. F. (2013). Landauer Organisations- und Teamklima-Inventar (LOTI). Universität Koblenz-Landau. Abgerufen von https://www.uni-koblenz-landau.de/de/landau/fb8/psychaus/Team/fredmueller/FoundAnw/dia/loti, Zugriff am 23.03.2016

Müller, M. (2011). Statistik für die Pflege: Handbuch für Pflegeforschung und -wissenschaft (1. Aufl). Bern: Huber.

Müthing, K. (2013). Organisationskultur im schulischen Kontext – theoriebasierter Einsatz eines Instrumentes zur Erfassung der Schulkultur. Bochum.

Nahm, F. S. (2016). Nonparametric statistical tests for the continuous data: the basic concept and the practical use. Korean J Anesthesiol. 2016 Feb; 69(1): 8–14. doi: 10.4097/kjae.2016.69.1.8. Abgerufen von https://www.ncbi.nlm.nih.gov/pmc/articles/PMC4754273/. Zugriff am 11.06.2017

OdA Gesundheit und Soziales Graubünden. (2017). Handbuch HF Pflege. OdA Gesundheit und Soziales Graubünden.

OdA Santé, BGS Schweizerischer Verband Bildungszentren Gesundheit und Soziales. (2016). Rahmenlehrplan für Bildungsgänge der höheren Fachschule. Zürich. Abgerufen von https://www.o dasante.ch/fileadmin/odasante.ch/docs/Hoehere_Berufsbildung_und_Hochschulen/RLP_Pflege_HF_09.11._2016-d.pdf

OdA Santé Bern. (2011). Ausbildungshandbuch FaGe (3.). Zürich: Careum Verlag.

OdA Santé; SavoirSocial (Hrsg.). (2011). Ausbildungshandbuch Assistentin/ Assistent Gesundheit (2. Auflage BiVo). Careum Verlag.

Oelke, U. & Menke, M. (2005). Gemeinsame Pflegeausbildung: Modellversuch und Curriculum für die theoretische Ausbildung in der Alten-, Kranken- und Kinderkrankenpflege. Bern: Huber Verlag

Oelke, U., & Meyer, H. (2014). Teach the teacher: Didaktik und Methodik für Lehrende in Pflege und Gesundheitsberufen. (I. Scheller, Hrsg.). Berlin: Cornelsen.

ÖGKV. (2011). Entwicklung Kompetenzmodell Pflegeberufe [Presseaussendung]. Abgerufen 23. Dezember 2015, von https://www.ots.at/presseaussendung/OTS_20110912_OTS0011/oegkv-entwickelt-kompetenzmodell-fuer-pflegeberufe-in-oesterreich, Zugriff am 16.01.2017

Olbrich, C. (2010). Pflegekompetenz (2., vollst. überarb. und erw. Aufl). Bern: Huber.

Pereira, W. R., Ribeiro, M. R. R., Depes, V. B. S., & Santos, N. C. (2013). Emotional competencies in the process of teaching and learning in nursing, from the perspective of the neurosciences. Revista Latino-Americana de Enfermagem, 21(3), 663–669. https://doi.org/10.1590/S0104-1169 2013000300003

Pflegehilfeausbildungsverordnung (Pflh-AV 1999), BGBI, Nr. 116, Österreich

Pflegewege (2018), Gesundheits- und Krankenpflegeschule Feldkirch, Abgerufen von http://www.pfle gewege.at/wp/. Zugriff am 11.03.2018

Pfrimmer, D. (2009). Teamwork and communication. The Journal of Continuing Education in Nursing, 40(7), 294–295. Abgerufen von https://doi.org/10.3928/00220124-20090623-09. Zugriff am 09.06.2016

Picchiottino, P. (2016). Apprendre à collaborer, un dé pour améliorer la qualité des soins. CIS Genf, (9). Abgerufen von http://cis-ge.ch/actualites/apprendre-a-collaborer-un-defi-pour-ameliorer-la-qualite-des-soins/. Zugriff am 11.06.2017

Pollard, C. L., & Wild, C. (2014). Nursing leadership competencies: Low-fidelity simulation as a teaching strategy. Nurse Education in Practice, 14(6), 620–626. https://doi.org/10.1016/j.nepr.2014. 06.006

Popper, K. R. (2009). Alles Leben ist Problemlösen: über Erkenntnis, Geschichte und Politik (Ungek. Taschenbuchausg., 12. Aufl). München: Piper.

Rapphold, D. und Scherer, T. in Sahmel, K.-H. (Hrsg.). (2018). Hochschuldidaktik der Pflege und Gesundheitsfachberufe. Berlin: Springer.

Rauner, F. (2015). Messen und Entwicklung von beruflicher Kompetenz in den Pflegeberufen der Schweiz (KOMET Pflegeausbildung Schweiz): Abschlussbericht (Abschlussbericht). Bremen: Universität. Abgerufen von https://edudoc.ch/record/125405/files/17020_Moser_3.pdf

Rennen-Allhoff, B., & Schaeffer, D. (Hrsg.). (2003). Handbuch Pflegewissenschaft (1. Aufl). Weinheim München: Juventa-Verl.

Ritschl, V., Weigl, R., & Stamm, T. A. (Hrsg.). (2016). Wissenschaftliches Arbeiten und Schreiben: Verstehen, Anwenden, Nutzen für die Praxis. Berlin Heidelberg: Springer.

Ross Baker, G. (2011). The roles of leaders in high performing healthcare systems (The Kings Fund). Toronto: Comission of Leadership and Management in NHS.

Roth, H. (1971). Pädagogische Anthropologie. Band II: Entwicklung und Erziehung. Hannover: Schroedel.

Rottenhofer, I., Bronneberg, G., Glatz, W., & Steier, A. (2003). ÖBIG Offenes Curriculum für die Ausbildung in Allgemeiner Gesundheits- und Krankenpflege. Wien: BIG (Österreichisches Bundesinstitut für Gesundheitswesen). Abgerufen von https://jasmin.goeg.at/198/1/Offenes%20Cur riculum%20Allgemeine%20Gesundheits-%20und%20Krankenpflege.pdf, Zugriff am 01.06.2016

Sahmel, K.-H. (Hrsg.). (2009). Pflegerische Kompetenzen fördern: Pflegepädagogische Grundlagen und Konzepte. Stuttgart: Kohlhammer W., GmbH.

Sahmel, K.-H. (2015). Lehrbuch Kritische Pflegepädagogik (1. Aufl.). Bern: Hogrefe, vorm. Verlag Hans Huber.

Sahmel, K.-H. (Hrsg.). (2018). Hochschuldidaktik der Pflege und Gesundheitsfachberufe. Berlin: Springer.

Sauter, D., & Bischofberger, I. (Hrsg.). (2006). Lehrbuch psychiatrische Pflege (2., durchges. und erg. Aufl). Bern: Huber.

Schäfer, M. (2012). Austausch zwischen Berufsgruppen fördern. NOVAcura, 43(8), 55. https://doi.org/ 10.1024/1662-9027/a000023

Schäfers, B. (Hrsg) (2003). Grundbegriffe der Soziologie. Opladen: Leske und Budrich

Schäffner, L., & Bahrenburg, I. (2010). Kompetenzorientierte Teamentwicklung. Münster: Waxmann.

Schärli, M., Müller, R., Martin, J. S., Spichiger, E., & Spirig, R. (2017). Interprofessionlelle Zusammenarbeit Pflegefachpersonen und Ärzteschaft. Pflege, 30 (2), 53–57.

Schiffer, B. (2014). Ausbildungserfolg in der Pflege Untersuchung eines multidimensionalen Konstrukts unter Anwendung der Anforderungsanalyse in einer Ausbildungsstätte. Vallendar. Abgerufen von http://www.pthv.de/pflegewissenschaft/studiengaenge/promotionsstudiengang-pfle gewi/dissertationen/, Zugriff am 02.11.2015

Schulz von Thun, F. (2001a). Miteinander Reden 2, Stile, Werte und Persönlichkeitsentwicklung (20. Auflage, Originalausgabe). Reinbek bei Hamburg: Rowohlt Taschenbuch Verlag.

Schulz von Thun, F. (2001). Miteinander reden 1: Störungen und Klärungen: Psychologie der zwischenmenschlichen Kommunikation (35. Auflage, Originalausgabe). Reinbek bei Hamburg: Rowohlt.

Schürmann, M., Knigge-Demal, B., & Zöffzig, R. (2014). Evaluationsbericht zum Projekt 2get1care (Berichte aus Lehre und Forschung No. Nr. 37). FH Bielefeld.

Schwab, S., & Fritz, E. (2017). Die praktische Pflegeausbildung aus Sicht Auszubildender und Studierender in Oberbayern. PADUA, 12 (5), 355–361. https://doi.org/1024/1861-6186/1000403

Schweizerische Akademie der medizinischen Wissenschaften SAMW. (2007). Zukunft Medizin Schweiz-Phase III Aus- und Weiterbildung in Patientensicherheit und Fehlerkultur. Abgerufen von https://www.samw.ch/.../positionspapier_samw_patientensicherheit_fehlerkultur.pdf

Schweizerische Eidgenossenschaft, & Eidgenössisches Wirtschaft, Bildung und Forschung WBF. (2014) Zweijährige berufliche Grundbildung mit eidgenössischem Berufsattest.

Schweizerische Konferenz der kantonalen Gesundheitsdirektorinnen und -direktoren und Odasanté. (2016). Nationaler Versorgungsbericht für die Gesundheitsberufe 2016. Schweiz.

Sieber-Suter, B. (2014). Kompetenzmanagement (1., Aufl.). Bern: hep verlag.

Simon, M. (2015). Unterbesetzung und Personalmehrbedarf im Pflegedienst der allgemeinen Krankenhäuser. Hochschule Hannover. Abgerufen von https://f5.hs-hannover.de/fileadmin/media/doc/f5/personen/simon_michael/Simon__2015__Unterbesetzung_im_Pflegedienst__2._Auflage_pdf. Zugriff am 16.03.2017

SoScisurvey (2016), der Onlinefragebogen. Abgerufen von https://www.soscisurvey.de/. Zugriff am 15.08.2016

Sottas, B.; Höppner, H.; Kickbusch, I.; Pelikan, J.; Probst, J. (2013). Umrisse einer neuen Gesundheitsbildungspolititk. Zürich: Careum Verlag.

Sprenger, R. K. (2012). Radikal führen. Frankfurt am Main: Campus Verlag

Staatssekretariat für Bildung, Forschung und Innovation. (2016). Schlussbericht Masterplan Bildung Pflegeberufe (S. 13, 25). Bern. Abgerufen von https://www.sbfi.admin.ch/sbfi/de/home/bildung/berufsbildungssteuerung-und--politik/projekte-und-initiativen/abgeschlossene-projekte-und-initiativen/masterplan-bildung-pflegeberufe.html, Zugriff am 14.08.2016

Steffens, U., & Höfer, D. (2014). Die Hattie-Studie-Forschungsbilanz ud Handlungsperspektiven. Bundesministerium für Bildung und Frauen. Abgerufen von http://www.sqa.at/pluginfile.php/813/course/section/373/hattie_studie.pdf, Zugriff am 16.02.2018

Stürmer, S., & Siem, B. (2013). Sozialpsychologie der Gruppe. München Basel: Ernst Reinhardt Verlag.

Thommen, J.-P., & Achleitner, A.-K. (2001). Umfassende Einführung aus managementorientierter Sicht (2., vollst. überarb. und erw. Aufl., Nachdr). Wiesbaden: Gabler.

Tippelt, R. (2015). Kompetenzentwicklung im Lebenslauf-Programme for the international assessment of adult competencies (PIAAC) und Competencies in later life (CILL)". Zeitschrift für Pädagogik, (03/2015), 157. Abgerufen von https://www.researchgate.net/publication/282299565_Kompetenzentwicklung_im_Lebenslauf_Programme_for_the_International_Assessment_of_Adult_Competencies_PIAAC_und_Competencies_in_Later_Life_CiLL_Einführung_in_den_Themen teil, Zugriff am 14.08.2016

Trede, I. (2016). Laufbahnentscheidungen von Fachfrauen und Fachmännern Gesundheit, Bremen, Dissertationsschrift. Bremen. Abgerufen von http://www.suub.uni-bremen.de, Zugriff am 05.02.2018

Trede, I. (2017). Welche Einflussfaktoren auf Berufs- und Bildungsentscheidungen von FaGe kann das Pflegemanagement für die Personalentwicklung nutzen? Ergebnisse der Laufbahnstudie FaGe von 2010 – 2012 (2016). Zentralschweizer Pflegesymposium Management & ANP, 30. und 31. Mai 2017, Eidgenössisches Hochschulinstitut für Berufsbildung. Abgerufen von https://www. luks.ch/sites/default/files/2017-06/Dr.%20Ines%20Trede.pdf, Zugriff am 05.02.2018

Unger, H., Narimani, P., & M'Bayo, R. (2014). Forschungsethik in der qualitativen Forschung. Wiesbaden: Springer Fachmedien.

Virani, T. (2012). Interprofessional Collaborative Teams. Kanada: Canadian Health Services Research Foundation. Abgerufen von https://www.cfhi-fcass.ca/Libraries/Commissioned_Research_Reports/Virani-Interprofessional-EN.sflb.ashx, Zugriff am 05.03.2016

Volk B., Meier D. (2013). Praktische Anwendung von Mixed Methods. Abgerufen von https://www. id.uzh.ch/dam/jcr:00000000-4524-6f48-0000-00002a29fb02/LVMixedMethodsDMBV.pdf, Zugriff am 12.06.2016

Waite, R., & McKinney, N. S. (2016). Capital We Must Develop: Emotional Competence Educating Pre-Licensure Nursing Students. Nursing Education Perspectives (National League for Nursing), 37(2), 101–103. https://doi.org/10.5480/14-1343

Waldhausen, A., Sittermann-Brandsen, B., & Matarea-Türk, L. (2014). (Alten)Pflegeausbildungen in Europa. Beobachtungsstelle für gesellschaftspolitische Entwicklungen. Abgerufen von http:// www.beobachtungsstelle-gesellschaftspolitik.de/uploads/tx_aebgppublications/PflegeEU_Aug 2014_01.pdf, Zugriff am 02.12.2015

Walker, D., Alkalay, M., Kämpfer, M., & Roth, R. (2017). Mehr Zeit für Patienten: Lean Hospital im Einsatz auf der Station und in der Abteilung. Berlin: Medizinisch Wissenschaftliche Verlagsgesellschaft.

Weber, W. G., Verbeck, A., & Lauche, A. (1998). Fragebogen zum Erleben der Zusammenarbeit im Team (FEZT). ETH, Zürich.

Welt (2016). Was das Hebelgesetz in der Physik bedeutet. Abgerufen von https://www.welt.de/wissenschaft/article13680456/Was-das-Hebelgesetz-in-der-Physik-bedeutet.html. Zugriff am 13.11.2016

WHO (Hg.). (2012). Health2020-Long-Ger.pdf. Abgerufen von http://www.euro.who.int/__data/assets/pdf_file/0009/215757/Health2020-Long-Ger.pdf?ua=1#page=1&zoom=auto,-86, 842, Zugriff am 04.01.2016

Wild, E., & Möller, J. (Hrsg.). (2015). Pädagogische Psychologie (2., vollständig überarbeitete und aktualisierte Auflage). Berlin: Springer.

Walzik, (2004). Modellversuchprogramm Selbstgesteuertes und Kooperatives Lernen in der beruflichen Erstausbildung (Skola). Dossier 2. St. Gallen. Abgerufen von http://www.abs-bremen.de/sites/default/files/skola-dossier2_teamlernen.pdf, Zugriff am 16.06.2017

Anhang

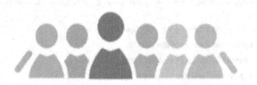

Nr:

Fragebogen zum Erleben teamkompetenzfördernder Faktoren in der pflegerischen Berufsausbildung (TK-D-A-CH)

Buchs, SG, den 01.11.2016

Liebe Lernende,
liebe Auszubildende,
liebe HF-Studierende!

Im Rahmen meines pflegewissenschaftlichen Dissertationsprojektes an der privaten Universität UMIT/Österreich beschäftige ich mich mit der Entwicklung von Teamkompetenzen in der pflegerischen Berufsausbildung. Ziel dieses Fragebogens ist es, Ihre persönlichen Eindrücke und Erfahrungen aus Ihrer Ausbildungszeit zu ermitteln. Von großem Interesse sind hierbei sowohl Ihre Erinnerungen an die Berufsschulzeit, als auch Ihre Eindrücke der praktischen Ausbildungsphasen. Auch interessiert mich Ihre persönliche Einstellung zu Teamarbeit.
Gehen Sie den Fragebogen bitte zügig durch und lassen Sie bitte keine Fragen aus. Sonst kann ich den Fragebogen im Anschluss nicht auswerten.
Alle Ihre Angaben werden natürlich anonym und absolut vertraulich behandelt. Diese Befragung ist freiwillig und dient rein wissenschaftlichen Zwecken. Zu keinem Zeitpunkt können Rückschlüsse auf Ihre Person gezogen werden.
Die Ergebnisse dienen dazu, zukünftige pflegerische Berufsausbildungen im Hinblick auf eine möglichst optimale pflegerische und interdisziplinäre Teamarbeit weiter zu entwickeln.

Vielen Dank, dass Sie sich die Zeit nehmen, die folgenden Seiten zu beantworten, herzliche Grüsse,

Katja Hornung

Im folgenden Fragebogen wurde die weibliche Form gewählt, um die Lesbarkeit und Verständlichkeit der Aussagen zu erhöhen. Selbstverständlich ist jeweilige männliche Form immer miteingeschlossen.

1. Welche Berufsausbildung absolvieren Sie derzeit?

Sie können Sich zunächst an Ihrem Ausbildungsland orientieren. Dann finden Sie schnell Ihren korrekten Ausbildungszweig.

◯ Deutschland, Gesundheit- und Krankenpflegehilfe (1jährig)

◯ Deutschland, Gesundheit- und Krankenpflege (3jährig)

◯ Österreich, Pflegeassistenz (ehemals Pflegehilfe, 1jährig)

◯ Österreich, Diplom Gesundheit- und Krankenpflege (3jährig)

◯ Schweiz, Assistentin Gesundheit, EBA (2jährig)

◯ Schweiz, Fachfrau/Fachmann Gesundheit, EFZ(3jährig)

◯ Schweiz, Pflege Höhere Fachschule, HF(3jährig)

2. Wie alt sind Sie?

Diese Befragung ist anonym. Ihre Altersangabe dient rein statistischen Zwecken.

☐ Ich bin 18-20 Jahre alt

☐ Ich bin 21-25 Jahre alt

☐ Ich bin 26-30 Jahre alt

☐ Ich bin 31-45 Jahre alt

☐ Ich bin über 46 Jahre alt

3. Beurteilung der Kommunikation in der Schule

Bitte denken Sie an die Zeit in der Berufsschule (bzw. Gesundheits- und Krankenpflegeschule) zurück

	nie	selten	teilweise	überwiegend	immer	kann ich nicht beurteilen
Es gab in der Schule Gelegenheiten, die Lehrerinnen anzusprechen und etwas zu fragen	◯	◯	◯	◯	◯	◯
Meine Klassenkameradinnen konnte ich ansprechen	◯	◯	◯	◯	◯	◯
Die Kommunikation in der Klasse war partnerschaftlich und offen	◯	◯	◯	◯	◯	◯
Es gab in der Schule Gelegenheiten, spontan mit Lernenden anderer Ausbildungszweige ins Gespräch zu kommen	◯	◯	◯	◯	◯	◯
Wenn ich es gewollt hätte, wäre auch mit der Schulleitung ein Gespräch möglich gewesen	◯	◯	◯	◯	◯	◯

4. Theoretisches Wissen zu Kommunikation und Teamarbeit aus dem Berufsschulunterricht

Bitte denken Sie an die Zeit in der Berufsschule (bzw. Gesundheits- und Krankenpflegeschule)
Beispielsfächer/Lernfelder in Deutschland: Im Team arbeiten, Österreich: Soziale Rollen und Beziehungen,
Kommunikation... Schweiz: Sozialwissenschaften und weitere verwandte Fächer, ÜK, Blockaufgaben und
Skillstraining)

	nie	selten	teilweise	überwiegend	immer	kann ich nicht beurteilen
Das vermittelte theoretische Wissen zu Kommunikation hilft mir im Berufsalltag	O	O	O	O	O	O
Das vermittelte theoretische Wissen zu Teamarbeit hilft mir im Berufsalltag	O	O	O	O	O	O
Das vermittelte theoretische Wissen zu sozialen Rollen hilft mir im Berufsalltag	O	O	O	O	O	O
Im Unterricht hatte ich regelrechte „Aha-Erlebnisse", beispielsweise konnte ich Teamschwierigkeiten aus der Berufspraxis besser verstehen	O	O	O	O	O	O
Wir erwarben in der Schule sinnvolles Hintergrundwissen um in schwierigen Teamsituationen zurecht zu kommen	O	O	O	O	O	O

5. Beurteilung der Kooperation und Zusammenarbeit in der Schule

Bitte denken Sie an die Zeit in der Berufsschule (bzw. Gesundheits- und Krankenpflegeschule) zurück

	nie	selten	teilweise	überwiegend	immer	kann ich nicht beurteilen
Wenn es in der Schule Schwierigkeiten gab, wurden diese Probleme rasch gelöst	O	O	O	O	O	O
In der Schule funktionierte die Kommunikation unter den Lehrern reibungslos	O	O	O	O	O	O
In unserer Klassengemeinschaft „zogen alle an einem Strang"	O	O	O	O	O	O
In der Klasse wurde offen über Probleme bei der Zusammenarbeit gesprochen, und nach Lösungen gesucht	O	O	O	O	O	O
Bei Gruppenarbeiten arbeiteten wir konstruktiv und produktiv zusammen	O	O	O	O	O	O

6. Beurteilung der Selbstbestimmung in der Schule

Bitte denken Sie an die Zeit in der Berufsschule (bzw. Gesundheits- und Krankenpflegeschule) zurück

	nie	selten	teilweise	überwiegend	immer	kann ich nicht beurteilen
Eigeninitiative wurde begrüsst und ausdrücklich gefördert	O	O	O	O	O	O
Ich wurde ermutigt, Verantwortung zu übernehmen	O	O	O	O	O	O
Im Unterricht waren eigenständige Ideen und Vorschläge willkommen	O	O	O	O	O	O
Es wurde anerkannt, wenn wir in der Klasse versuchten, Probleme selbst zu lösen	O	O	O	O	O	O
Es gab in der Schule Freiräume, so dass wir Arbeitsaufträge individuell ausgestalten konnten	O	O	O	O	O	O

7. Beurteilung von Spass und Emotionen in der Schule

Bitte denken Sie an die Zeit in der Berufsschule (bzw. Gesundheits- und Krankenpflegeschule) zurück

	nie	selten	teilweise	überwiegend	immer	kann ich nicht beurteilen
Es wurde viel dafür getan, dass wir gerne zur Schule kamen	O	O	O	O	O	O
Spass gehörte in unserer Schule dazu	O	O	O	O	O	O
In der Schule gab es für mich Gelegenheiten, stolz auf eigene Lernergebnisse zu sein	O	O	O	O	O	O
In der Schule konnte ich auf freundliche und gut gelaunte Lehrerinnen treffen	O	O	O	O	O	O
Wir wurden von den Lehrerinnen so behandelt, dass wir gerne unsere Leistung erbracht haben	O	O	O	O	O	O

8. Beurteilung von Gruppenerlebnissen in der Schule

Bitte denken Sie an die Zeit in der Berufsschule (bzw. Gesundheits- und Krankenpflegeschule) zurück

	nie	selten	teilweise	überwiegend	immer	kann ich nicht beurteilen
Wir bekamen Gelegenheiten, in Gruppen an Arbeitsaufträgen zu arbeiten	O	O	O	O	O	O
Wir bereiteten uns in Lerngruppen auf Prüfungen vor	O	O	O	O	O	O
In der Schule arbeiteten wir in der Klassengemeinschaft an einem grösseren Projekt (z.B. Organisation eines Abschlussfestes oder Klassenausfluges)	O	O	O	O	O	O
Bei Gruppenarbeiten legten unsere Lehrerinnen Wert darauf, dass wir wertschätzend miteinander umgingen	O	O	O	O	O	O
Bei Gruppenarbeiten in der Schule erlebten wir angenehme „Wir-Gefühle"	O	O	O	O	O	O

9. Beurteilung von gemeinsamen Besprechungen im Klassenverband (Reflexionen zu Ihren praktischen Einsätzen)

Bitte denken Sie an die Zeit in der Berufsschule (bzw. Gesundheits- und Krankenpflegeschule) zurück

	nie	selten	teilweise	überwiegend	immer
Wir besprachen Schwierigkeiten mit unserer Rolle im Pflegeteam im Rahmen von Klassengesprächen	O	O	O	O	O
In der Klasse gaben wir uns untereinander wertvolle Tipps, um uns noch besser in die Pflegeteams integrieren zu können	O	O	O	O	O
Unsere Lehrerinnen förderten unsere Teamfähigkeiten z.B. durch die Bearbeitung von Fallbeispielen, die der Berufspraxis sehr ähnlich waren	O	O	O	O	O
Durch den Austausch im Klassenverband bekam ich eine andere Sichtweise auf das Pflegeteam	O	O	O	O	O
Nach Rücksprache mit Lehrerinnen konnte ich zwischenmenschliche Schwierigkeiten im Pflegeteam besser einordnen	O	O	O	O	O

10. Beurteilung der Kommunikation in der Praxis

Bitte denken Sie an Ihre praktischen Einsätze während Ihrer Ausbildungszeit zurück

	nie	selten	teilweise	überwiegend	immer	kann ich nicht beurteilen
Ich konnte meine Ausbildungsverantwortliche (Berufsbildnerin, Mentorin, Praxisanleiterin od. ähnl.) jederzeit ansprechen	○	○	○	○	○	○
Meine Arbeitskolleginnen im Pflegeteam hatten „ein offenes Ohr" für mich	○	○	○	○	○	○
Die Kommunikation auf der Station war partnerschaftlich	○	○	○	○	○	○
Es gab Gelegenheiten, spontan miteinander ins Gespräch zu kommen	○	○	○	○	○	○
Es gab für mich Gelegenheiten, auch mit anderen Berufsgruppen wie ÄrztInnen oder TherapeutInnen ins Gespräch zu kommen	○	○	○	○	○	○

11. Ihre Einschätzung der Zusammenarbeit und Kooperation in der Praxis

Bitte denken Sie an Ihre praktischen Einsätze während Ihrer Ausbildungszeit zurück

	nie	selten	teilweise	überwiegend	immer	kann ich nicht beurteilen
Wenn es Schwierigkeiten gab, bei der Arbeit etwas zu organisieren, wurden diese Probleme rasch gelöst	○	○	○	○	○	○
Ich fühlte mich als Mitglied des Pflegeteams integriert	○	○	○	○	○	○
Die Zusammenarbeit mit den Ärztinnen funktionierte reibungslos	○	○	○	○	○	○
Im Pflegeteam wurde offen über Störungen bei der Zusammenarbeit gesprochen, und nach Lösungen gesucht	○	○	○	○	○	○
Jede im Pflegeteam arbeitete mit den anderen produktiv zusammen	○	○	○	○	○	○

12. Einschätzung der Klarheit von Aufgaben und Zielen in der Praxis

Bitte denken Sie an Ihre praktischen Einsätze während Ihrer Ausbildungszeit zurück

	nie	selten	teilweise	überwiegend	immer	kann ich nicht beurteilen
Bei der täglichen Stationsarbeit war allen bekannt, was wann wie und mit wem getan werden muss	O	O	O	O	O	O
Es war klar, wer im Pflegeteam welche Entscheidungen treffen darf	O	O	O	O	O	O
Ich wusste täglich, welches Arbeitspensum jeweils zu leisten war	O	O	O	O	O	O
Alle notwendigen Informationen waren jederzeit ohne grosse Umstände verfügbar	O	O	O	O	O	O
Die Lernziele meiner praktischen Einsätze wurden berücksichtigt	O	O	O	O	O	O

13. Beurteilung der Selbstbestimmung in der Praxis

Bitte denken Sie an Ihre praktischen Einsätze während Ihrer Ausbildungszeit zurück

	nie	selten	teilweise	überwiegend	immer	kann ich nicht beurteilen
Eigeninitiative wurde begrüsst und ausdrücklich gefördert	O	O	O	O	O	O
Ich wurde ermutigt, Verantwortung zu übernehmen	O	O	O	O	O	O
Eigenständige Ideen und Vorschläge waren willkommen	O	O	O	O	O	O
Es wurde anerkannt, wenn man versuchte, Probleme selbst zu lösen	O	O	O	O	O	O
Es gab Freiräume, so dass ich Tätigkeiten individuell ausgestalten konnte	O	O	O	O	O	O

14. Beurteilung von Spass und Emotionen in der Praxis

Bitte denken Sie an Ihre praktischen Einsätze während Ihrer Ausbildungszeit zurück

	nie	selten	teilweise	überwiegend	immer	kann ich nicht beurteilen
Es wurde viel dafür getan, dass ich gerne zur Arbeit kam	O	O	O	O	O	O
Spass bei der Arbeit gehörte in den Pflegeteams dazu	O	O	O	O	O	O
Es gab für mich Gelegenheiten, stolz auf eigene Arbeitsergebnisse zu sein	O	O	O	O	O	O
Bei der Arbeit konnte ich häufig freundliche und gut gelaunte Mitarbeiterinnen im Pflegeteam treffen	O	O	O	O	O	O
In der Zusammenarbeit mit Ärztinnen fühlte ich mich wertgeschätzt	O	O	O	O	O	O

15. Ihr Gefühl der Dazugehörigkeit in die Pflegeteams in den praktischen Einsätzen

Bitte denken Sie an Ihre praktischen Einsätze während Ihrer Ausbildungszeit zurück

	nie	selten	teilweise	überwiegend	immer	kann ich nicht beurteilen
Das Klima zwischen Pflegeschülerinnen und dem Pflegeteam war angenehm	O	O	O	O	O	O
Ich fühlte mich vom Pflegeteam anerkannt	O	O	O	O	O	O
Ich konnte an Teamanlässen (zB. Weihnachtsfeiern) teilnehmen	O	O	O	O	O	O
Ich war bei Teambesprechungen (Übergaben od. ähnl.) willkommen	O	O	O	O	O	O
Das Pflegepersonal interessierte sich für meinen schulischen Leistungsstand	O	O	O	O	O	O

16. Ihre Einschätzung von Besprechungen im Pflegeteam

Bitte denken Sie an Ihre praktischen Einsätze während Ihrer Ausbildungszeit zurück

	nie	selten	teilweise	überwiegend	immer	kann ich nicht beurteilen
Wir überlegten im Pflegeteam, ob unsere täglichen Aufgaben gerecht verteilt waren	○	○	○	○	○	○
Im Pflegeteam dachten wir darüber nach, ob sich alle Teammitglieder wohl fühlen	○	○	○	○	○	○
Wir besprachen im Pflegeteam, ob wir einander helfen können	○	○	○	○	○	○
Im Pflegeteam überlegten wir gemeinsam, ob jeder im Rahmen seiner Möglichkeiten eingesetzt ist	○	○	○	○	○	○
Ich bekam motivierende Rückmeldungen vom Pflegeteam, die mir halfen, meine Kompetenzen weiter zu entwickeln	○	○	○	○	○	○

17. Bei den nun folgenden Fragen geht es um Ihre persönliche Einstellung

Bitte antworten Sie ehrlich, ohne lange über die einzelnen Fragen nachzudenken (es gibt hierbei kein „richtig" oder „falsch", sondern Ihre individuelle Haltung und Einstellung ist gefragt)

	trifft gar nicht zu	trifft eher nicht zu	teilweise	trifft eher zu	trifft vollkommen zu
Teamarbeit gibt mir die Chance, von anderen zu lernen	O	O	O	O	O
Ich würde mir eher eine Stelle suchen, bei der ich in einem Team arbeiten kann, als eine, bei der ich allein arbeiten müsste	O	O	O	O	O
Ich bearbeite meine Aufgaben lieber allein als mit anderen KollegInnen	O	O	O	O	O
Es spornt mich an, mit KollegInnen im Wettstreit zu stehen, um zu sehen, wer die beste Arbeit macht.	O	O	O	O	O
Wenn man will, dass etwas richtig gemacht wird, dann muss man es selbst tun.	O	O	O	O	O
Ich mache bessere Arbeit, wenn ich allein arbeite.	O	O	O	O	O
Es ärgert mich, wenn andere Leute mehr erreichen als ich	O	O	O	O	O
Nur das Beste zu geben, ist nicht genug, es ist wichtig zu gewinnen.	O	O	O	O	O
Auf die Dauer ist man selbst die einzige Person, auf die man sich verlassen kann.	O	O	O	O	O
Erst wenn man zusammen arbeitet, enstehen Innovationen (neue Ideen).	O	O	O	O	O
Erfolg zu haben ist das Wichtigste im Leben.	O	O	O	O	O
Wenn mich die Gruppe in meiner Arbeit aufhält, ist es besser, allein weiter zu machen.	O	O	O	O	O

Vielen Dank für Ihre Teilnahme an dieser Studie!

Bei Rückfragen stehe ich gerne zur Verfügung: Katja Hornung

Printed in the United States
By Bookmasters